Charlet
Kosmetik für Apotheker

Kosmetik für Apotheker

Dr. Egbert Charlet
Rösrath

**mit 28 Abbildungen
und 33 Tabellen**

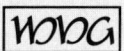

Wissenschaftliche Verlagsgesellschaft Stuttgart 1989

CIP-Titelaufnahme der Deutschen Bibliothek

Charlet, Egbert:
Kosmetik für Apotheker / Egbert Charlet. –
Stuttgart: Wiss. Verl.-Ges., 1989
  ISBN 3-8047-1046-8

© 1989 Wissenschaftliche Verlagsgesellschaft mbH, Birkenwaldstraße 44, 7000 Stuttgart 1
Printed in Germany
Gesamtherstellung: Wilhelm Röck GmbH, 7102 Weinsberg
Umschlaggestaltung: Hans Hug, Stuttgart

Vorwort

Zweifelsohne gibt es eine stattliche Anzahl von Veröffentlichungen aus der Kosmetik für die Kosmetik. Viel wurde auch über ihre Nachbardisziplinen berichtet, so über Dermatologie und Mikrobiologie, über Chemie und Biologie. Aber erstaunlicherweise gibt es wenige kosmetische Fachbücher und selbst diese sind oftmals sehr speziell gehalten.

Im vorliegenden Buch wird in verständlicher Sprache ein Gesamtüberblick über die Kosmetik im weitesten Sinne gegeben. In geraffter Form werden alle sie berührenden Aspekte erfaßt: Von der Gesetzgebung über den Aufbau der Haut und ihrer Anhangsgebilde und deren Funktionen; über die Pflege mit den möglichen Präparaten, über Wirkungen und Nebenwirkungen, über die Entwicklung, Produktion und Prüfung bis hin zur Verpackung.

Warum speziell Kosmetika aus der Apotheke? Bei der Unübersichtlichkeit des Marktes bedarf der verunsicherte Verbraucher (auch auf Grund der Schadstoffangst und der Zunahme der Sensibilität der Haut) der Beratung, wann, wo und wie kosmetische Mittel anzuwenden sind. Dazu gehört aber die erforderliche Kompetenz.

Der Apotheker hat einen hohen Vertrauensbonus bei der Bevölkerung in Fragen der Pflege und Gesunderhaltung. Auf Grund seiner Ausbildung hat er die Kenntnisse im Bereich der Galenik (viele Pharmazeuten sind nicht nur in der pharmazeutischen, sondern auch in der kosmetischen Industrie tätig). Auch kann er auf Grund seines Wissens gegebene Zusammenhänge mit anderen gesundheitlichen Aspekten erkennen.

Der Verbraucher erwartet in Abhängigkeit von Preis zu Nutzen nicht nur abgesicherte Präparate mit guter Wirkung, sondern folgerichtig eine fachkundige Beratung. Aber nur mit fundiertem Grundwissen und profunden Spezialkenntnissen ist es möglich, das Vertrauen des Kunden zu gewinnen, denn seine Erwartungen in die fachliche Zuständigkeit des Apothekers und nicht zuletzt auch seiner Mitarbeiter ist sehr hoch („Image der Apotheke").

Das zwingt den Pharmazeuten jedoch, sich dieses „know-how" über das Gesamtbild der Kosmetik anzueignen. Es fordert ihn auf, gewissermaßen „kosmetisch zu denken".

Das Randsortiment „Kosmetika" erschließt dem Apotheker einerseits nicht nur zusätzlichen Umsatz, sondern bindet den zufriedenen Kunden auch an „seine" Apotheke.

Ich hoffe, daß das vorliegende praxisgerechte Buch in seiner etwas locker geschriebenen Art manche Anregungen vermittelt und in vielen die Liebe zur wissenschaftlichen Kosmetik weckt.

Rösrath, Juni 1989   Egbert Charlet

Inhaltsverzeichnis

1   Rechtliche Grundlagen

2   Die menschliche Haut und ihre Pflege

3   Kosmetischer Sonnenschutz

4   Haarpflege

5 Mund- und Zahnpflege

Einleitung

Die ewige Jugend ist schon seit Urzeiten ein Wunschtraum der Menschheit, der auch in der heutigen Zeit nicht zu erfüllen sein wird. Es ist die ständige, unaufhaltsame Suche nach der Schönheit, die trotz aller Hindernisse – moralischer, religiöser oder gesellschaftlicher Art – durch alle Zeitepochen hindurch zur modernen Kosmetologie geführt hat. Geprägt wird dieses Wunschbild durch die äußere Beschaffenheit der Haut. „Schönheit" ist zwar ein Geschenk der Natur, man muß diese jedoch pflegen, um sie zu erhalten.

Mit dem Reim aus Schneewittchen:
„Spieglein, Spieglein an der Wand,
wer ist die Schönste im ganzen Land?"
wurden wir in unserer Kindheit, zumeist unbewußt, zum ersten Mal mit dem Begriff der Schönheit konfrontiert. Jedoch hat der Satz „Tempora mutantur et nos mutamur in illis" („Die Zeiten ändern sich und wir uns mit ihnen") auch vor der Kosmetik nicht Halt gemacht. Unsere Vorfahren haben sich noch mit Mitteln verschönert und gepflegt, die ausschließlich die Natur anbot und die empirisch durch Versuch und Erfahrung verwendet wurden.

Im Zeitalter industrieller Fertigung sind neben diese immer mehr ausgefeiltere und wissenschaftlich untermauerte, auf individuelle Schönheitsvorstellungen und auf Hauttypen zugeschnittene Präparate getreten, die es jedem ermöglichen, sich nach seinen eigenen Wünschen und Bedürfnissen zu pflegen.

Wer gut aussieht, erhält nicht nur Komplimente, er findet Anerkennung und vielleicht auch leichter Freunde. Der gepflegte Mensch signalisiert Harmonie mit sich selbst und den Wunsch, auch in seinem Umfeld harmonisch zu wirken. Aus ästhetischer Sicht haben gesunde Haut und gepflegtes Haar einen hohen Stellenwert für den ersten Kontakt vom „Ich zum Du". Sie sind Ausdruck der Persönlichkeit und entscheiden als wichtiges Instrument der Selbstdarstellung häufig über Sympathie und Antipathie, über Wohlwollen, ja Liebe.

Praktisch beschäftigen sich heute zwei Disziplinen mit der Haut und ihren Anhangsgebilden: Die Kosmetologie und die Dermatologie.

Wenn auch die Grenze zwischen beiden Gebieten manchmal nicht exakt gezogen werden kann, so obliegt doch der Kosmetik die Pflege des biologisch-gesunden Hautzustandes mit Blickwinkel Ästhetik, während sich die Dermatologie der Behandlung pathologischer Hautveränderungen zuwendet. Trotz dieser Aufteilung der Fachgebiete arbeiten Kosmetikchemiker und Dermatologen gemeinsam mit Pharmazeuten, Biologen, Chemikern und Kosmetikerinnen daran, sinnvolle Pflegemittel und Schönheitspräparate zu entwickeln. Die gesamte Kosmetologie hat sich in der Neuzeit zur exakten, wissenschaftlich fundierten Disziplin gemausert, in der nach dem Grundsatz „primum nil nocere" („vor allem nicht schaden") an Präparateanwendungen geknüpfte Aussagen belegbar – und deren Prüfergebnisse nachvollziehbar sein müssen. Es werden milde und reizlose

Produkte entwickelt, die nach dem heutigen Stand von Wissenschaft und Technik den jeweils erwünschten Effekt erzielen. Vor allem im Bereich der Grundlagen, aber auch der Wirkstoffe, konnten erhebliche Fortschritte erzielt werden.

Das „Anti-age-Zeitalter" hat begonnen.

Nichts kann den natürlichen Lebensweg des Werdens und Vergehens aufhalten, auch nicht die Kosmetik. Es ist jedoch möglich, eine Verzögerung von Alterserscheinungen zu erreichen, die der Haut durch Umwelteinflüsse, unvernünftige Lebensweise und streßbedingten Verschleiß drohen.

Dies findet auch seinen Niederschlag in der heutigen Gesetzgebung und Rechtsprechung, denn nach jetziger Auffassung dienen Kosmetika zur

● Reinigung
● Pflege
● Beeinflussung des Aussehens oder des Körpergeruchs
● Vermittlung von Geruchseindrücken.

Ein kosmetisches Präparat unterstützt die natürlichen Funktionen der Haut und verhindert den Einfluß schädlicher äußerer Einwirkungen bei gleichzeitiger Beachtung des Wunsches nach Verwirklichung des Schönheitsideals. Denn Lebensgewohnheiten und Lebensbedingungen der Menschen unterliegen ständigen Veränderungen. Nach dem Abdecken der elementaren Grundbedürfnisse und mit steigendem Wohlstand beeinflussen als neue Werte Narzißmus und geschärftes Umweltbewußtsein die Entwicklungen von Körperpflegemitteln.

Die deutschen Kosmetik-Hersteller produzierten im Jahre 1987 Waren im Werte von fast 7 Milliarden DM nach Fabrikabgabepreisen. Ein nicht unerheblicher Teil wurde davon ins Ausland exportiert. Im gleichen Jahr gaben die Bundesbürger 9,4 Milliarden DM für Kosmetika und Körperpflegemittel aus, eine Summe, die Men-schen sich persönlich zugedacht haben – für ein attraktives Äußeres, für ihr Selbstbewußtsein, für Lebensqualität und Gesundheit.

Kosmetische Produkte unterscheiden sich von Arzneimitteln u. a. dadurch, daß sie ohne ärztliche Verschreibung und Kontrolle verwendet werden. Das bedeutet, daß sie keine Nebenwirkungen haben dürfen, während man bei Arzneimitteln unter Umständen auch Nebenwirkungen tolerieren muß. Das Verhältnis zwischen „benefit and risk" ist demnach bei Kosmetika grundsätzlich anders verteilt als bei Arzneimitteln.

Will man das weite Feld der Kosmetik („Ganzheitskosmetik") unterteilen, so ergeben sich die drei Bereiche:

● Dekorative (schmückende) Kosmetik.
● Pflegende Kosmetik:
Als erhaltende Kosmetik umfaßt sie die Gesundheitspflege, Hygiene, Prophylaxe und physikalische Maßnahmen („Apparative Kosmetik").
● Medizinische Kosmetik, ästhetische Medizin und kosmetische Chirurgie:

Ihre Aufgaben liegen auf sozialem Gebiet mit dem Ziel der Rehabilitation des körperlich und damit oft psychisch leidenden Menschen (Phaeniatrie).

Die Aufgabe der Ganzheitskosmetik (die auch Ernährung und die gesamte Lebensweise umfaßt) ist die strukturelle und funktionelle Erhaltung der Haut und ihrer Anhangsgebilde, bzw. die Beseitigung ihrer nicht-pathologischen Störungen unter Berücksichtigung geistig-seelischer-sozialer Einflüsse. Dies verdeutlicht auch die Aussage, daß die „Haut ein Spiegel der Seele" sei.

Die Wirkungen der dekorativen Kosmetik sind sofort sichtbar und daher auch leichter zu testen.

Obwohl nach wie vor das Problem der „apothekenüblichen Waren" ungelöst ist und die Formulierungen dehnbar sind, sollen zumindest die wichtigsten Präparate der dekorativen Kosmetik aufgeführt werden:

● Für Gesicht/Hals/Dekolleté:
Puder
Rouge
Tönungs-Creme
Make-up-Präparate

● Für Augen:
Lidschatten (Stifte/Puder/Creme)
Wimperntusche

● Für Lippen:
Lippenstifte
Lippenlacke
Lippen-Konturenstifte

● Für Nägel:
Nagellack
Nagellack-Entferner
Nagelhärter
Nagelhautentferner
Unterlack (farblose Lacke zum Schutz der Nägel)
Klarlacke (farblose Oberlacke, die den gefärbten Lack besonders stoßfest machen)

Es sei noch erwähnt, daß Tierversuche zur Entwicklung von dekorativen Kosmetika (wie für Waschmittel) in der Bundesrepublik Deutschland seit dem 1. 1. 1987 verboten sind.

1 Rechtliche Grundlagen

Als ein Teilbereich des Lebensmittelrechts dient die deutsche Kosmetikgesetzgebung dem Schutz des Verbrauchers vor möglichen Gesundheitsschäden und vor Täuschung sowie der Sicherstellung einer sachgerechten Produktinformation.

1.1 „Lebensmittel- und Bedarfsgegenständegesetz (LMBG)"

§ 4 definiert die **kosmetischen Mittel** wie folgt:

1. Kosmetische Mittel im Sinne dieses Gesetzes sind Stoffe oder Zubereitungen aus Stoffen, die dazu bestimmt sind, **äußerlich** am Menschen oder in seiner Mundhöhle zur Reinigung, Pflege oder zur Beeinflussung des Aussehens oder des Körpergeruchs oder zur Vermittlung von Geruchseindrücken angewendet zu werden, **es sei denn,** daß sie überwiegend dazu bestimmt sind, Krankheiten, Leiden, Körperschäden oder krankhafte Beschwerden zu lindern oder zu beseitigen.

2. Den kosmetischen Mitteln stehen Stoffe oder Zubereitungen aus Stoffen zur Reinigung oder Pflege von Zahnersatz gleich.

Mit dieser Definition, insbesondere den Hinweisen zur Reinigung, Pflege usw., ist eindeutig mit der Anwendung von kosmetischen Mitteln der Begriff einer „vorbeugenden Gesundheitspflege" (Vorbeugung von Körperschäden) verbunden.

Auf Grund des Textes sind zwei Punkte für eine Anwendung als kosmetisches Mittel von Bedeutung:

● Nur **äußerliche** Anwendung (abgesehen von der Mundhöhle).
● Nur Anwendung auf **gesunder** Haut.

Eine Zubereitung ist dann kein kosmetisches Mittel mehr, bzw. wird zum Arzneimittel, wenn es

– nicht den Bestimmungen des LMBG, bzw. der „Kosmetik-Verordnung" entspricht, z. B. allgemein verbotene Stoffe enthält (Kosmetik-Verordnung Anlage 1).
– vorwiegend systemisch wirkt, d. h. völlig durch die Haut penetriert.
– zur Anwendung auf der kranken Haut bestimmt ist, bzw. gegen den § 2 AMG durch Aussagen wie „Krankheiten, Leiden... heilen, lindern..." verstößt.

§ 24 behandelt die „Verbote zum Schutz der Gesundheit":

Es ist verboten:

1. Kosmetische Mittel für andere derart **herzustellen** oder zu behandeln, daß sie bei bestimmungsgemäßem oder vorauszusehendem Gebrauch geeignet sind, die Gesundheit zu schädigen.

2. Stoffe, die bei bestimmungsgemäßem oder vorherzusehendem Gebrauch geeignet sind, die Gesundheit zu schädigen, als kosmetisches Mittel in den Verkehr zu bringen.

Vielfache Bestimmungen des LMBG fordern eine „gesundheitliche Unbedenklichkeit" von kosmetischen Mitteln und deren Inhaltsstoffen. Diese Unbedenklichkeit liegt in der Verantwortung des Herstellers und bedingt somit eine sorgfältige Prüfung sowohl der einzelnen Inhaltsstoffe als auch der Fertigpräparate, bevor sie allgemein auf dem Markt angeboten werden können.

Von Bedeutung sind ferner die Formulierungen des § 26 LMBG „Ermächtigungen zum Schutz der Gesundheit", besonders aber des § 27 LMBG „Verbote zum Schutz vor Täuschungen":

„Es ist verboten, kosmetische Mittel unter irreführender Bezeichnung, Angabe oder Aufmachung gewerbsmäßig in den Verkehr zu bringen oder für kosmetische Mittel allgemein oder im Einzelfall mit irreführenden Darstellungen oder sonstigen Aussagen zu werben. Eine **Irreführung** liegt insbesondere dann vor,

1. wenn kosmetischen Mitteln Wirkungen beigelegt werden, die ihnen nach den Erkenntnissen der Wissenschaft nicht zukommen oder die wissenschaftlich nicht hinreichend gesichert sind ... "

Aus diesem Paragraphen des LMBG geht hervor, daß kosmetische Mittel Wirkungen besitzen müssen, daß aber auch zugleich die Notwendigkeit besteht, diese Wirkungen nachzuweisen.

Das potentielle Wirkungsspektrum kosmetischer Mittel wird außer durch das LMBG § 4 noch durch den § 2 des Arzneimittelgesetzes (AMG) eingeengt, der ebenfalls eine Grenze zu den Kosmetika zieht.

Wie problematisch sich allerdings die Abgrenzung in der Praxis erweisen kann, zeigt das Beispiel der „Akne/Unreine Haut" im Graufeld zwischen gesunder und kranker Haut.

1.2 „Kosmetik-Verordnung (KVO)"

Das LMBG hat ihre Ausgestaltung im einzelnen in der „Verordnung über kosmetische Mittel" erhalten, mit der die entsprechende EG-Richtlinie mit ihren inzwischen 13 Änderungen in das deutsche Recht umgesetzt worden ist.

Mit drei Positivlisten, einer umfangreichen Negativliste, detaillierten Verwendungsbeschränkungen und mit Kennzeichnungsvorschriften wird ein möglichst optimaler Gesundheitsschutz angestrebt. Das

Kosmetikrecht ist innerhalb der EG (im Gegensatz zum sonstigen Lebensmittelrecht) weitestgehend abschließend geregelt. Die Sachentscheidungen fallen mithin im wesentlichen in Brüssel. Eine wichtige Rolle spielt hierbei der wissenschaftliche Kosmetik-Ausschuß bei der EG-Kommission, der sich aus renommierten Wissenschaftlern der einzelnen Mitgliedstaaten zusammensetzt.

§ 1 Allgemein verbotene Stoffe

Anlage 1 führt die Stoffe auf, die beim Herstellen oder Behandeln von kosmetischen Mitteln nicht verwendet werden dürfen (ausgesprochene Arzneimittel, Antibiotika, radioaktive Substanzen, Stoffe mit östrogener oder androgener Wirksamkeit, giftige Pflanzeninhaltsstoffe, Stoffe, die der Giftverordnung unterliegen u. a.). Zahl der verbotenen Stoffe: 380

§ 2 Eingeschränkt zugelassene Stoffe

Die Anlage 2 enthält die Liste der Stoffe, die in kosmetischen Mitteln nur unter Einhaltung der angegebenen Einschränkungen und sonstigen Bedingungen verwendet werden dürfen. Die Einschränkungen sind in den Spalten c und e aufgeführt, während die Spalte d die zulässigen Höchstmengen angibt. Die Spalte f enthält die gegebenenfalls notwendigen Anwendungsbedingungen bzw. Warnhinweise auf dem Etikett. Zahl der Stoffe: 71

§ 3 Farbstoffe

Die Anlage 3 enthält die Farbstoffe für kosmetische Mittel (mit Ausnahme der Haarfärbemittel) nach ihrer Colour-Index-Nummer in aufsteigender Reihenfolge. Die Aufteilung erfolgte in Teil A „endgültig zugelassen" und Teil B „vorläufig zugelassen".

Zur Zeit sind 162 Farbstoffe endgültig und weitere 18 vorläufig zugelassen.

§ 3a Konservierungsstoffe

Die in der Anlage 6 aufgeführten Konservierungsstoffe dienen überwiegend dazu, die Entwicklung von Mikroorganismen in den kosmetischen Mitteln zu hemmen. Die in Teil A aufgeführten Konservierungsstoffe sind endgültig zugelassen (43), die in Teil B vorläufig (12).

Die mit einem (+) versehenen Stoffe können neben der Verwendung als Konservierungsstoffe noch zu anderen spezifischen Zwecken („other uses") in kosmetischen Mitteln eingesetzt werden (z.B. als Antischuppenmittel).

§ 3b Ultraviolett-Filter (UV-Filter)

Nur die in der Anlage 7 aufgeführten UV-Filter dürfen verwendet werden. Interessant ist, daß die UV-Filter nicht nur Ultraviolett-Strahlen filtern sollen, um die Haut zu schützen, sondern auch zum Schutz der Erzeugnisse dienen können.

Von den Filtern sind 6 endgültig und 16 befristet zugelassen. Bereits jetzt ist absehbar, daß eine große Anzahl derzeit nicht mehr auf dem Markt erhältlich ist bzw. zukünftig nicht mehr hergestellt wird. Somit wird sich die Gesamtzahl der UV-Filter stark reduzieren.

§ 4 Angaben zum Schutz der Gesundheit

Nummer des Herstellungspostens, Angaben der Einschränkungen und Warnhinweise.

§ 5 Kennzeichnung

Angabe des Mindesthaltbarkeitsdatums, sofern die Erzeugnisse eine Mindesthaltbarkeit von 30 Monaten oder weniger aufweisen (Unverschlüsselt mit den Worten „mindestens haltbar bis ...").

Die §§ 5a–10 sind nur verwaltungstechnisch interessant.

Die wissenschaftliche Beratung des Gesetzgebers erfolgt bestimmungsgemäß durch das Bundesgesundheitsamt, das für den speziellen Fall der kosmetischen Mittel hierfür eine wissenschaftliche Beraterkommission eingesetzt hat, die „Kommission für kosmetische Erzeugnisse" (Kosmetik-Kommission, KoKo).

Die Nachteile der drei erwähnten Positivlisten (Konservierungsstoffe, Farbstoffe, UV-Filter) sind offenkundig. Sie beeinträchtigen erheblich die Rohstoffauswahl, sind durch das aufwendige Zulassungsverfahren in starkem Maße innovationshemmend, verursachen unnötige Tierversuche und garantieren doch letztlich nicht die Sicherheit des kosmetischen Fertigproduktes. Denn unabhängig von der Existenz der Positivlisten kann die Verantwortung für die Sicherheit und Verträglichkeit kosmetischer Fertigprodukte nur beim Hersteller liegen.

Durch die amtliche Lebensmittelüberwachung wird stichprobenweise an Proben direkt aus den Herstellerbetrieben und aus dem Handel die Erfüllung der Sorgfaltspflicht überprüft.

Anders als Arzneimittel unterliegen kosmetische Produkte keiner Registrierungspflicht.

1.3 Deklaration von Inhaltsstoffen

Über eine **Deklaration von Inhaltsstoffen** kosmetischer Mittel wird seit Jahren in Deutschland diskutiert, da sie gesetzlich nicht vorgeschrieben ist. Der Zweck kann im Verbraucherschutz gesehen werden.

Die Deklaration kann alle Inhaltsstoffe (Voll-Deklaration) oder nur bestimmte Gruppen von Stoffen (Teil-Deklaration) umfassen. Sie kann qualitativer oder quantitativer Art sein. Dabei kann die Kennzeichnung in offener oder codierter Form erfolgen. Letztere fordern vor allem die Dermatologen („Blaue Liste"). Schwierigkeiten bereitet eine einheitliche Nomenklatur, die vor allem international gelesen werden könnte. Hier böte sich die **CTFA** (Cosmetic, Toiletry and Fragance Association)-Kennzeichnung an. Die CTFA hat ein Cosmetic Ingredient Dictionary herausgegeben, in dem die kosmetischen Rohstoffe unter ihrem Markennamen und unter einer vereinheitlichten chemischen Bezeichnung aufgeführt sind.

2 Die menschliche Haut und ihre Pflege

2.1 Die menschliche Haut

Die Haut ist nicht nur Schutz- und Ausscheidungsorgan, sondern stellt auch oftmals den ersten Kontakt vom „Du zum ich" her, ist sie doch ein eigenes Sinnesorgan mit Empfang und Weiterleitung von Reizen. So ist sie auch Empfänger und Sender zugleich für die sexuelle Spannung („Streicheleinheiten"). Der Hautkontakt mit der Mutter vermittelt dem Säugling Zärtlichkeit und Geborgenheit. Durch die enge Verknüpfung mit dem Körperinnern ist sie aber auch „Spiegelbild der Seele", da Freude, Trauer und andere psychische Einflüsse sich besonders an der Gesichtshaut abzeichnen. „Du siehst heute gut (schlecht) aus" ist eine konsequente Wiedergabe innerer Vorgänge im äußeren Erscheinungsbild.

Und daß die Haut nicht nur die „äußere Hülle" des Körpers darstellt, beweisen zahlreiche Redensarten wie „etwas geht einem unter die Haut" oder gar „seine Haut zu Markte tragen" oder positiv „sich in seiner Haut wohlfühlen".

2.1.1 Unser größtes Organ

Nach der Ausdehnung und dem Gewicht (etwa ⅙ des Körpergewichtes macht die Haut aus) stellt die Haut das größte Organ des Menschen dar (Tab. 2.1). Mit einer Stärke von 0,3–4 mm ist sie relativ dünn und ein Vergleich zur „dicken Elefantenhaut" (zumindest im Sprichwort) oder Aussprüchen wie „er hat ein dickes Fell" sind schwerlich angebracht. Die Dicke der Haut schwankt nicht nur nach Rasse und klimatischen Verhältnissen, sondern bei je-

Tab. 2.1 Daten zum Aufbau der Haut (Etwa-Angaben)

Oberfläche	$1,5 - 2,0 \ m^2$
Gewicht	20 kg (20 % des Körpergewichtes)
davon Epidermis	0,5 kg
davon Corium	3,5 kg
davon Subcutis	14 – 16 kg
Dicke	0,3 – 4 mm
davon Epidermis	0,1 – 1,0 mm
davon Corium	1 mm
davon Subcutis	Bei Übergewichtigen bis zu 10 cm
Wassergehalt	64 – 72 % (10 kg)
Wasserausscheidung über die Haut	20 %
Talgdrüsen	40 000
Schweißdrüsen	2,4 Millionen

dem Individuum an den verschiedenen Körperstellen. Am dünnsten ist sie an den Augenlidern (0,2–0,6 mm), am stärksten an den Handtellern und Fußsohlen (2–4 mm). Der Wassergehalt der Haut liegt bei 64–72%, auch vermag sie ein Drittel des gesamten Körperblutes aufzunehmen (siehe Tab. 2.1).

Sie ist das einzige Organ, das man permanent anfassen, fühlen, streicheln und pflegen (!) kann. Zahlreiche Funktionen übt die Haut aus. Sie ist also nicht nur das größte Organ des Menschen, sondern auch das vielseitigste. Mit dem Körperinnern steht sie in ständiger Wechselbeziehung.

Damit dient die Haut auch als wertvolle Diagnosehilfe, denn viele innere Erkrankungen, Stoffwechselstörungen und Mangelerscheinungen, aber auch seelische Probleme zeigen sich oft zuerst an der Haut. Umgekehrt können durch Hautreize innere Organe stimuliert werden (**„Headsche Zonen"**). Über einen bestimmten Hautbezirk ist es also möglich, Organe erfolgreich zu beeinflussen. Auch Massagen und Akupunktur können in diese Richtung weisen.

2.1.2 Anatomie der Haut

Lebewesen sind aus Zellen aufgebaut. Sie erfüllen alle Funktionen des Organismus, im wesentlichen Stoffwechsel, Wachstum, Vermehrung, Vererbung und Bewegung. Die menschliche Zelle spiegelt im Kleinen die Entwicklung und den Zustand des Gesamtorganismus wieder.

Den äußeren Abschluß bildet die **Zellmembran,** deren Aufgabe als Schutzhülle darüber entscheidet, ob Stoffe von außen absorbiert oder abgelehnt werden. Sie regelt den Transport in und aus der Zelle und sorgt gegebenenfalls für die Bindung von einzelnen Zellen aneinander zu Zellverbänden. Die Ähnlichkeit im chemischen Aufbau der Zellmembranen zu den **Liposomen** sorgt für deren Anlagerung.

Für die Kosmetik sind die einzelnen Zellbestandteile von untergeordneter Bedeutung (Mitochondrien, Golgi Komplex, endoplasmatisches Reticulum „ER", Ribosomen, Lysosomen usw.). Von Interesse ist jedoch der Zellkern mit der lebensnotwendigen **Desoxyribonukleinsäure (DNS),** deren Länge als Doppelhelix (Doppelstranganordnung) bis zu 7 cm lang sein kann, sich aber vor der Zellteilung **(Mitose)** stark verkürzt. Im Laufe seines Lebens erneuert der Mensch etwa 50 mal alle Körperzellen. Auf dem Höhepunkt seines Daseins werden pro Sekunde 10 Millionen Körperzellen erneuert. Die Zelle ist auch ein enormer Informationsspeicher. Im Zeitalter der „High Technology" dient die Bezeichnung „Bit" in der Informatik als Wert für eine einstellige Information. Auf Grund von Erfahrungen liegt der Informationsgehalt beim Erwachsenen bei 5×10^{25} Bit. Damit übertrifft jede Zelle bei weitem die Kapazität jedes heute gebräuchlichen industriellen Computers. Gespeichert sind diese Werte in den DNS, die ihren Informationsgehalt bei jeder Zellteilung an die Tochterzellen weitergeben.

Wenn wir allgemein von dem Aufbau der Haut (Abb. 2.1) sprechen, so meinen wir keine bestimmten Regionen. Jedermann weiß, daß ein Unterschied zwischen der behaarten Kopfhaut und der nackten Fußsohle besteht. Daß sich Schweiß- und Talgdrüsen unterschiedlich verteilen, ist schon weniger bekannt. Spricht man in der pflegenden Kosmetik von „Haut", so ist primär die Gesichtshaut gemeint.

Nach dem Aufbau läßt sich die Haut in drei Hauptschichten einteilen:

Oberhaut	Epidermis
Lederhaut	Dermis, Corium, auch Cutis
Unterhaut	Subcutis

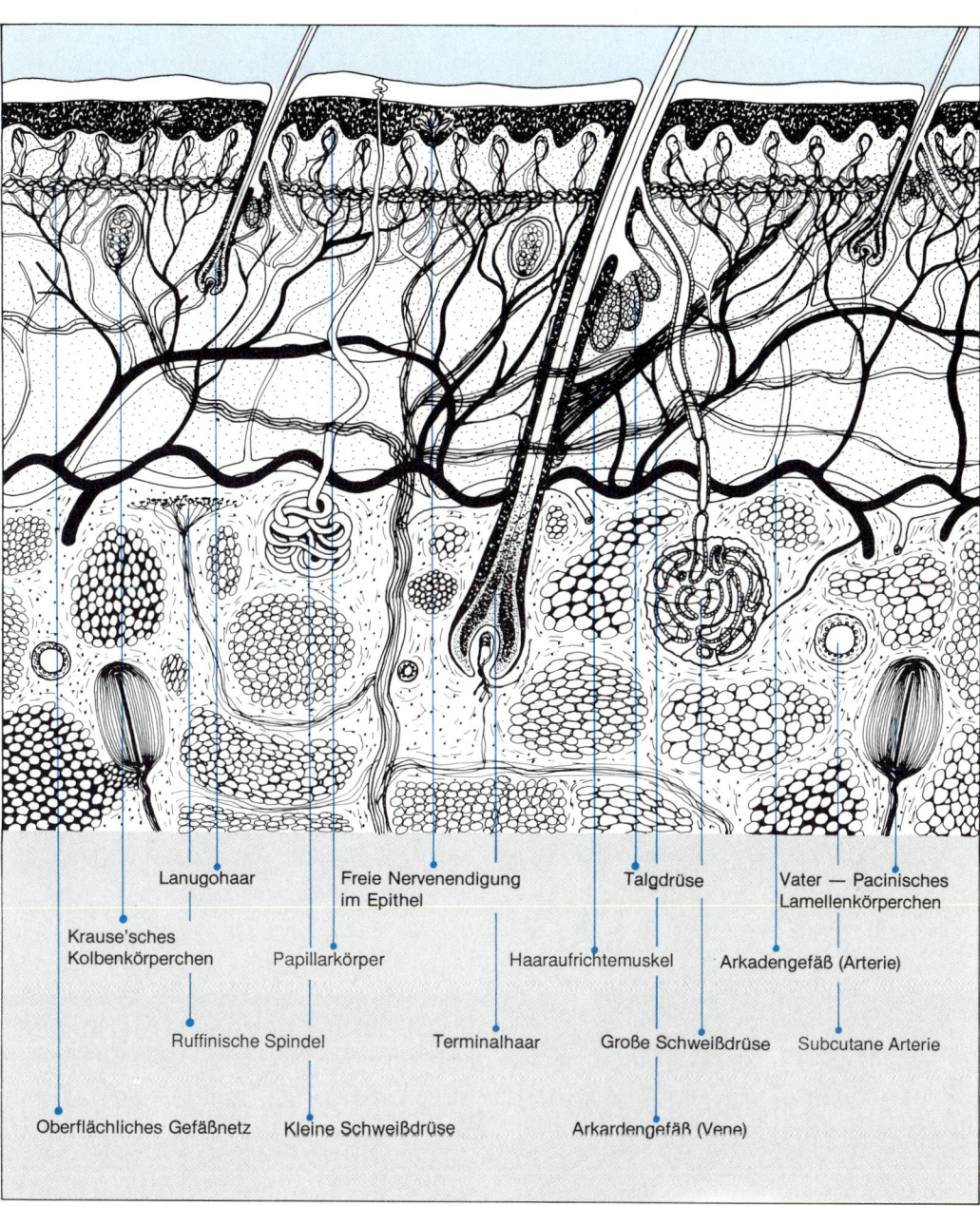

Haut/Pflege

2

Lanugohaar

Freie Nervenendigung
im Epithel

Talgdrüse

Vater — Pacinisches
Lamellenkörperchen

Krause'sches
Kolbenkörperchen

Papillarkörper

Haaraufrichtemuskel

Arkadengefäß (Arterie)

Ruffinische Spindel

Terminalhaar

Große Schweißdrüse

Subcutane Arterie

Oberflächliches Gefäßnetz

Kleine Schweißdrüse

Arkardengefäß (Vene)

Abb. 2.1: Halbschematischer Querschnitt durch die Haut (aus Fey/Otte S. 119)

Auf der Oberhaut liegt als abschließende Schicht noch der Oberflächenfilm. Als Cutis wird sowohl die Lederhaut allein, als auch manchmal die Kombination von Epidermis mit Lederhaut bezeichnet.

Der Oberflächenfilm (Hydrolipidmantel, Wasserlipidmantel, Säuremantel) schützt die gesamte Oberhaut und bietet Lebensbedingungen für die Hautflora. Der Film wird aus einem Gemisch von **Hauttalg (Sebum)** und Wasser gebildet, stellt also eine Emulsion dar, wobei die Emulgatoren aus dem Verhornungsprozeß stammen.

Die Lipide stammen teils aus der Freisetzung während des Verhornungsprozesses, teils aus den Talgdrüsen, deren Lipidabgabe von ihrer regionalen Häufigkeit und ihrer Aktivität bestimmt wird.

Der Anteil des Wassers stammt aus der Perspiratio insensibilis und der Transpiration.

Der Oberflächenfilm ist weder zur Umwelt (wo ein Mikroklima entsteht) noch zur Hornschicht hin genau abzugrenzen. Seine Schichtdicke entspricht etwa der einer aufgetragenen Emulsion.

Der Hydrolipidmantel wirkt austrocknungshemmend und gewährleistet somit eine konstante Geschmeidigkeit. Er regelt den Wassergehalt der tiefer gelegenen Schichten. Der vergleichsweise niedrige pH-Wert von 5–6 (daher auch **Säuremantel**) hat eine antimikrobielle Wirkung. Aminosäuren dienen als Puffer, wodurch die Haut auch ein beträchtliches Neutralisationsvermögen besitzt.

Unter **Hautflora** versteht man die normale Besiedelung der Haut mit Mikroorganismen. Die meisten dieser Keime sind harmlos, können jedoch bei geschwächter Abwehrlage oder Eintritt über offene Wunden in die Blutbahn zu Erkrankungen führen. Die Mikroorganismen unterstützen die Abwehrfunktion des Säuremantels und sind somit ein wichtiges Verteidigungsmittel. Ihre Zahl schwankt sehr stark, sie beträgt an trockenen Hautstellen z. B. nur

500, an feuchten Stellen dagegen mehrere Millionen Bakterien, während die Zahl der Pilze viel geringer liegt. Die Bakterienenzyme sind Urheber der verschiedenen chemischen Umsetzungsvorgänge auf der Haut. Die dabei entstehenden Stoffe wie z. B. Ammoniak können unerwünscht den pH-Wert der Haut erhöhen. Niedere Fettsäuren als Abbauprodukte der Fette können dagegen den pH-Wert senken. Andererseits sind die Fettsäuren zusammen mit den zersetzten schwefelhaltigen Verbindungen die Ursache des aufdringlichen und lästigen Schweißgeruchs.

Die Mikroorganismen lassen sich durch kosmetische Maßnahmen wie beispielsweise Waschen oder Duschen kaum reduzieren, auch nicht durch starkes Schwitzen. Hinzu kommt die **Anflugflora** durch die Umwelt, die jedoch für den hautgesunden Menschen keine Bedeutung hat, da die **Standflora** eine Art antibiotischer Wirkung ausübt. Diese Abwehrwirkung wird durch den sauren pH, bestimmte pilzwidrige Fettsäuren, Enzyme und weitere Faktoren unterstützt.

Die Hautflora befindet sich in einem Gleichgewichtszustand, der durch ungeeignete und unphysiologische Beeinflussung nicht gestört werden sollte.

2.1.2.1 Epidermis (Oberhaut)

Aufgebaut ist die Epidermis (Abb. 2.2) aus mehreren Schichten (Tab. 2.2). Wenn diese der Vollständigkeit wegen aufgeführt werden, wobei ihre Übergänge fließend sind und man auch in der Literatur abweichende Angaben findet, so sind doch nur die oberste (Stratum corneum) und die unterste Schicht (Stratum basale) für die Kosmetik von Bedeutung.

Die Aufgabe der Epidermis ist im wesentlichen:

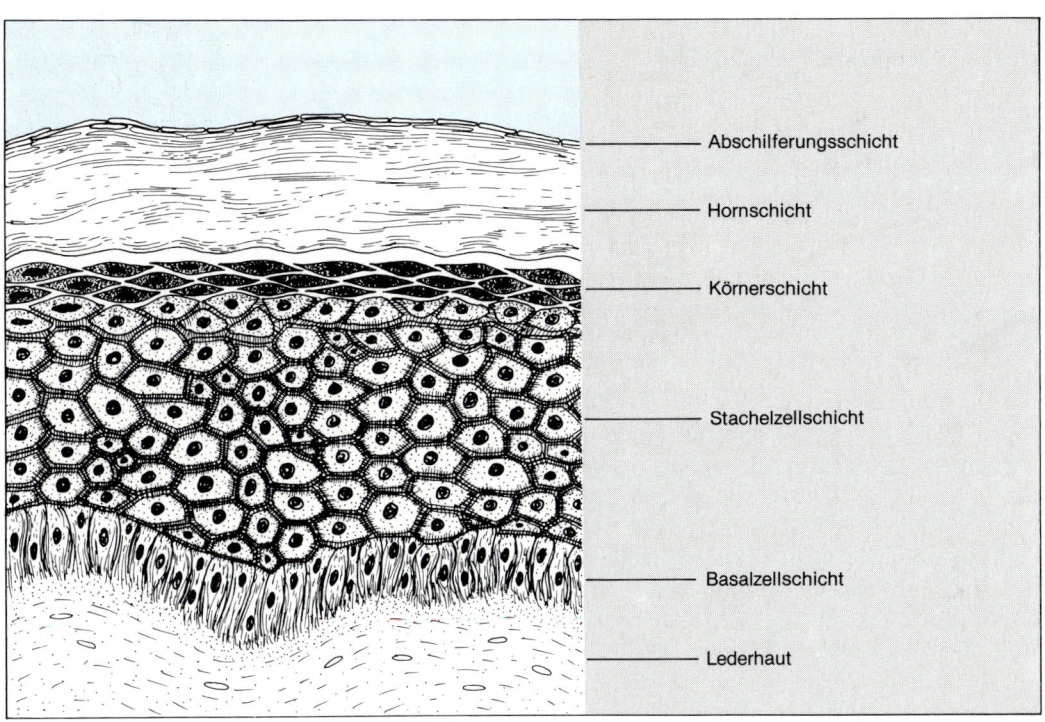

Abb. 2.2: Halbschematischer Querschnitt durch die Epidermis (Fey/Otte S. 118)

Tab. 2.2 Schichten der Epidermis und des Coriums (von außen nach innen)

Epidermis	
Hornschicht	Stratum corneum – Stratum disjunctum – Stratum conjunctum
Glanzschicht	Stratum lucidum
Körnerschicht	Stratum granulosum
Stachelzellen- schicht	Stratum spinosum
Basal- oder Zylin- derzellenschicht	Stratum basale
Keimschicht (Stachelzellen- plus Basalschicht)	Stratum germinativum (Stratum Malpighii)
Corium	
Papillarschicht	Stratum papillare
Retikularschicht	Stratum reticulare

– die Produktion von Keratin
– die Abwehr von Fremdstoffen
– die Bildung von Pigment

● **Die Basalschicht (Stratum basale)**
   Zum Körperinnern grenzt die Basalschicht die Epidermis gegen die Lederhaut ab. Im stratum basale erfolgt der Aufbau und die Erneuerung der Epidermis durch Teilung (Mitose) der **Keratinozyten** sowie die Bildung von Pigmenten in den **Melanozyten.**
   Durch die Mitose entstehen gleichwertige Tochterzellen, deren Differenzierung zu **Keratinozyten (hornbildende Zellen)** sehr bald stattfindet. Dabei sind drei Entwicklungsstufen feststellbar: Die Regeneration der Epidermis durch Zellteilung und Differenzierung, die Reifung und schließlich die Verhornung.
   Von den beiden Zellen wandert eine nach oben (außen), wobei sie langsam aus-

trocknet, ihren Zellkern verliert und abstirbt, sie **verhornt (keratinisiert).**

Die junge, gerade gebildete Zelle wird dabei durch immer nachfolgende Zellen in etwa 30 Tagen nach oben gedrückt (Entstehung einer Zellsäule), wobei sie alle Reifungsprozesse und alle Schichten der Epidermis durchläuft – von der Geburt bis in den Tod. Der Zusammenhalt zwischen den sich anatomisch verändernden Zellen (über Brückenbildung z. B. in den Stachelzellen) wird zur Oberfläche hin immer schwächer, die Verbindungen zu den seitlichen Zellen lockern sich auf. Die Zwischenräume sind mit Gewebsflüssigkeit angefüllt, wodurch der Turgor der Epidermis positiv beeinflußt wird. Schließlich schilfern die toten Zellen als feinste, für das Auge unsichtbare Keratinschüppchen im obersten Teil der Epidermis, der Hornschicht, ab **(Exfoliation, Desquamation, Abschuppung).** Dieser natürliche Vorgang darf nicht mit der Bildung von Kopfschuppen verwechselt werden: Eine mit freiem Auge sichtbare Kopfschuppe besteht aus mindestens 500 Zellen!

Die abgestoßenen Zellen an der Oberhaut (etwa 7,5 mg/Tag) müssen in der Basalschicht immer wieder nachgebildet werden, wobei eine Korrelation zwischen Verlust und Neubildung besteht (Rückkoppelung oder „feed-back-Beziehung"). Gesteuert wird dieser Prozeß durch die **Chalone,** Botenstoffe, die den Bedarf an Zellen von den oberen Schichten an die Keimschicht melden (Chalone sind wahrscheinlich Glycoproteine mit einem Molekulargewicht von etwa 35 000). Eine mangelnde Produktion führt zur Verdünnung **(Atrophie)** und eine erhöhte Produktion zur Verdickung **(Hypertrophie)** der Haut.

Der Zellteilungsvorgang unterliegt einem Rhythmus. So ist er während der Nacht und in Ruhe beschleunigt. Aber auch extremer Streß, und dazu gehört zuviel Sonne, führt zu einer erhöhten Mitoserate. Die Keratinozyten wandern schneller

nach oben, wodurch sich die Hornschicht verdickt (**Schwiele,** nach UV-Bestrahlung **Lichtschwiele).**

Wenn auch die Hautoberfläche knappe zwei Quadratmeter mißt, so beträgt die Unterseite der Epidermis (d. h. die Basalschicht) durch ihre wellenförmigen Gewebszapfen (**Papillarkörper,** die auch im mikroskopischen Bild leicht erkennbar sind) ein Vielfaches davon. Diese große Oberfläche vermittelt zur darunter liegenden Lederhaut
● einen regen Stoffaustausch zwischen Oberhaut und Lederhaut in bezug auf Energie und Sauerstoff, zumal die Kapillargefäße des Blutes in der oberen Lederhaut enden,
● eine Sicherung gegen seitliches Verschieben der beiden Hautschichten gegeneinander durch die innige Verzahnung.

In der Keimschicht liegen ebenfalls die **Melanozyten,** deren Funktion die **Melaninsynthese** und damit die Bildung des **Pigments** ist. Die resultierende Pigmentierung (Bräune) ist ein Selbstschutz der Haut (Schutzschild für das darunter liegende lebende Gewebe) und spielt beim kosmetischen Sonnenschutz eine beherrschende Rolle. Ein Melanozyt ist im allgemeinen von 36 Keratinozyten umgeben.

Eingebettet finden sich ferner noch die **Langerhanszellen,** die eine wichtige Funktion im Immunsystem der Haut übernehmen, sowie die **Merkelschen Zellen** mit bisher noch nicht völlig geklärter Funktion. Möglicherweise fungieren sie als Sensor für das Nervensystem.

● **Die Barriere**
Im Übergangsbereich von lebenden zu absterbenden Zellen liegt die sog. „Reinsche Barriere" (meist kurz als „Barriere" bezeichnet), eine Keratinmembran. Als ein Verbundsystem wahrscheinlich mehrerer dünner Schichten hat die Barriere die Aufgabe
● das Körperinnere vor Feuchtigkeitsverlust zu schützen

● das Eindringen von Fremdsubstanzen zu behindern

Sie bildet eine undurchlässige Schicht für Wasser, Elektrolyte und für viele kosmetische Wirkstoffe. Durchlässig ist sie aber für Lipoide und lipoidlösliche Stoffe, z. B. für etherische Öle, fettlösliche Vitamine u. a.

● **Die Hornschicht (Stratum corneum)**
Als äußerste Schicht der Epidermis bildet sie die direkte Kontaktfläche zur Außenwelt und deren Einflüssen (Licht, Wind, Temperatur, Luftfeuchtigkeit usw.). Während die gesamte Oberhaut eine Dicke von durchschnittlich 0,1 mm besitzt, hat die Hornschicht nur eine Stärke von 0,01–0,03 mm, kann jedoch an Handflächen und Fußsohlen (je nach Beanspruchung) bis 4 mm stark werden **(Schwiele).** Außer an den verschiedenen Hautbezirken variiert die Hornschichtdicke von Mensch zu Mensch.

Der untere Teil der Hornschicht besteht aus mit einer Kittsubstanz noch fest verbundenen Zellen **(Stratum conjunctum),** die langsam ihren Zusammenhalt verlieren **(Stratum disjunctum),** um schließlich abzuschilfern.

Durch die geringe Durchlässigkeit der Hornschicht bedingt, kann man auch die ganze Schicht als Barrierefunktion auffassen.

Die verhornten Zellen **(Korneozyten, Hornzellen)** bestehen aus **Keratin,** einem Eiweißkörper mit hoher chemischer Beständigkeit, ein Umstand, der für die Aufgabe der Hornschicht von großer Bedeutung ist. In Wasser ist Keratin praktisch unlöslich, kann jedoch in wäßrigem, besonders alkalischem Milieu „quellen". Die Hornschicht verliert damit an Widerstandsfähigkeit. Der Wassergehalt beträgt etwa 10%.

Die eingelagerten **Feuchthaltefaktoren (Natural moisturizing factors, NMF),** die aus einem Gemisch hydrophiler Substanzen bestehen, regulieren den Wassergehalt.

Zu Unrecht wird die Hornschicht oft als tote Schicht abgetan. Daß aber gerade sie intakt sein muß, ist einleuchtend: Denn eine rissige, schadhafte Schicht ist leichter von (negativen) Umwelteinflüssen zu durchdringen als eine geschlossene und geschmeidige Schicht.

2.1.2.2 Corium (Cutis, Dermis, Lederhaut)

Die Lederhaut ist individuell und je nach Beanspruchung unterschiedlich dick – beim Mann stärker ausgeprägt als bei der Frau. Eine Hauptfunktion liegt in der Versorgung der Epidermis. Im Oberteil der Lederhaut **(Papillarschicht, stratum papillare)** liegen daher Versorgungszellen, Nerven und Blutgefäße zusammen mit mehr feinen Fasern. Auch reichen Zapfen tief in die entsprechenden Ausbuchtungen der Basalschicht. Denn die Keimzellenschicht der Epidermis erfordert, um ihre Mitoseaktivität aufrechterhalten zu können, eine ständige Zufuhr der nötigen Nährstoffe.

Die Papillarschicht geht nach unten allmählich in die **Retikularschicht (stratum reticulare)** mit gröberen Fasern über.

Hier liegen die zumeist gebündelten Faserstrukturen, die von Bindegewebszellen **(Fibroblasten, Fibrozyten)** produziert werden:

● **Die kollagenen Fasern**
Sie machen etwa 98% des Bindegewebes aus. Die Vorstufen des Kollagens werden von Fibroblasten als **Tropokollagen** gebildet, wonach die Polymerisation zu **Kollagenfibrillen** und Zusammenschluß zu Fasern und Faserbündeln erfolgt. Die wellige Verflechtung ermöglicht eine Dehnung.

● **Die elastischen Fasern**
Sie weisen keine eigentliche Elastizität auf, sondern ermöglichen die Rückführung der Faserstrukturen in ihre Ausgangslage. Bei Überdehnung reißen sie. Eine Neubildung

ist nicht möglich, jede Zerstörung daher irreversibel.

● **Die retikulären Fasern (Gitterfasern, „Präkollagen")**

Sie treten besonders in der Papillarschicht auf und beteiligen sich am Aufbau der Grenzschicht zur Epidermis. Die retikulären Fasern werden oftmals mit kollagenen Fasern verwechselt, bzw. ihnen gleichgesetzt.

Kollagen und Elastin sind also Skleroproteine, die die entsprechenden Fasern bilden.

Obwohl **Bindegewebe** Bestandteil fast aller Organe ist, indem es diese umhüllt, verbindet oder trennt, so bezieht sich in der Kosmetik der Ausdruck Bindegewebe praktisch nur auf die Lederhaut, im täglichen Sprachgebrauch wird sie dieser meist gleichgesetzt.

Dieses aus Fasern gebildete Stützgewebe der Dermis sorgt insbesondere für die Festigkeit und Straffheit der Haut. Zu Recht kann man daher auch sagen: „Der Mensch ist so alt wie sein Bindegewebe."

Aus der Dermis tierischer Häute wird durch Gerben das Leder hergestellt, daher die Bezeichnung **Lederhaut.**

● **Die Grundsubstanz**

In Anbetracht der Bedeutung der Faserstrukturen des Bindegewebes wird die spezielle Aufgabe der Grundsubstanz oft übersehen. Sie ist Sekretionsprodukt der Bindegewebszellen (**Fibrozyten** und deren Vorstufe **Fibroblasten**) und stellt eine gallertartige Masse von wechselnder Konsistenz dar. Im wesentlichen enthält sie hochmolekulare Verbindungen, besonders **Mucopolysaccharide,** zu denen Substanzen wie **Hyaluronsäure**derivate und **Chondroitin**sulfat gehören. Mucopolysaccharide, auch **Glykosaminoglykane** genannt, sind Substanzen mit hohem Wasserbinde- und Quellvermögen, so daß sich die Grundsubstanz als ausgesprochener Wasserspeicher der Haut darstellt. Auch dient sie als Gleitmittel zwischen den Bindegewebsfasern.

Mit fortschreitendem Alter werden die Fasern jedoch unelastisch, das Bindegewebe verliert seine Fähigkeit, Feuchtigkeit zu speichern (Austrocknungserscheinungen im Alterungsprozeß).

Von den Bindegewebszellen sind noch die Plasmazellen und die Mastzellen anzuführen. Während die **Plasmazellen** in Zusammenhang mit der Bereitschaft zur Entwicklung einer Sensibilisierung stehen, sind die **Mastzellen** Speicher für biologisch aktive Substanzen, so für **Histamin,** das eine wichtige Rolle bei der Entstehung allergischer Reaktionen vom Soforttyp mit Rötungen und Quaddelbildung auf der Haut spielt.

Im Corium sind ferner Talg- und Schweißdrüsen, die Haarfollikel, das große Netz der Nervenbahnen und Blutgefäße sowie der ableitenden Lymphbahnen eingebettet. Von den Blutgefäßen der Haut bringen die Arterien Sauerstoff sowie Nähr- und Aufbaustoffe in die oberen Schichten des Bindegewebes, von wo dann der Saftstrom den Weitertransport in die Epidermis übernimmt. Über die Venen und die Lymphgefäße erfolgt umgekehrt der Abtransport von Stoffwechselprodukten.

Da die Epidermis nicht durchblutet ist, bluten auch ganz flache Hautschnitte nicht, dafür sondern sie Lymphe ab, sie „nässen". Erst wenn der Schnitt bis zur Lederhaut durchgedrungen ist, tritt Blut aus.

Die zahlreichen Nerven vermitteln Empfindungen wie Hitze und Kälte, Berührung und Druck, Schmerz und Jucken (wobei „Jucken" eine unterschwellige Schmerzempfindung darstellt).

Die Haare stehen schräg in der Haut und reichen mit ihrer Wurzel bis in die Subcutis. Ein **Aufrichtemuskel (Musculus errector pili)** verändert die Stellung des Haares in der Haut. Durch das Zusammenziehen dieses Muskels (z. B. bei einem Kältereiz) erfolgt eine Aufrichtung der Haare und ein Anheben der Follikelöffnungen: **Gänsehaut.**

2.1.2.3 Subcutis (Unterhautfettgewebe)

Die Subcutis ist ein Speicherorgan für Depotfett und Wasser und dient dem Schutz bei äußerer Krafteinwirkung für die darunterliegenden Gewebe und als Fettreserve. Sie besitzt eine lockere, weitmaschige Struktur und schwankt je nach Körperregion sehr stark in ihrer Dicke. In ihr sind Fettzellen zu großen Zelltrauben zusammengeschlossen und bilden etwa die Hälfte des physiologischen Gesamt-Fettdepots des Körpers.

Die Entwicklung der Fettzellen und damit ihre Struktur hängt von hormonellen sowie nervösen Faktoren und von der Ernährung ab.

Darüber hinaus ist die Art der Fettgewebskammerung bei Mann und Frau unterschiedlich (Abb. 2.3). Nur bei Frauen kann es aus diesem Grunde zur sog. **Orangenhaut** (Matratzenphänomen, Cellulite, Panniculose) kommen, wobei eine übermäßige Ablagerung von Depotfett vorliegt. Bei ihrer Behandlung zeigen sich die Grenzen der Kosmetik, einschließlich physikalischer Maßnahmen.

Auch mit Enzymen, z. B. **Hyaluronat-Lyase** (Spreading factor, Permeabilitätsfaktor), versuchte man die Cellulite mit wenig Erfolg zu beeinflussen. Die Reduktion des subkutanen Fettgewebes durch Gewichtsabnahme (kalorienarme Ernährung und gezielter Sport, gegebenenfalls noch Massagen und Lymphmassagen), verspricht Besserung.

Strenge Abmagerungskuren, Stoffwechselerkrankungen und zunehmendes Alter bewirken eine Alterung der Gesichtshaut (zumal das Fettgewebe hier sehr dünn ist) mit starker Faltenbildung und Hauterschlaffung. Als Fazit könnte man sagen, daß eine Frau über vierzig sich für ihr Gesicht oder für ihre Figur entscheiden muß. Dieser Satz gilt selbstverständlich nicht, wenn von Jugend an eine Übergewichtigkeit vermieden wird.

Die ekkrinen Schweißdrüsen (kleine Schweißdrüsen)

Über den ganzen Körper unregelmäßig, aber zweckdienlich verteilte Drüsen (Abb. 2.4). Von den 2–3 Millionen Drüsen (etwa 1500–3000/cm^2) besitzen die Stirn, die Handflächen und die Fußsohlen die meisten, dann folgen Kopf und Rumpf, während an den Armen und Beinen am wenigsten zu finden sind. Einige Körperteile, wie z. B. die Lippen, besitzen keine Schweißdrüsen. Die Drüse selbst ist durch ihren Knäuelteil, der in der Lederhaut sitzt, im Hautquerschnitt leicht erkennbar. Der ableitende Kanal führt durch die Lederhaut, windet sich spiralig durch die Epidermis

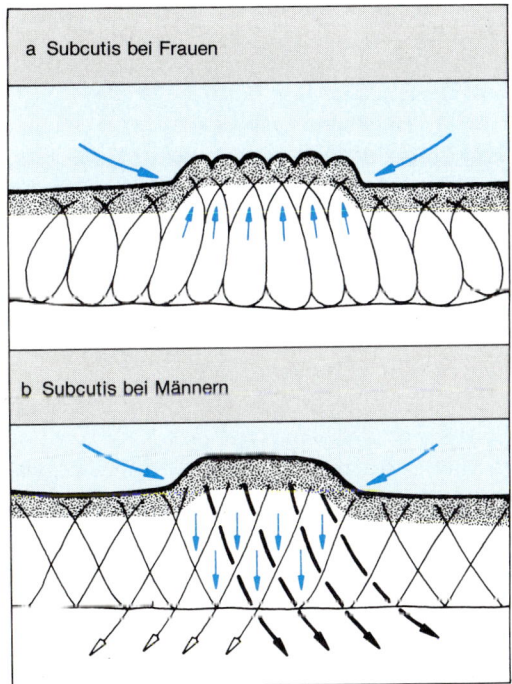
Abb. 2.3: Fettgewebskammerung der Subcutis

a Subcutis bei Frauen

b Subcutis bei Männern

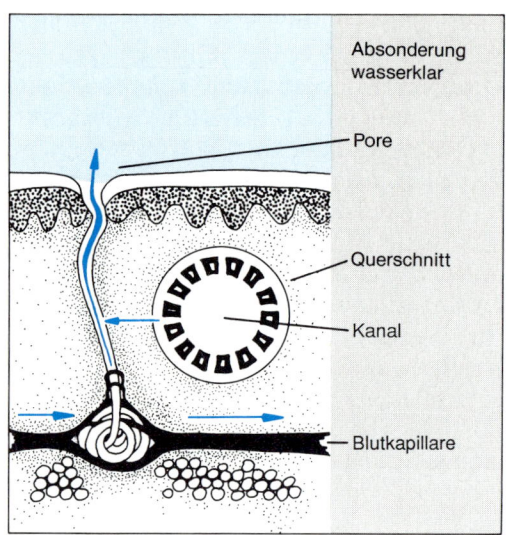

Abb. 2.4: Kleine Schweißdrüse (Fey/Otte S. 240 links)

und endet in einer mit bloßem Auge nicht erkennbaren **Schweißpore** an der Hautoberfläche.

Die Regulierung der Schweißsekretion erfolgt über die Bluttemperatur und über das vegetative Nervensystem. Die Schweißdrüsen sind also nicht nur Ausscheidungsorgan, sondern dienen vor allem der Wärmeregulation.

In den Schweißdrüsenkanälen findet eine teilweise Rückresorption von Salzen (insbesondere Natrium- und Kalium-Ionen) statt. Auf diese Weise wird Salzverlusten vorgebeugt. Bei übermäßigem Schwitzen kann es zu ausgeprägten Störungen des Allgemeinbefindens kommen (Kreislaufkollaps, Lähmungserscheinungen). Zufuhr von Salzen und Glukose wirken günstig. Eine ausreichende Flüssigkeitszufuhr ist auch zum Ausspülen bestimmter Stoffe wie z. B. Harnsäure angezeigt.

Der (ekkrine) Schweiß besteht hauptsächlich aus Wasser (etwa 88–99 Prozent) sowie anorganischen und organischen Stoffen. Die Zusammensetzung des Schweißes unterliegt großen Schwankungen. Haupt-

bestandteil ist das Natriumchlorid. Von den organischen Substanzen dominiert die Milchsäure, deren Werte bei starker Muskeltätigkeit auf das zehnfache ansteigen können. Weitere organische Stoffe sind Ammoniak, Harnsäure und fast alle Aminosäuren. Eine gewisse Beachtung kommt noch der **Urocaninsäure** als körpereigene Lichtschutzsubstanz zu.

Frisch produzierter Schweiß ist geruch- und farblos. **Geruchsveränderungen des Schweißes** können durch den Verzehr bestimmter Speisen und Gewürze (Knoblauch!) ausgelöst werden – oder aber durch mangelhafte Körperhygiene infolge Zersetzung eiweißhaltiger Stoffe durch Bakterien(enzyme). Besonders betroffen sind die Achselhöhlen und die Genital- und Analzone, vor allem, wenn die Abdunstung des Schweißes verhindert wird.

Unmerkbares Schwitzen erfolgt kontinuierlich. Die Hornschicht ist normalerweise mit Wasser gesättigt, gibt es aber auch schnell wieder ab. Letzteres kann durch Darüberlegen eines dünnen Fettfilms verhindert werden, was sich z. B. bei trockener Haut und Altershaut empfiehlt.

Das **merkbare Schwitzen** erfolgt nach Anregung durch wärmeregulierende Nervenzentren, durch direkte lokale Hitzeeinwirkung auf die Schweißdrüsen selbst und durch Aufregungen **(nervöses oder emotionales Schwitzen).** Letzteres tritt besonders an den Handflächen auf.

Die Bestimmung der Feuchtigkeitsabgabe von der Haut ist meßbar.

Während beim Menschen die ekkrinen Schweißdrüsen sehr gut ausgebildet sind, ist dies beim Tier weniger der Fall. Manchmal können sie auch ganz fehlen, wie wir es z. B. beim Hund kennen, er „hechelt" statt dessen.

Der pH-Wert des Schweißes (und damit der Hautoberfläche) liegt in allen Zonen der Haut, in denen eine Verdunstung gesichert ist, bei einem pH von 5–6. In Hautbezirken, in denen die Verdunstung behindert ist (**intertriginöse Gebiete** wie Achsel, Nabel, unter den Brüsten usw.), liegen die Werte höher und können leicht alkalische Werte erreichen. Die Schutzfunktion des Oberflächenfilms kann dadurch beeinträchtigt werden. Die gute Pufferkapazität ist bedingt durch die Aminosäuren.

Apokrine Schweißdrüsen (große Schweißdrüsen, Duftdrüsen)

Sie finden sich zwar über den ganzen Körper verteilt, jedoch an den Stellen der sekundären Geschlechtsmerkmale auffällig konzentriert. In der Struktur unterscheidet sich ihr Aufbau typisch von den ekkrinen Drüsen, so haben sie einen größeren inneren Durchmesser. Ihr Ausführungsgang bildet oberhalb des Talgdrüsenausführungsganges mit diesem eine gemeinsame Mündung, die man auch als **Pore** bezeichnet (Abb. 2.5).

Die Lage der Drüsen in den erogenen Zonen verweist zugleich auf ihre Funktion. Trotzdem kann man sie beim Menschen

gegenüber den Tieren als rückgebildet bezeichnen. Jedoch bestehen auch rassische Unterschiede: Beim Schwarzen ist die Anzahl gegenüber dem Weißen verdreifacht.

Das Sekret besitzt einen hohen Anteil an organischer Substanz, so verschiedene Fett- und Duftstoffe, z. B. **Pheromone** (Geschlechtliche Duftstoffe zur Erkennung oder auch Warnung).

Der apokrine Schweiß ist nahezu geruchlos. Aber durch den hohen Gehalt an organischer Substanz neigen Zonen mit hohem Drüsenanteil wie Achselhöhlen infolge der Zersetzung durch Bakterienenzyme zur Geruchsbildung.

Im Bereich der Duftdrüsen ergibt sich im Säuremantel der Haut eine Lücke, weshalb sich dort leichter Bakterien und Pilze ansiedeln können.

Talgdrüsen

Die verhältnismäßig großen Drüsen fehlen beim Menschen nur an den Fußsohlen und den Handtellern (Abb. 2.6). Die meisten Talgdrüsen sind an Haarfollikel gebunden (**Follikel** sind Einstülpungen der Haut, aus denen Haare wachsen und durch die der Talg an die Oberfläche gelangt. Follikelöffnungen sind mit bloßem Auge sichtbar). Frei in die Oberfläche der Haut einmündende Talgdrüsen findet man dagegen nur an den Lippen und den Augenlidern.

Besonders große Talgdrüsen findet man vor allem in der „**T-Zone**" des Gesichts (Stirn als Querbalken, Nase bis zum Kinn als senkrechter Strich). Bei diesen Regionen handelt es sich um die auffallendsten seborrhoischen Zonen, bei denen sich vermehrte (**Seborrhoe**) oder verminderte (**Sebostase**) Talgsekretion am stärksten bemerkbar macht.

Die tägliche Talgbildung beträgt etwa 2 g, wovon allein 1 g auf die Kopfhaut entfällt. Die Sekretbildung wird auch als **holokrin** bezeichnet, weil die eigentliche Zelle hier-

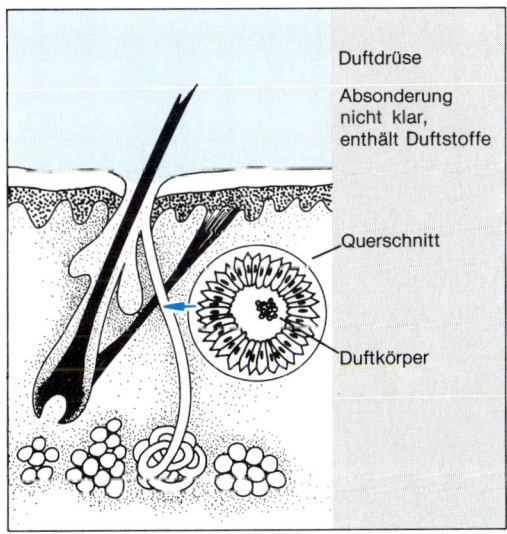

Abb. 2.5: Große Schweißdrüse (Fey/Otte S. 240 rechts)

Duftdrüse

Absonderung nicht klar, enthält Duftstoffe

Querschnitt

Duftkörper

Haut/Pflege

2

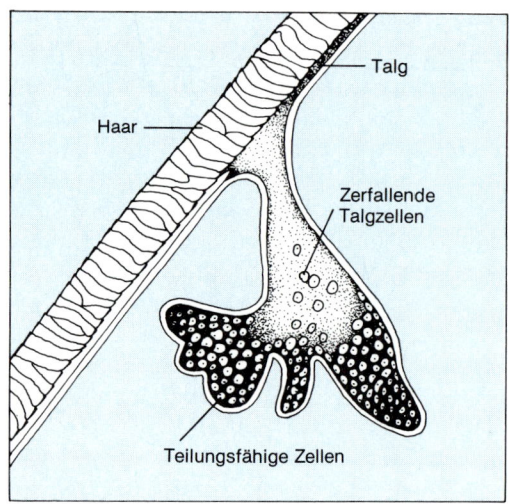

Abb. 2.6: Talgdrüse (Fey/Otte S. 258)

jeweiligen Größe des trichterförmigen Follikels. Die Verteilung des Talgs an der Oberfläche geschieht auschließlich mechanisch durch Verwischen. Die Fettung der Haare erfolgt durch deren Anliegen am Haarboden und nicht durch Hinaufkriechen des Talges von der eigenen Follikeldrüse.

Neben der Absonderung durch die Talgdrüsen erfolgt in geringem Maße auch eine Fettabsonderung durch die Haut selbst beim Vorgang der Verhornung, so daß selbst dort, wo sich keine Talgdrüsen befinden, eine Fettung stattfindet. Dieses Epidermisfett wird auch als **Hornfett** bezeichnet.

bei zu Grunde geht. In der Drüse bleiben nur die äußersten Zell-Lagen erhalten und damit teilungsfähig. Von hier aus werden ständig neue Talgdrüsenzellen gebildet. Je weiter sich die Zellen von den Basalzellen entfernen, desto mehr zeigen sie die typischen Merkmale des Zelluntergangs mit Zellkernauflösung, wobei sich Lipidtröpfchen im Zellplasma bilden, die immer größer werden und schließlich die ganze Zelle einnehmen. Der Talg ist also die Gesamtheit aller völlig zerfallenen Talgzellen.

Die Steuerung der Talgdrüsenaktivität erfolgt vor allem durch die Sexualhormone. Die Anregung besorgen die Androgene (Testosteron), während bei normalem Androgenspiegel die Östrogene die Talgbildung hemmen. Wegen der Nebenwirkungen lassen sich Östrogene daher beim Mann höchstens unter bestimmten Voraussetzungen vom Hautarzt bei Seborrhoe einsetzen (Sexualhormone sind in der Kosmetik nicht zugelassen!). Bei Wärme ist die Talgsekretion vermindert, bei Kälte erhöht.

Bei Hauttemperatur ist frisch produzierter Talg flüssig, er steht in den Follikelöffnungen als „Ölsee". Dieser entspricht der

2.1.3 Funktionen der Haut

Als äußere Begrenzung des Organismus ist die Haut ständigen Umwelteinflüssen ausgesetzt, die es abzuschwächen oder zu neutralisieren gilt. Oder anders ausgedrückt: Die Haut ist ein Vorposten in der Auseinandersetzung des Körpers mit der Umwelt. So sind die Funktionen und Aufgaben der Haut demgemäß sehr vielfältig (Tab. 2.3 und 2.4):
Schutzfunktion
Ausscheidungsfunktion
Sinnesfunktion
Wärmeregulation
Hautatmung
Aufnahmefunktion (Penetration)
Immunsystem
Körpergeruch

Schutzfunktion

Die Fähigkeiten als Schutzorgan richten sich gegen
● **Mechanische Einwirkungen (Druck, Stoß)**

Tab. 2.3 Aufgaben der Haut

Funktion	Erfüllung durch
Schutz vor Mechanischer Einwirkung (Druck / Stoß)	Elastizität, Fettpolster, Schwielen
Chemischer Einwirkung (Säuren / Laugen)	Neutralisationsvermögen, pH-Wert, Barriere
Physikalischer Einwirkung (UV-Licht)	Lichtschwiele, Pigmentierung
Mikroorganismen	Hautflora, pH-Wert, Hydrolipidmantel
Austrocknung	Hydrolipidmantel, Barriere
Sinnesorgan (Kommunikation)	Sinneskörperchen
Wärme	Durchblutung, Schweißdrüsen
Atmung	(unbedeutend)
Aufnahme (Penetration)	Permeabilität
Immunsystem	Reifestätte T-Lymphozyten
Körpergeruch	(individuell)

Tab. 2.4 Was die Funktionsleistungen der Haut ermöglicht

	Pro cm^2 etwa
Zellen	6 000 000
Haare	5
Talgdrüsen (an einem Haar befinden sich meist mehrere Talgdrüsen)	20
Schweißdrüsen	100
Nerven	4 m
Adern	1 m
Sinneskörperchen davon etwa für Wärme für Kälte für Druck für Schmerz für Tasten für Berührung	5 000 2 12 25 200 20 5

Der mechanische Schutz wird gewährleistet durch die Festigkeit (Hornschicht), die Elastizität (Lederhaut) und das Fettpolster (Unterhautfettgewebe).

An Stellen stärkerer Beanspruchung verdickt sich die Hornschicht (Handteller, Fußsohlen) zur **Schwiele.**

● **Chemische Einflüsse (Säuren und Laugen)**

Gegen die Einwirkung von Säuren ist die Haut wesentlich besser geschützt als gegen Laugen. Schäden durch Laugen sind deshalb schwerer und tiefer gehend.

Gegen schwache alkalische Stoffe (wie Seifen oder Waschmittel) hat die Haut jedoch eine gute Alkalineutralisationsfähigkeit, die den Säuremantel der Haut wieder schnell regeneriert; sie ist allerdings individuell unterschiedlich ausgeprägt. Personen, die häufiger Kontakt mit alkalischen Lösungen haben (Friseure), sollten deshalb arbeitsdermatologisch ihre Alkalineutralisationsfähigkeit und ihre Widerstandsfähigkeit gegen alkalische Lösungen generell vorher untersuchen lassen.

● **Physikalische Einflüsse (Licht, insbesondere Ultraviolett)**

Durch Verdickung der Hornschicht zur **Lichtschwiele** und durch Ausbildung von **Pigment** schützt sich die Haut insbesondere gegen ultraviolettes Licht. Nur geringer Schutz besteht gegen Wärme und Kälte (schwaches Haarkleid und geringe Fettpolster).

● **Verunreinigungen durch Umwelteinflüsse**

(Schmutz, Staub)

● **Körperfremde Mirkoorganismen**

Abwehrmechanismen sind die Hautflora, der Hydrolipidmantel und der saure pH-Wert.

● **Austrocknung (Feuchtigkeitsverlust)**

Ausscheidungsfunktion

Die Haut reguliert den **Wasserhaushalt,** indem sie sowohl vor Flüssigkeitsverlusten schützt, aber auch in gesteuerten Mengen Flüssigkeit und Salze (neben Talg) abgibt. Somit fungiert die Haut auch als Ausscheidungsorgan.

Der Wassergehalt des menschlichen Körpers beträgt etwa 50%, wobei er beim Mann etwa 5% höher liegt als bei der Frau. Ein Viertel dieses Wassers befindet sich in den lebenden Lagen der Haut.

Etwa 2,5 Liter scheidet der Mensch pro Tag aus, davon am meisten über die Niere, mit der Atemluft, mit dem Stuhl – aber nur etwa 0,25–0,5 Liter über die Haut. Würde eine Sperrfunktion in Form der Barriere fehlen, so gingen etwa 20 Liter am Tag dem Körper an Feuchtigkeit verloren!

Den Vorgang der nicht sichtbaren oder fühlbaren Wasserabdunstung nennt man die **Perspiratio insensibilis.** Bei erhöhten Außentemperaturen (etwa über 30 °C) kommt es zu einer sichtbaren **Transpiration,** die als **Perspiratio sensibilis** bezeich-

net wird. Ohne weitere Belastung kann die Schweißabgabe nochmals um 50% gesteigert werden, da bis zu 15 Liter Feuchtigkeit als Schweiß pro Tag abgegeben werden können. Eine Flüssigkeitszufuhr mit entsprechenden Salzen ist allerdings zwingend notwendig. Dies ist bekannt und wird fast automatisch befolgt (Durstgefühl), extrem bei Hochofenarbeitern, Hochleistungssportlern usw.

Das Schwitzen bedingt nicht nur eine Abkühlung der Hautoberfläche, sondern führt auch zu einer generellen Abkühlung der Körpertemperatur, da der Abtransport des abgekühlten Blutes aus den Kapillargefäßen zum Temperaturausgleich beiträgt (wodurch ein Hitzschlag vermieden wird).

Sinnesfunktion

Als Sinnesorgan fungiert die Haut durch den Besitz von zahlreichen „Sinneskörperchen" (Abb. 2.7), die Tast-, Temperatur- und Schmerzempfindungen dem Gehirn übermitteln (Tab. 2.5). Durch Rückkopplung erfolgt eine Gegenreaktion bei Gefahr, z. B. ein sofortiges Zurückziehen der Körper(Haut)-Partie aus der gefährdeten Zone. Gerade die Schmerz- und Temperaturempfindungen gehören zu den wichtigsten Schutzmechanismen unseres Körpers. Diese Reflexe sind unwillkürlich: Bei Kälte bildet sich eine **„Gänsehaut"** (durch das Zusammenziehen der Haut wird unter Talgabscheidung ein Wärmeverlust verhindert), wir erröten vor Scham und erblassen vor Schreck.

Für die Kälteempfindung sind die Kälteprodukte, die **„Krauseschen Endkolben"** als sensible Rezeptoren verantwortlich. Andere Rezeptoren sind für die Wärmeempfindung zuständig: **„Ruffinische Körperchen."**

Besonders gut beim Menschen ist der Tastsinn ausgebildet und besonders hoch entwickelt bei Blinden. Viele Tastkörper-

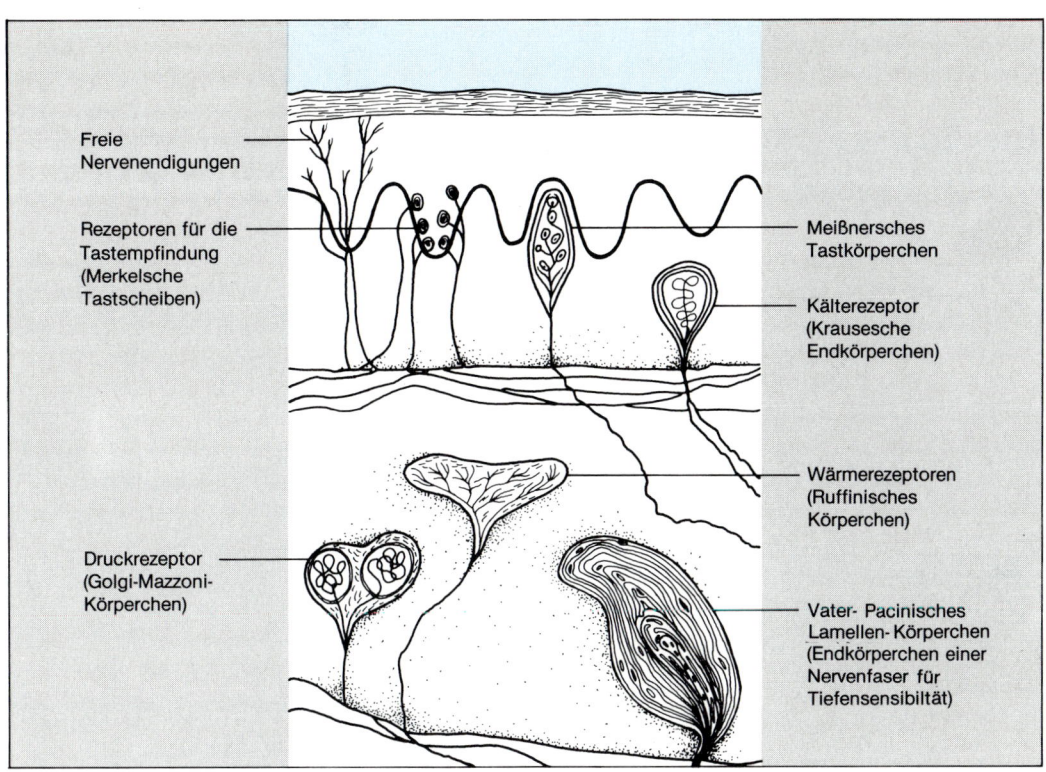

Freie
Nervenendigungen

Rezeptoren für die
Tastempfindung
(Merkelsche
Tastscheiben)

Druckrezeptor
(Golgi-Mazzoni-
Körperchen)

Meißnersches
Tastkörperchen

Kälterezeptor
(Krausesche
Endkörperchen)

Wärmerezeptoren
(Ruffinisches
Körperchen)

Vater- Pacinisches
Lamellen- Körperchen
(Endkörperchen einer
Nervenfaser für
Tiefensensibiltät)

Haut/Pflege

2

Abb. 2.7: Die Sinneskörperchen der Haut

chen befinden sich in den Handflächen, auf den Lippen und der Zunge, die wenigstens auf der behaarten Haut. Die feineren Tastempfindungen vermitteln die **„Meißnerschen Tastkörperchen"**, während für die gröberen die **„Vater-Pacini-Lamellenkör-**perchen"** für Tiefensensibilität verantwortlich sind.

Nur um das Bild der Vielfalt unseres „Sinnesorgan Haut" abzurunden, seien außer „freien" Nervenendigungen noch die Rezeptoren für weitere Tastempfindungen

Tab. 2.5 In der Haut eingebettete Sinneskörperchen (Anordnung von außen nach innen)

Rezeptoren	Empfindung	Anzahl (etwa) pro cm²
Freie Nervenendigungen	Schmerz	200
Merkelsche Tastscheiben	Tasten	3 000
Meissnersche Körperchen	Druck	25
Krausescher Endkolben	Kälte	12
Ruffinische Körperchen	Wärme	2
Vater-Pacinische Lamellen-Körperchen	Druck	2
Golgi-Mazzoni-Körperchen	Druck	

(„Merkelsche Tastscheiben") und Druckrezeptoren (**„Golgi-Mazzoni-Körperchen"**) erwähnt.

Wärmeregulation

Auch als Organ der Wärmeregulation hat die Haut große Bedeutung. Es ist erstaunlich, aber ob die Außentemperatur unter den Gefrierpunkt sinkt oder wir in der Sonne bei tropischen Temperaturen „schmoren" – die Körpertemperatur bleibt nahezu konstant bei etwa +37 °C. Zu dieser Konstanterhaltung der körpereigenen „Klimaanlage" tragen Änderung der Durchblutung und die nervlich gesteuerte Abgabe der Verdunstungswärme (Schwitzen) bei.

Das verdunstende Wasser entzieht dem Körper einen erheblichen Anteil der überschüssigen Wärme. Die dabei entstehende **Verdunstungskälte** bewirkt, daß man manchmal kurz fröstelt und eine Gänsehaut bekommt, wenn einem eigentlich besonders heiß ist. Trockene Hitze vertragen wir auch aus diesem Grund besser als Hitze mit hoher Luftfeuchtigkeit.

Durch luftdichte Abdeckung größerer Hautpartien, auch Kleidung, kommt es zum **Wärmestau,** der bis zum Tod durch Kollaps führen kann (vergoldete Sklaven der Römer und Inkas, Film „Goldfinger"). Eine teilweise Abdeckung der Haut durch bestimmte Kosmetika (W/O-Cremes) kann dagegen als positiv angesehen werden: Durch einen gewissen Staueffekt werden die Blutgefäße erweitert und das Nährstoff-Angebot durch das Kapillarblut an die Hautzellen verbessert.

Hautatmung

Die Funktion der Hautatmung (Aufnahme von Sauerstoff und Abgabe von Kohlendioxid) ist unbedeutend und beträgt nur etwa ein bis zwei Prozent der Lungenatmung.

Aufnahmefunktion

Die Haut ist nur begrenzt nutzbar als Absorptionsorgan, da ihre primäre Aufgabe der Schutz ist. Dennoch treten praktisch von allen Stoffen mehr oder weniger große Mengen in die Haut ein oder durch sie hindurch, wenn auch manchmal nur in Spuren. Als Beispiel mag dienen, daß selbst nach ausgiebigem Schwimmen nur wenige Kubikzentimeter Wasser aufgenommen werden.

Dennoch sollte an dieser Stelle die Durchlässigkeit der Haut für Kosmetika abgehandelt werden, die Möglichkeiten und Grenzen der transdermalen Applikation.

Permeabilität der Haut

Wenn wir allgemein vom „Eindringen" **(Penetration)** von Wirkstoffen oder Kosmetika in die Haut sprechen, so gilt es zu klären, ob überhaupt und wenn, wie tief Stoffe dazu in der Lage sind. Da die Haut sowohl Schutzmechanismus wie auch Ausscheidungsorgan ist, sind eine Reihe von Abwehrmaßnahmen aufgebaut, die es zu überwinden gilt. Gewissermaßen muß „gegen den Strom" geschwommen werden. Die gebräuchliche Nomenklatur ist durch die Eindringtiefe festgelegt:
- **Adsorption**
○ Anlagerung von Stoffen an die Hautoberfläche
- **Absorption**
○ Eindringen von Stoffen bis in tiefere Hautschichten, ohne bis zu den Blutgefäßen vorzudringen (also etwa in die gesamte Epidermis bis zur Basalschicht).
- **Resorption (Permeation)**
○ Ein Stoff wird resorbiert, wenn er

durch die gesamte Epidermis bis zu den Blutgefäßen vordringen kann, wobei er durch den Blutstrom im gesamten Körper verteilt wird: Er wird „systemisch" wirksam. Da in der Epidermis keine Blutgefäße vorkommen, kann eine Resorption erst in der Cutis erfolgen.

Für die Kosmetik können nur Adsorption und Absorption von Interesse sein, während die Resorption den Arzneimitteln vorbehalten bleibt oder kosmetisch nur als (unerwünschte) Nebenwirkung auftreten kann.

Da die Haut wegen ihrer Barriere-Funktion nicht für eine Penetration vorgesehen ist, sind zur Möglichkeit des Penetrierens verschiedene Parameter und Vorbedingungen wichtig:
● **Molekülgröße**
Kein Eindringen eines Molekulargewichtes über 20 000 oder nur in unbedeutender Konzentration.
● **Molekularstruktur (Chemische Konfiguration)**
Auch kleine Moleküle oder Ionen können unter Umständen schlecht penetrieren, z. B. bei Wasserlöslichkeit. Wichtig ist die Form des Moleküls und endständiger Gruppen (Zwischenmolekulare Wechselwirkung) und die Polarität.
● **Galenische Zusammensetzung des Vehikels**
Eventuelle Verwendung in der Rezeptur von „Gleitschienen" zum Einschleusen in tiefere Schichten.
● **Hydratationsgrad der Hornschicht**

Grundsätzlich ist eine Penetration auf mehreren Wegen möglich:
● **intrazellulär** (durch die Zellen selbst, von Zelle zu Zelle)
● **interzellulär** (durch die Zellzwischenräume)
● **glandulär** (durch die Ausführungsgänge der Talg- und Schweißdrüsen)
● **transfollikulär** (durch die Haarfollikel)

Es sei nochmals kurz auf die wesentlichen Abwehrmechanismen der Haut gegen das Eindringen von Stoffen erinnert:
● Der Hydrolipidmantel
● Die Hornschicht(dicke)
● Die Barriere(schichten)

Nun hat es natürlich nicht an erfolgreichen Versuchen der Kosmetik gefehlt, diese Schutzmechanismen zu durchbrechen und die Aufnahmefähigkeit der Haut für Kosmetika zu steigern. Dies läßt sich sowohl auf chemischem wie auf physikalischem Gebiet erreichen. Oder anders gesagt: Die Erhöhung der Penetrationsfähigkeit kann erreicht werden durch die Entfettung der Hautoberfläche, Entfernung der oberen Hornschichten und durch Reizung.

Bei der **Entfettung** wird die Benetzbarkeit verändert, wodurch besonders wäßrige Lösungen tiefer eindringen können. Dies kann erzielt werden durch die Emulsionen, die die Oberflächenspannung herabsetzen. In ihnen können bestimmte Stoffe eingesetzt werden **(Schlepperstoffe),** die es als **„Gleitschienen"** ermöglichen, andere Wirkstoffe in tiefere Schichten einzuschleusen. Auch eine allgemeine Reinigung dient zur Entfernung des Fett-Wasser-Mantels. Und schließlich ist für diese Zwecke das **Peeling** geeignet. Von mehr wissenschaftlichem Interesse ist die Feststellung, daß Chloroform/Ether-Gemische zum Durchbrechen der Lipidschranke dienen.

Durch **Ionthophorese** wird die Wirkung der Barriere ausgeschaltet, wodurch Ionen (Wasser, Salz), aber manchmal auch semipolare Stoffe ins Innere eingebracht werden können.

Die **Massage** ist ein weiteres Mittel, das Eindringen von Wirkstoffen zu erleichtern. Die Penetration kann auf das zwei- bis dreifache gesteigert werden. Die Erfahrung zeigt, daß eine Penetration bei erhöhter Durchblutung leichter vor sich geht, da Nährstofftransport und Zwischenzellstoff-

Haut/Pflege

2

wechsel der Epidermis und des Coriums verbessert werden.

Auch durch **Mazeration,** d. h. Erweichung des Hautgewebes (z. B. durch Abdecken mit wasserundurchlässigen Materialien wie Occlusivverbänden, Folien), aber auch geschlossenen Filmen aus Kohlenwasserstoffsalben oder dicken W/O-Emulsionen, kann eine Änderung der Penetration erfolgen.

Von der Substanz her gesehen ist die Penetration abhängig von ihrer Löslichkeit und von der Grundlage (Vehikel), in die der Wirkstoff inkorporiert ist.

Die Penetration ist somit von einer Vielzahl von weiteren Faktoren abhängig wie
● der Applikationsmethode (Auftragsmodus, Einreiben, Einmassieren)
● der Einwirkzeit
● der Hauttemperatur (letztere kann durch Massage, Wärmebestrahlung oder Okklusivverband erhöht werden)
● der Löslichkeit der Wirkstoffe, wobei allgemein gilt, daß lipidlösliche Substanzen besser penetrieren als wasserlösliche.

Und schließlich ist die Aufnahme auch altersabhängig, da mit zunehmendem Alter die Widerstandsmechanismen erlahmen und die Haut durchlässiger wird.

Immunsystem

Nach neuesten Forschungen ist die Haut „Reifestätte" für bestimmte Blutzellen, den **T-Lymphozyten.** Diese T-Zellen sind ein entscheidender Bestandteil der gesamten Immunabwehr. Sie haben die spezielle Aufgabe, andere Zellen mit Informationen zu impfen, durch die diese wiederum befähigt werden, in den Körper eingedrungene Fremdkeime erfolgreich zu bekämpfen. T-Zellen können auch von sich aus Antikörper aufbauen. Um aktiv werden zu können, müssen die T-Zellen, wie gesagt, erst einen Reifeprozeß durchlaufen, von dem man bisher nur wußte, daß er in der Thymusdrü-

se stattfindet. Nunmehr ist die Immunqualität auch abhängig vom Hautzustand.

Körpergeruch

Eigenartigerweise gibt es wenig Untersuchungen über den Eigengeruch der Haut, obwohl solche Körpergerüche, zumindest im Einzelfall, von eminenter Bedeutung sind. Wie ein solcher Geruch empfunden wird, als angenehm oder unangenehm, ist eine Frage der Gewohnheit, der Umwelt und manchmal der Erziehung. Außerdem ist es eine Frage der Gewöhnung, da man sich sehr schnell, auch an unangenehme Gerüche, gewöhnt. Welch Wunder, daß man dann auch seinen eigenen Körpergeruch nicht mehr wahrnimmt, obwohl er bei anderen Personen psychische Reaktionen auslöst, die sich häufiger negativ als positiv auswirken. Die Redensart, daß „man jemand nicht riechen kann", war ursprünglich wörtlich gemeint.

Der resultierende Körpergeruch kann verschiedene Ursachen haben:
● Er ist rassenspezifisch, so z. B. der für unser Geruchsempfinden „strenge Geruch" der schwarzen Rasse.
● Er ist bedingt durch Eß- und Trinkgewohnheiten, durch den Verzehr von Knoblauch, Zwiebeln, Tabak und Alkoholika.
● Er ist bedingt durch die Zersetzung des Hydrolipidmantels der Haut durch die Hautbakterien, die hier in Fetten, Eiweißen und im Schweiß einen guten Nährboden finden. Es kommt zum Abbau über die Bakterienenzyme zu niederen Fettsäuren, Aminen und Ammoniak, Mercaptanen und anderen Schwefelverbindungen.

Die Geruchsbildung setzt insbesondere in der Achselhöhle ein, weil die Ausführungsgänge der Duftdrüsen dort einen besonders großen Durchmesser haben und die Zersetzungsprodukte an den Haaren der Achselhöhle ebenso wie im Intimbereich hängen bleiben. Als Vorsorge bieten sich daher gründliche und sorgfältige Reinigung sowie die Benutzung von Deodorants und/oder Antitranspirants an.

2.1.4 Erscheinungsbild der Haut

Ein Hauptzweck der Kosmetik ist es, durch geeignete externe Maßnahmen das Erscheinungsbild der Haut günstig zu beeinflussen. Farbe, Glanz, Behaarung, Oberflächenrelief und Faltenbildung bedingen das Aussehen der Haut. Viele typische Merkmale sind abhängig von Geschlecht, Alter, Erbanlagen und der Umwelt. Auch vom kosmetischen Standpunkt ist es berechtigt, nicht nur äußerlich „eine gute Figur" zu machen, sondern eine gepflegte, jugendlich erscheinende Haut zu besitzen und auf sie stolz zu sein. Gibt es doch ein Gefühl der Selbstsicherheit.

Dieses äußere Erscheinungsbild hängt von folgenden Faktoren ab:
● Einer Gleichmäßigkeit der Oberfläche (Glätte, Fehlen von Auflagerungen und Schuppen)
● Dem Hautrelief (Falten, Runzeln, „Krähenfüßen", Porengröße, Mitessern, Narben)
● Der Hautfarbe (Eigenfarbe, Durchblutung, Pigmentierung)
● Dem Hautturgor (Wassergehalt der Epidermis und Cutis)
● Der Hautspannung (Jugendliches Bindegewebe mit intakten Kollagen- und Elastinfasern, Fettreichtum der Subcutis)
● Der Transparenz der Oberhaut (Durchscheinende Kapillaren)
● Dem Glanz (Drüsenaktivität, Lanugobehaarung, Rauhigkeit).

Wenn auch eine Beeinflussung tiefer gelegener Hautschichten nicht oder nur schwer durch kosmetische Präparate möglich ist, so leuchtet doch ein, daß eine „schöne Oberfläche" (Eudermie) auch indirekte, sekundär-positive Effekte auf den Zustand der tieferen Hautschichten haben wird.

Umgekehrt ist aber das, was wir an der Oberfläche der Haut sehen, abhängig von dem, was das tiefer gelegene Gewebe, insbesondere das Bindegewebe, zu leisten vermag. Die Oberhaut ist ja nur ein Abbild der Vorgänge in der Tiefe der Haut, da die Epidermis keine entsprechenden Reaktionsmechanismen mehr besitzt (Fehlen von Blutgefäßen, Lymphbahnen und entsprechenden Nerven). Schon das Wort „Binde"gewebe deutet darauf hin, daß es sich um ein Bindeglied (zwischen tieferen und oberen Hautschichten) handeln muß.

Die Oberfläche der Haut zeigt zumeist eine rhombische Felderung **(Felderhaut)**, die den größten Teil der Haut überzieht. Auf den Höhen der Felder liegen die Ausführungsgänge der ekkrinen Schweißdrüsen. An bestimmten Stellen, z.B. Brustwarzenvorhof, münden auch die Duftdrüsen. In den Furchen finden wir die Talgdrüsen mit den Haarfollikeln.

An den unbehaarten Körperstellen (Handflächen und Fußsohlen) findet man dagegen eine andere Struktur der Oberfläche **(Leistenhaut)**. Die ekkrinen Schweißdrüsen liegen mit ihrem Ausführungsgang ebenfalls auf der Höhe der Leisten, was eine leichtere Schweißabgabe ermöglicht. Die Muster der Hautleisten lassen sich in Typen einteilen, sind erbmäßig festgelegt und werden in der Gerichtsmedizin häufig als Erkennungsmerkmal herangezogen **(Fingerabdruck)**.

Die Gestalt der Leisten und Furchen geht auf die Struktur des stratum papillare in der Lederhaut zurück. Sie vergrößern die Oberfläche und begünstigen den Tastsinn und die Temperaturempfindungen.

Eine Klassifikation des Erscheinungsbildes der Haut ist möglich durch

Die Hauttypen	Die empfindliche Haut
Den Hautzustand	Die alternde Haut
Die unreine Haut	

Hauttypen

Die Auswahl des anzuwendenden Präparates in der pflegenden Kosmetik richtet sich weitgehend nach dem aktuellen Hautzustand. Eine trockene Altershaut bedarf anderer Präparate als die eines jugendlichen Seborrhoikers.

Die Hauttypen im klassischen Sinne sind angeboren und lassen sich kaum beeinflussen (Tab. 2.6). Ihre Erkennung und Unterscheidung ist schwierig, auch ist ihre strenge Differenzierung umstritten. Obwohl die Mehrzahl der Verbraucherinnen glaubt, ihren Hauttyp zu kennen, ist dies oft ein Fehlurteil und führt häufig zur Wahl des falschen Präparates.

Tab. 2.6 Die klassischen Hauttypen

Hauttyp	Merkmale
Normale Haut	Normzustand der jugendlichen Haut, feinporig, glatt, geschmeidig. Kein Fettglanz
Trockene Haut	Fein, gespannt und dünn, transparent Poren nicht sichtbar Matt und glanzlos
Fettige Haut	Dick, kräftig, starker Glanz. Zahlreiche Mitesser
Seborrhoe oleosa	Schweiß gesteigert, großporig glänzend, Öliger Film auf den Poren
Seborrhoe sicca	Schweiß verringert Fett glänzende Schüppchen
Mischhaut	Auftreten meist in der „T-Zone" Mischform beider Seborrhoe-Typen

Trotzdem treten im Bereich des Hauttyps auch Schwankungen auf: Jahreszeitlich, manchmal sogar während des Tages, gesundheitlich, hormonell oder seelisch bedingt. Denn der Hauttyp richtet sich nach der Hautkonstitution und nach der Aktivität der Hautdrüsen.

In der Kosmetik erfolgt die klassische Einteilung der Hauttypen sehr differenziert:

● Normale Haut
● Trockene Haut
● Fette Haut
● Mischhaut

Manche Autoren, besonders Dermatologen, unterscheiden neuerdings zwischen einerseits fett und fettarm und andererseits zwischen trocken und feucht. Die häufigsten Hauttypen wären dann „fett und feucht" (Klassisch: Fette Haut) und „fettarm und trocken" (Trockene Haut). Wenn trotzdem hier die klassische Einteilung besprochen wird, dann, weil sie einmal in den Sprachgebrauch übergegangen ist, weil die meisten Fachleute (auch die Kosmetikerinnen) so ausgebildet wurden und weil schließlich die Angabe auf den Präparaten selbst in diesem Sinne erfolgt.

Normale Haut

Die als „normal" bezeichnete Gesichtshaut des jungen Menschen ist samtig-weich, glatt (faltenlos) und geschmeidig, kleinporig, gut durchblutet und zart pigmentiert (Im Volksmund: „Pfirsichhaut"). Fett- und Feuchtigkeitsgehalt sind ausgewogen, insbesondere weist sie keinen Fettglanz auf. Die Haut wirkt gesund und ist in der Pflege problemlos.

Das Ziel der Kosmetik muß daher sein, jede Abweichung von dieser Norm zu vermeiden, bzw. die Haut in den Normzustand zurückzuführen. Die normale Haut braucht also „nur" gepflegt zu werden. Sie tendiert bei Unachtsamkeit und ab etwa dem 30. Lebensjahr zum trockenen Hauttyp hin.

Trockene Haut

Der am häufigsten vorkommende Hauttyp hat seine Ursache in der Verringerung der Talgdrüsensekretion **(Sebostase).** Die trockene (fett- und feuchtigkeitsarme) Haut ist gespannt und dünn, transparent und porzellanartig. Sie ist von Schüppchen bedeckt, wodurch der Teint rauh, matt und glanzlos wirkt.

Die Poren sind kaum sichtbar, Mitesser nicht zu finden. Andererseits sieht man oftmals rote Flecken und in der lichtreichen Jahreszeit Sommersprossen. Die trockene Haut ist gegen Kälte und gegen chemische (Alkalien) und physikalische (Sonne) Einflüsse empfindlich.

Die **sebostatische Haut** entwickelt sich aus normaler Haut zwischen zwanzig und dreißig Jahren als Zeichen einer Frühalterung und einer „empfindlichen Haut". Sie neigt zu früher Faltenbildung.

Der normale Wassergehalt der Epidermis beträgt 20–30%. Sinkt er deutlich unter 10% ab, wirkt die Haut trocken und spröde. Sie ist dann nicht mehr in der Lage, ihre Schutzaufgabe voll zu erfüllen.

Für die Entstehung der trockenen Haut sind oftmals Hautreizungen verantwortlich, die durch Seifen, Syndets und andere Stoffe unserer täglichen Umwelt verursacht werden. Bestrahlungen durch Höhensonnen sind zu meiden.

Wegen des unangenehmen Hautgefühls (Spannung, Juckreiz) und der hohen Empfindlichkeit (fehlendes Regulationsvermögen, insbesondere nach Belastungen) müssen Präparate mit einem höheren Fettgehalt und insbesondere auch feuchtigkeitsspendenden Zusätzen verwendet werden.

Fettige Haut

Bei dem fett-feuchten Hautzustand produzieren die Talgdrüsen auf Hochtouren **(Seborrhoe).** Die Haut ist dick und kräftig, so daß die Blutgefäße nicht durchscheinen. Auffallend sind der starke Glanz und die zahlreichen Mitesser bei vorliegenden großen Poren mit Neigung zur Akne. Die fette Haut, bei der der Hydrolipidmantel in Form einer Wasser/Öl-Emulsion vorliegt, ist nicht sehr empfindlich und neigt nicht zur Faltenbildung. Bei der **seborrhoischen Haut** unterscheidet man zwei Formen:

Seborrhoe oleosa wirkt großporig, glänzend mit dünnflüssigem Talg. Die Schweißabsonderung ist ebenfalls gesteigert.

Seborrhoe sicca mit fettglänzenden Schüppchen und verminderter Schweißdrüsentätigkeit. Dieser Hauttyp ist empfindlicher und gefährdeter (Ekzeme, Hautentzündungen).

Die vermehrte Talgdrüsenproduktion des Seborrhoikers führt in den **„seborrhoischen Zonen"** zu erweiterten Follikeln. Besonders im Nasenbereich lassen sich die Talgdrüsen durch Druck entleeren (Austreten fadenförmiger weißlicher Talgfäden). Für Mikroben stellt der Talg einen guten Nährboden dar. Mit zunehmendem Alter geht die fettige Haut in ihrer Intensität zurück (Ausbildung der „trockenen" Altershaut).

Die „unreine Haut" kann als Übergang zur Akne als Sonderform der Seborrhoe angesehen werden **(„Präakne").** Bei ihr steht die Verhornung ganz eindeutig im Vordergrund, wobei es durch den Follikelverschluß zum vermehrten Auftreten von Komedonen kommt.

Mischhaut

Aus den beiden Formen der Seborrhoe bildet sich die Mischhaut. Zwischen trockener und fettiger Haut gibt es dagegen keine

Mischformen. Im Gesicht tritt die Mischhaut in der sog. „T-Zone" auf (die Stirnpartie bildet den Querbalken des „T", während der Bereich Stirn-Nase-Kinn den senkrechten Strich darstellt). In diesen Hautpartien ist sie auch großporig.

Wie bei der fetten Haut muß der störende Fettglanz durch Anwendung fettarmer Präparate beseitigt bzw. einreguliert werden. Auch sind die Mitesser zu beseitigen, um keine unreine Haut oder gar Akne aufkommen zu lassen.

Hautzustand

Als aktuellen Hautzustand bezeichnet man die Summe aller auf die Hautoberfläche einwirkenden Fakten. Im Gegensatz zum Grundzustand des Hauttyps ist sie weitgehend durch äußere Einflüsse erworben und läßt sich mit Mitteln der pflegenden Kosmetik beeinflussen. Der Hautzustand als „Momentaufnahme" hat folgende Ursachen:
● Erbliche Veranlagung (Hauttyp)
● Äußere Einflüsse (Umwelt, Einstrahlung, Klima, besonders Temperatur und Luftfeuchtigkeit)
● Innere Ursachen (Streß, Krankheiten, vegetative Belastungen)
● Verhalten des Individuums (Ernährung, Rauchen, Reinigung, Pflegewohnheiten)
Der Hauttyp als Grundzustand ist also mehr oder weniger variabel.

Negative Hautzustände sind insbesondere
● Der Feuchtigkeitsmangel
● Die unreine Haut
● Die empfindliche Haut
● Die (vorzeitig) alternde Haut

Feuchtigkeitsmangel

Ursache ist eine Störung des Hydrolipidmantels der Hornschicht. Feuchtigkeitsmangel kommt insbesondere bei der sebostatischen Haut und bei der Seborrhoea sicca vor. Mögliche Ursachen sind zu starke Sonneneinwirkung, Wind, Zentralheizungsluft, zu lange Wassereinwirkung usw. Ein Feuchtigkeitsmangel durch Wassereinfluß erscheint zunächst verwunderlich, jedoch werden die Feuchthaltefaktoren der Haut (sog. NMF = Natural moisturizing factors) auf Grund ihrer Wasserlöslichkeit herausgezogen.

Der Winter ist bezüglich der Lufttrokkenheit eine besondere Gefahr für die Haut. Hinzu kommt der Irrtum vieler Verbraucher, daß der naßkalte Winter feuchtigkeitsgesättigt sein müsse (im Gegensatz zur „trockenen" Sommerzeit). Nach den physikalischen Gesetzen vermag eine warme Luft jedoch viel mehr Feuchtigkeit aufzunehmen als eine kalte.

Außerdem hält man sich im Winter häufiger in geschlossenen Räumen auf (statistisch verbringt der Mensch 85% seines Lebens in diesen). Und hier tragen wiederum die Heizungsluft, die Klimatisierung und die „verbrauchte" Luft ihren Teil zur Austrocknung der Haut bei (Trockenheit ist ein Zustand, Austrocknung eine Veränderung).

Abhilfe können Feuchtigkeitsemulsionen schaffen, die neben Feuchtigkeit und Fett Wirksubstanzen enthalten, die eine Feuchtigkeitsregulierung bewirken.

Unreine Haut

Die Bezeichnung „unreine Haut" ist ein gesetzlich bedingter, für den kosmetischen Sprachgebrauch geschaffener Terminus, der sich klar gegen das medizinisch/dermatologische Krankheitsbild der „Akne" abheben soll. Kosmetische Behandlung und dermatologische Therapie haben das gemeinsame Ziel, diesen Hautzustand zu normalisieren, wobei ein optimales Ergebnis durch eine Zusammenarbeit erreicht werden kann.

Vereinzelte Pickel gelten als physiologisch normal. Eine extrem ausgeprägte Akne beurteilt man eindeutig als pathologisch. Dazwischen liegt als Grauzone die unreine Haut. Es ist nun möglich, dem Problem mit einem Kosmetikum oder einem Arzneimittel zu begegnen. Hier liegt die Entscheidung oft beim Verbraucher, der sein Problem selbst einschätzen muß. In den USA wird die Produktgruppe im Graufeld mit „Cosmetic drug" bezeichnet.

Die unreine Haut glänzt fettig und weist schwarze und weiße Mitesser auf, vereinzelt auch rote Pickel. Fast jeder junge Mensch erlebt diese ästhetisch-kosmetischen Mängel im Gesichtsbereich im Verlauf seiner Pupertät.

Eine der wesentlichen Ursachen ist die vermehrte Talgproduktion (Seborrhoe), wobei umgekehrt aber nicht jede Seborrhoe von „Akne"-Erkrankungen begleitet ist. Die Aktivität der Talgdrüsen wird durch die Sexualhormone gesteuert, wobei Östrogene hemmen und Androgene stimulieren.

Zur übermäßigen Fettproduktion kommt eine gesteigerte Verhornung der Talgdrüsenausführungsgänge hinzu. Außerdem steht nur eine ungenügende Menge von Hauttalgemulgatoren zur Verfügung, die den ausgeschiedenen Talg emulgieren und so für einen Abtransport sorgen können.

Die primären Veränderungen sind demzufolge die Bildung von Mitessern **(Komedonen):** Beim offenen Komedo erhärtet der Talg gemeinsam mit den Hornabschilferungen an den erweiterten Öffnungen der Talgausführungsgänge, wobei sich in Kontakt mit der Luft und mit Schmutz schwärzliche Anlagerungen bilden. Geschlossene Mitesser entstehen dagegen, wenn die Ausführungsgänge verstopft sind, so daß nur die weißen Talgknötchen unter der Haut sichtbar werden.

Das nächste Stadium, der **Pickel,** entsteht durch den Einfluß von Bakterien (besonders **Propionibacterium acnes**), die im Talg ein ideales Wachstumsmilieu finden. Sie bewirken eine Spaltung des Talgs in Glycerol und freie Fettsäuren. Letztere wiederum führen zur Entzündung des umliegenden Gewebes mit vermehrter Durchblutung und der daraus resultierenden Rotfärbung.

Die Mitesser sind noch vergleichsweise harmlos und einer kosmetischen Behandlung zugänglich, da durch Öffnen der verstopften Ausführungsgänge der Talgstau abfließen kann. **Pickel,** eine volkstümliche Bezeichnung für 2 **Effloreszenzen** (Hautausschläge), nämlich **Papeln (Knötchen)** und **Pusteln (Bläschen),** sind dagegen schon Übergänge zu einer Erkrankung der Haut mit weiteren Entzündungen des umliegenden Gewebes.

Hautunreinheiten treten fast ausschließlich auf unbehaarten und überwiegend nicht bedeckten Körperpartien an Gesicht, Brust und Nacken auf.

Die Behandlung besteht zunächst einmal in der Reinigung. Die dabei erfolgende Entfettung hat nur optische Bedeutung, da sie nur die Hautoberfläche betrifft. Alkalische Seifen sollten allerdings vermieden werden, schwach saure Syndets verhalten sich günstiger. Alle Irritationen der Haut sind zu vermeiden. Auch O/W-Milche wirken leicht keratolytisch und emulgieren den Talg. Dagegen ist auf hydrophile Öle wegen ihrer komedogenen Wirkung zu verzichten.

Zur weiteren Behandlung stehen in der Kosmetik eine Reihe von Wirkprinzipien, von Wirkstoffen und von Behandlungsmethoden zur Verfügung:

Chemisch: Sebostase / Keratolyse / Bakteriostase

Mechanisch: Abrasiva / Peeling / Komedonenentfernung / Lymphdränage / UV-Bestrahlung.

Die Übergänge bei diesen Methoden sind fließend.

Sebostase
Die kosmetische Beeinflussung der Seborrhoe kann sich nur auf eine Beeinflussung der Hautoberfläche beschränken. Adstringierende alkoholische Lotionen mit
Zusätzen von Aluminiumsalzen oder
pflanzlichen Extrakten wie Hamamelis
werden hierzu eingesetzt.

Keratolyse
Unter Keratolyse versteht man hier eine
Auflösung (unerwünschter) Hornschichten
der Hautoberfläche (Schälwirkung). Die
entsprechenden Schälmittel wirken vorwiegend an der Oberfläche und dringen
schwerlich in den Follikel ein. Zu nennen
sind hier Schwefel, Salicylsäure und Harnstoff.

Bakteriostase
Die Reduktion der Propionibakterien,
aber auch der Staphylokokken und Pilze,
wie **Pityrosporum ovale,** wird vorwiegend
durch Antiseptika erreicht, die auch als
Konservierungsmittel Verwendung finden:
Benzoesäure, Sorbinsäure, Parabene, Kre-
sole, Quarternäre Ammoniumverbindungen (Quats), Alkohle u.a. (der Isopropa-
nol ist dem Ethanol überlegen). Alkohole
dienen auch als milde Irritantien sowie als
Vehikel für andere Stoffe, deren Wirkung
sie verstärken können.

Irritantien
Jede chemische oder physikalische Maßnahme, die die lokale Durchblutung verbessert, beschleunigt durch Abtransport
eine Besserung. Als Irritantien können
Schwefel, Salicylsäure und andere Säuren,
wie Milchsäure, dienen. Ebenso führen Abrasiva und heiße Kompressen die gewünschte Hyperämie herbei.

Abrasiva
Zur Glättung der Hautoberfläche benutzt
man anorganische Substanzen wie Na-
triumchloridkristalle, Aluminiumoxid oder

Kieselsäurederivate bzw. Kunststoffe wie
Polyethylene und Polyestergemische. Komedonen lassen sich auf diesem physikalischen Weg jedoch schwerlich lockern, da
sie viel zu tief in ihrem Bett verankert sind.
Das **Rubbeln** der Haut kommt allerdings
dem psychologischen Bedürfnis vieler Verbraucher entgegen, etwas persönlich für ihre unreine Haut zu tun.

Peeling
Durch fermentativ wirksame Pflanzenextrakte ist das Peeling („Lysing") eine häufige Schälbehandlung. Es werden bei dieser
Methode lediglich abgestorbene Zellen gelöst.

Mechanische Komedonenentfernung
Der Vorgang ist sicherlich lohnend und er-
folgversprechend, vor allem, was das so-
fortige Erscheinungsbild betrifft. Eine
Vorbeugung zur Verhinderung der Kome-
donenbildung kann natürlich nicht erreicht
werden.

Lymphdränage
Die Streichmassage zur Entstauung der
Lymphbahnen beschleunigt den Abtrans-
port von Gewebstoxinen.

Ultraviolett-(UV)-Bestrahlung
Sonnenlicht sowie künstliche UV-A-Strah-
ler bewirken zwar eine schnellere Resorption der entzündlichen Erscheinungen, sind
aber andererseits komedogen. Der Effekt
des UV-A dürfte in der beobachteten Talg-
drüsendepression liegen. Es ist bekannt,
daß sich die „Akne" im Sommer unter
Sonneneinfluß bessert und daß es im
Herbst und Winter zu einer Verschlechterung kommt. Auf gebräunter Haut wirken
Unreinheiten optisch weniger störend.
    Die meisten Substanzen weisen mehrere
Eigenschaften oder Wirkprinzipien auf,
wenn auch häufig der antibakterielle Effekt
im Vordergrund steht. Bei den Präparategrundlagen sollte es sich um fettfreie oder

zumindest fettarme Zubereitungen handeln (Behandlung einer fetten Haut).

Die Prüfung auf die mehrfach erwähnten **komedogenen Substanzen** wird am Kaninchenohr durchgeführt, ein sehr empfindlicher Test, bei dem es im positiven Fall zur Entwicklung offener Komedonen kommt.

Wegen ihrer fettigen Eigenschaften gelten konzentrierte pflanzliche Öle, aber auch Vaseline, Wollwachsalkohole, Isopropylmyristat usw. als aknefördernd.

Hautunreinheiten stören nicht nur optisch, sie belasten auch psychisch, insbesondere Jugendliche im Pubertätsalter.

Empfindliche Haut

Das Problem der „empfindlichen Haut" hat offensichtlich stark an Bedeutung gewonnen: Nach unterschiedlichen Literaturangaben werden Steigerungsraten von 40–60% aufgeführt. Als Begründung werden die sich verschlechternden Umwelteinflüsse genannt, die die Haut reizen (Luftverschmutzung, Smog, Heizungsluft, Klimaanlagen, künstliches Licht) (Abb. 2.8).

Ebenso oft werden auch innere, seelische Ursachen angegeben (Streß). Ferner

Haut/Pflege

2

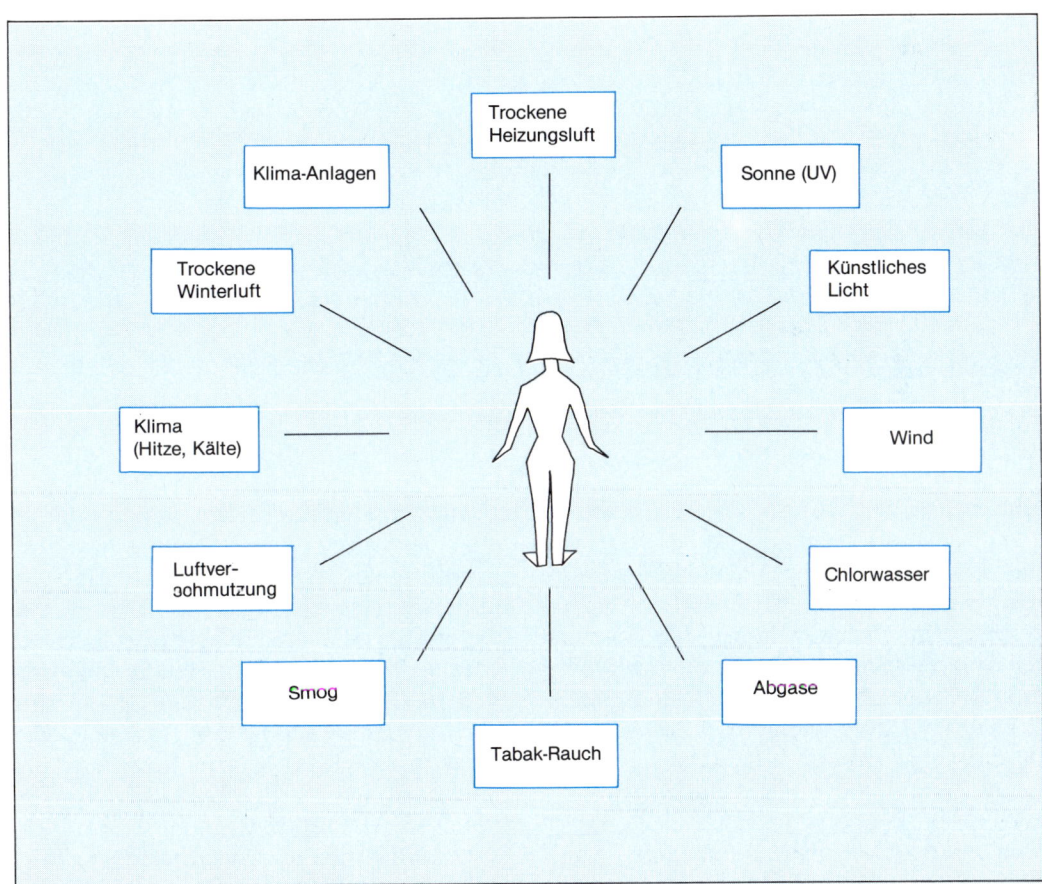

Abb. 2.8: Umwelteinflüsse auf die menschliche Haut

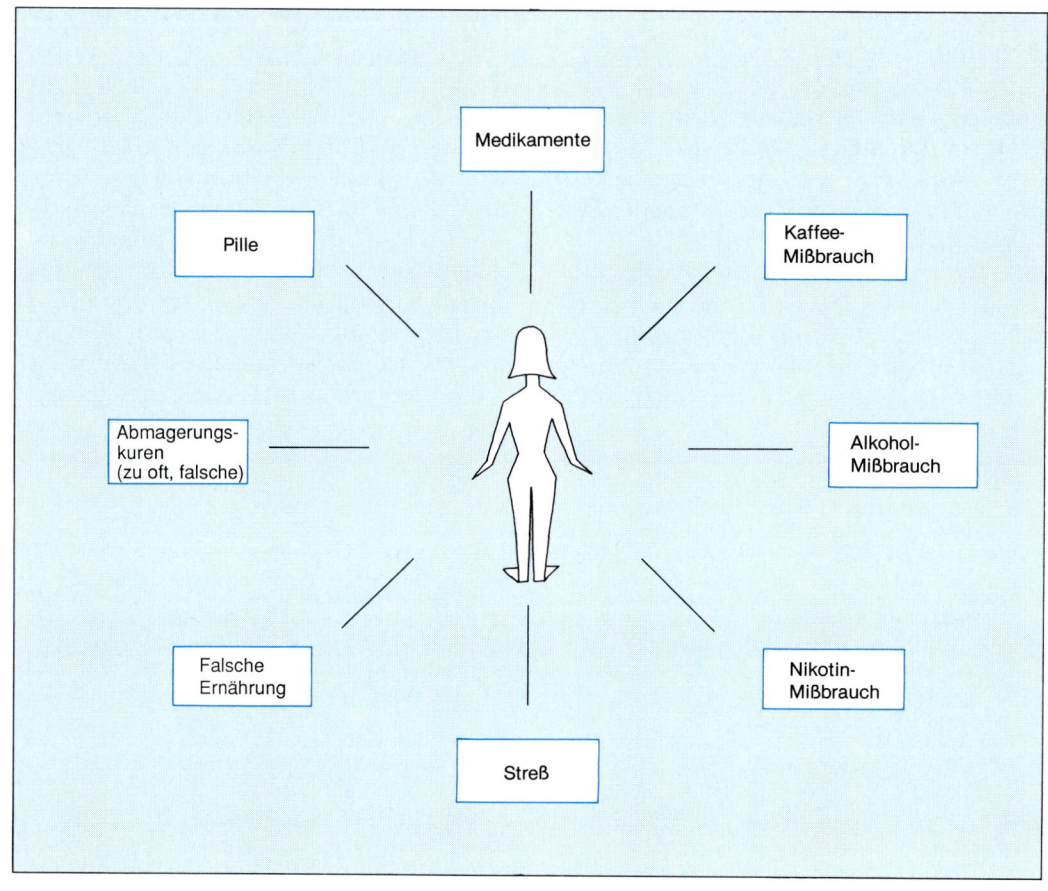

Abb. 2.9: Innere und seelische Einflüsse auf den Hautzustand

Kaffee-, Alkohol- und Zigarettenabusus (Abb. 2.9). So verengt z. B. das Rauchen die Blutgefäße, wodurch eine Unterversorgung mit Sauerstoff auftreten kann. Weitere Faktoren kommen hinzu: Medikamente, Wechseljahre. Die „Pille" macht die Haut trocken und damit anfälliger. Schließlich wird mit zunehmendem Alter die Haut dünner und damit empfindlicher.

Die Symptome einer Hypersensibilität zeigen sich in übersteigerter Reizempfindlichkeit und überstarker Reizbeantwortung (eine über das normale Maß hinaus gesteigerte nervliche Funktion).

Alle diese Prozesse, von außen oder innen, bewirken eine ununterbrochene Spannung des Nervenpotentials. Als Symptome zeigen sich eine vorübergehende Hyperämie, die sich über eine anhaltende Rötung der Haut bis zur Entzündung steigern kann. Aus dem Gefühl der Wärme wird die Empfindung des Brennens, des Spannens der Haut bis zum Schmerz. Hinzu kommen noch sekundäre Reaktionssymptome wie Überfunktion der Talgdrüsen, Status seborrhoicus, Hyperkeratose, Teleangiektasien, Rosacea.

Die Stabilisierung des vegetativen Nervensystems ist jedoch nicht Aufgabe der Kosmetik und somit wird eine kosmetische Beeinflussung teilweise unmöglich. Die Kosmetik kann nur ihren Part zur Milderung oder Ausschaltung exogener Reize beitragen. Die beste oder schonendste Hautpflege nutzt also nichts, wenn nicht auch das seelische Gleichgewicht hergestellt wird.

Während Begriffe wie „normale/trockene/fettige Haut" in der Kosmetik mehr oder weniger definierbar und anerkannt sind, ist dies bei der empfindlichen Haut nicht möglich. Die Empfindungen sind subjektiv, wobei die Haut jedem Hauttyp angehören kann, wenn auch die trockene Haut zu überwiegen scheint. Die Schwierigkeit der Definierung zeigt schon die Anzahl der Wortbildungen:
● Empfindliche Haut
● Sensitive skin
● Leicht reizbare Haut
● Problemhaut u. a.

Vom Hautzustand her neigt die empfindliche Haut zu Fett- und Feuchtigkeitsmangel. Das Aussehen der Haut ist meist feinporig und transparent. Neigungen zu Komedonen und Pusteln bestehen nicht, wohl aber zur vorzeitigen Faltenbildung. Das Erscheinungsbild ähnelt also dem Typ der trockenen Haut.

Man vermutet eine Beziehung zwischen Lichtempfindlichkeit und Empfindlichkeit gegenüber chemischen Irritantien. Da die Lichtempfindlichkeit stark von der Hornschichtdicke („Lichtschwiele") abhängt, wäre eine Korrelation zu reizenden Stoffen, deren Wirkung wohl ebenfalls von der Hornschichtdicke beeinflußt wird, möglich. Anders ausgedrückt: Eine sehr lichtempfindliche Person hat auch eine niedrige Reizschwelle für viele chemische Irritantien. Die Hautirritabilität ist ferner stark abhängig von der Körperregion, was für die Theorie der Hornschichtdicke sprechen würde. Die Intensität der Reaktion nimmt

allgemein ab in der Reihenfolge Gesicht → Rücken → Unterarm → Unterschenkel → Handinnenfläche.

Personen mit Problemhaut geben oft an, überhaupt keinerlei Kosmetika zu vertragen. Dabei werden die kosmetischen Anwendungen von diesem Personenkreis oft übertrieben, die „falschen" Präparate verwendet oder auch verschiedene Serien durcheinander angewandt (was die Auffindung der auslösenden Ursache natürlich erschwert). Wenn im Sommer bei relativ hoher Luftfeuchtigkeit ein fettarmes Produkt seinen Pflegezweck erfüllt, so kann dieses Präparat im Winter bei entsprechend niedrigen Werten und eventuellem Frost durchaus versagen.

Die Probleme treten bei der trockenen Haut wohl auch häufiger auf, weil selbst die schonendste Hautreinigung den Hautzustand in Richtung „trocken" verschiebt. Berücksichtigt man, daß die sebostatische Haut
● anfälliger gegen chemische Einflüsse ist,
● durch austrocknende Maßnahmen leichter irritiert werden kann,
● eine dünnere Hornschicht besitzt,
so wird erklärlich, daß die trockene Haut eher sensibel reagieren wird als die seborrhoische.

Weil wir es nicht mit einem definierten Hautbild zu tun haben, läßt sich auch eine generelle Empfehlung für die Behandlung kaum geben. In den wenigsten Fällen wird es gelingen, die direkte Auslösung der Störung zu erkennen oder gar auszuschalten. Immerhin sollte dies durch gezieltes Fragen zumindest versucht werden, wozu eine Checkliste behilflich ist.

Da jeder Hauttyp empfindlich sein kann, sollte nicht, wie sonst vielfach üblich, die Präparate auf den „Typ" ausgerichtet sein. Eine eigene Serie „für empfindliche Haut" erscheint gerechtfertigt.

Viele Präparate enthalten außer milden und geprüft-verträglichen Grundstoffen noch hautberuhigende Wirkstoffe, von denen etliche „Naturstoffe" sind (Kräuterauszüge aus Kamille, Melisse, Hopfen...). Zu vermeiden sind in jedem Fall Rohstoffe, die auch nur von der Vorstellung her reizen könnten (Alkohol, wenn möglich Konservierungsmittel, Detergentien, Emulgatoren...). Die Zusammensetzung sollte dem natürlichen Hydrolipidmantel angepaßt sein.

Wichtig ist vor allem die richtige Reinigung der Haut: Da sie gegen kalkhaltiges Wasser und Seife empfindlich ist, empfiehlt sich die Anwendung von Reinigungsmilch und alkoholfreien oder zumindest alkoholarmen Gesichtswässern.

Bei der Anwendung von Präparaten durch die Verbraucher sollten in jedem Fall gemieden werden:
● Durchblutungsfördernde Zubereitungen
● Rubbelcremes
● Präparate mit sehr fester Konsistenz
● Peelings
Ferner:
● Intensive Sonnenbäder, Solarien.
● Extreme Temperaturunterschiede, Saunen.
● Massagen.

Zur Charakterisierung der Hautempfindlichkeit wurde eine Anzahl Methoden entwickelt, die kurz aufgezeichnet werden sollen. Ihnen allen ist jedoch eigen, daß sie die endogene Lage des Probanden nicht berücksichtigen (können).

Alkaliresistenztest und Alkalineutralisationstest

Eine erniedrigte Alkaliresistenz gegenüber Natronlauge und eine verkürzte Alkalineutralisationszeit sollen die Eigenschaft einer empfindlichen Haut sein. In den letzten Jahren ist jedoch Zweifel an beiden Methoden aufgekommen, da man nicht aus der Stärke einer Hautreaktion gegenüber einem Irritant (hier Natronlauge) folgern kann, mit welcher Stärke die Haut auf ein anderes Irritant reagieren wird.

Hautschrift (Dermographismus)

Mit einem Plexiglasspatel wird ein Kreuz auf der Stirn, der Wange und dem Dekolleté gezeichnet. Eine Rötung, die nach einiger Zeit wieder verschwindet, ist normal. Bei Sensiblen werden die Striche auf der Haut nicht rot, sondern zunächst weiß. Im Extremfall entstehen Quaddeln.

Der Ammoniak-Blasen-Test

Eine Person mit empfindlicher Haut reagiert auf toxische Stoffe stärker, als eine Person mit unempfindlicher Haut. Die Intensität besitzt allerdings einen großen Spielraum. Eine Ammoniaklösung wird auf eine bestimmte Hautstelle appliziert und die Zeit bis zur Blasenbildung gemessen. Die Methode ist nur ein Maß für die Barrierefunktion der Hornschicht: Je länger die Zeit, desto dicker ist das stratum corneum. Eine ähnliche Methode stellt der „DMSO-(Dimethylsulfoxid)-Test" dar. Wegen der besseren Penetration des DMSO werden hier auch epidermale und dermale Faktoren erfaßt.

Der Stinging-Test

Milchsäure bewirkt bei empfindlichen Personen nach einmaliger Applikation im Gesicht ein Brennen oder Stechen („stinging", engl. stechen, schmerzen), das über mehrere Minuten zunimmt, meist ohne äußere Anzeichen von Hautreizungen. Die „Stinger" sind nicht nur gegen Milchsäure empfindlich, sondern auch gegenüber einer Reihe von chemisch unterschiedlichen Substanzen. Die Hauptursache dürfte in einer dünneren bzw. permeableren Hornschicht liegen. „Nonstinger" werden naturgemäß empfindsamer, wenn ihre Haut vorgeschädigt wird (Detergentien, Sonnenbrand u. ä.).

Der Begriff „Streß" hat im Sprachgebrauch eine eindeutig negative Bedeutung erfahren, wenn auch zwischen dem notwendigen „Leistungsstreß" und dem gesundheitsschädlichen „Konfliktstreß" unterschieden werden muß. Es kann kein Zweifel daran bestehen, daß Dauerstreß und die damit verbundenen emotionalen Spannungen in Form vorzeitigen Alterns sichtbar werden können – ein Prozeß, der sich an der Haut und am Haar genauso wie an jedem anderen Organ widerspiegelt. So kann man schon Bindegewebsveränderungen kurzzeitig nach einem intensiven Reiz am Umbau des Kollagens nachweisen.

Ein klassisches Beispiel ist das Ergrauen der Haare im Falle extremer Streß-Situationen, wie aus Kriegszeiten berichtet wird. Geschichtlich belegt ist z.B., daß Marie Antoinette vor ihrer Hinrichtung weiße Haare bekam. Trotzdem wird dem „Ergrauen über Nacht" oftmals widersprochen. Wenn auch nicht so eklatant, so macht sich Streß auch bei anderen Erscheinungsbildern auf und an der Haut bemerkbar. So wird die Talgproduktion gefördert, was bei Akne-Patienten eine Verschlechterung des Hautzustandes bedeuten kann.

Aromastoffe können auf das vegetative Nervensystem einwirken und somit für die Haut einen hohen Grad der Entspannung herbeiführen (**„Aromatherapie"**). Infolge ihrer Lipoidlöslichkeit dringen solche Stoffe auch zu in tieferen Schichten gelegenen Nervenfasern vor.

Trotz der engen Beziehung zwischen Streß, Vegetativum und der Haut gibt es in der Nomenklatur den Begriff der „gestreßten Haut" nicht.

Alternde Haut

Das Altern ist ein normaler physiologischer Vorgang. Dem Gesicht als Kontaktorgan kommt, vor allem bei Frauen, besondere Bedeutung zu. So ist es verständlich, daß der alternde Mensch alle Möglichkeiten ausschöpfen möchte, dem Alterungsprozeß entgegenzuwirken und durch eine möglichst umfassende Pflege und Vorbeu-

gung die Zeichen des Alterns nicht sichtbar werden zu lassen.

Allerdings müßte der Begriff „Alter" allgemeingültig biologisch definiert sein. Theoretisch ist die Hautalterung die Veränderung des Hautzustandes von der Geburt bis zum Tod. Man wird aber nicht die Haut eines Kleinkindes als alternde Haut bezeichnen können und wollen. In der Praxis versteht man folgerichtig, daß ein Wachstum und eine Reifung und damit ein Höhepunkt erreicht werden muß, ehe die Kurve wieder abwärts verläuft. Ein solcher Prozeß geht sicher nicht sprunghaft, sondern schleichend und kontinuierlich vor sich. Der Ausdruck „alternde Haut" bezeichnet somit einen Vorgang und nicht einen Zustand (der „gealterte Haut" heißen müßte).

Nimmt man sportliche Höchstleistungen als Maßstab, so setzen Alterungsprozesse schon sehr früh ein, oft schon unterhalb des zwanzigsten Lebensjahres. Das Maximum der Leistungsfähigkeit wird also schon sehr früh überschritten. Unterschiedliche Körperteile (und Organe) altern verschieden. Der Alterungsprozeß ist demgemäß ein komplexer Vorgang mit Veränderungen, die teils früh und andererseits sehr spät eintreten. Eine Standardisierung und auch „Messung" des Begriffs „Alter" wird deshalb kaum möglich sein.

Zwei wesentliche Faktoren bestimmen den Vorgang des Hautalterns: Einmal die genetisch kodierte Individualität der Person (Vererbung) und zum anderen die Umweltbedingungen, vor allem die lichtinduzierten Reaktionen (**„Lichtaltern"**). Das Ausmaß und der Zeitablauf der sich aus dem Zusammenspiel beider Faktoren entwickelnden Veränderungen bewegen sich in einem weiten Schwankungsbereich. Anders ausgedrückt: Das physiologische Altern wird durch das Umweltaltern beschleunigt.

Durch die Sonneneinwirkung treten Hautreizungen auf, wobei sich zunächst durch das bildende Ödem Falten und Runzeln glätten. Die Sonnenanbeter sehen für Tage und Wochen nicht nur braun, sondern ihre Haut auch „besser" aus. Hernach schwindet das Ödem und die Haut zeigt (noch mehr) Falten durch zusätzliche Austrocknung als vorher. Hinzu kommt die Zerstörung im Bereich des Bindegewebes unter Entstehung der sog. **„aktinischen Elastose"** (durch Umweltbedingungen bewirkte Bindegewebsdegeneration) mit einem starken Schwund der Hautelastizität. Es ist nicht nur die Intensität relativ kurzfristiger Urlaubs-Bestrahlungen, sondern auch die Summierung der geringen, aber über Jahre eingestrahlten Lichtmengen, die die vorzeitige Hautalterung und die damit verbundenen Fehlpigmentierungen, z. B. **„Altersflecken"** bewirken. Sonnenschutzmittel sind momentan der fundierteste Einsatz gegen das Lichtaltern. Für die pflegende Kosmetik bedeutet dies, einen ständigen Schutz der unbedeckt getragenen Haut vor Lichteinwirkungen sicherzustellen (Breitbandfilter).

An keinem Organsystem wird der Alterungsvorgang frühzeitig so bemerkbar wie im Bereich der Haut. Mit dem sichtbaren Beginn ist, mit allen Einschränkungen und starken Schwankungsbreiten, das dritte Lebensjahrzehnt zu nennen. Die morphologischen Veränderungen zeigen sich wie folgt:
● Allgemeine Vergröberung des Hautreliefs
● Herabsetzung des Wasserbindevermögens
(Trockenheit und Rauhigkeit der Oberfläche)
● Elastizitätsverlust mit Ausprägung von Falten
● Ausbildung fleckförmiger Pigmentierungen
● Erweiterung und Brüchigkeit der Blutgefäße
● Auftreten warziger Auflagerungen
● Dünnerwerden der Schichten des Epithels

● Vergrößerung der Poren
● Ergrauen der Haare und Haarverlust
● Zunahme der Dicke und der Brüchigkeit von Nägeln

Frühzeitig und am stärksten betroffen werden sicher diejenigen Hautregionen sein, die besonders aktinischen und klimatischen Einflüssen ausgesetzt sind (Gesicht, Hals, Nacken, Hände und Unterarme). Hier zeigt sich der Summationseffekt.

Wenn von diesen Alterungsvorgängen sowohl die Epidermis als auch das Korium betroffen sind, so spielen sich die wesentlichen Prozesse an den Bindegewebsstrukturen des Koriums ab.

Die Epidermis

Bedeutsam ist, daß die Keimschicht ihre Funktion der Erneuerung durch Zellteilung zwar bis ins hohe Alter beibehält, daß jedoch die Lebensdauer der neu gebildeten Zellen stark verringert ist. Im Laufe des Alterns entwickelt sich so ein Defizit zwischen Zellerneuerung und Zellverlust durch Abschuppung, wobei einzelne Schichten der Epidermis an Dicke und Struktur verlieren.

Die Barriereschicht verliert durch diese Strukturveränderungen ebenfalls ihre Aufgabe als Membranfunktion zwischen tiefer liegenden, noch lebenden und wasserreichen Zellen und den höher gelegenen Zellen des stratum corneum. Der Verlust des Wasserbindevermögens der Hornschicht bewirkt gleichzeitig, daß die Haut trocken, rauh und schuppig aussieht. Der Eindruck der Trockenheit bezieht sich nur auf die Oberfläche.

In Bezug auf die Pigmentierung ist zu sagen, daß sich die Anzahl der Melanozyten im Alter zwar nicht verändert, daß aber eine Verstärkung des Pigmentstoffwechsels eine Zunahme der Hautpigmentierung bewirkt.

Durch einen verstärkten Einfluß des ultravioletten Lichts bei der **atrophierten** (degenerierten) Epidermis ergeben sich die fleckförmigen Pigmentanreicherungen an den unbedeckt getragenen Körperstellen.

Während der pH-Wert der Haut konstant bleibt, verringert sich das Alkalineutralisationsvermögen.

Das Korium

Die Altersveränderungen im Korium zeigen stärker als in der Epidermis eine Abnahme der Schichtdicke. Betroffen sind im wesentlichen die kollagenen und elastischen Fasern. Im jungen Bindegewebe liegt lösliches Kollagen vor, das bei fortgeschrittener Alterung durch Quervernetzung in unlösliches, unelastisches Kollagen übergeht. Nach Einlagerung von Kalksalzen verliert das Gewebe sein Quellvermögen und die Fähigkeit der Wasserbindung. Damit verändert sich nicht die Faser als solche, sondern ihre Vernetzung. Die für den Alterungsprozeß interessanteren elastischen Fasern zeigen frühzeitig eine Verdikkung und Brüchigkeit. Die Elastizität der Altershaut ist deutlich herabgesetzt und entspricht dem Zustand der elastischen Fasern.

Eine der wichtigsten Veränderungen geht durch die Degeneration der Grundsubstanz vor sich. Die Abnahme der sauren Mucopolysaccharide ist wegen ihres hohen Wasserbindevermögens von besonderer Bedeutung.

Die Subcutis

Im Unterhautfettgewebe tritt ein Fettschwund durch Abbau der Fettpolster ein, wodurch der Wärmehaushalt negativ beeinflußt wird.

Die Blutgefäße

Die Brüchigkeit und der Elastizitätsverlust der Kapillaren nimmt deutlich zu, wodurch es zur Bildung von **Teleangiektasien** (Erweiterung der Kapillargefäße) besonders im Gesicht kommt. Abgesehen von der zunehmenden Degenerierung der Blutgefäß-

wände ist auch an eine verringerte Herzleistung zu denken, wobei durch eine verlangsamte Blutströmung ebenfalls eine Minderversorgung des Gewebes eintritt.

Die Schweißdrüsen

Die Schweißdrüsensekretion nimmt im Alter ab, wobei die Reaktion auf thermische Reize verzögert ist. Allgemein gilt, daß der Mann auf Wärme und auf pharmakodynamische Reize stärker reagiert als die Frau, die dagegen auf emotionelle Reize stärker durch Schwitzen anspricht.

Die Duftdrüsen (apokrine Drüsen) degenerieren, besonders bei Frauen, relativ früh. Bekannt ist, daß bei Greisen der Achselschweißgeruch fehlt.

Die Talgdrüsen

Die Talgdrüsentätigkeit dürfte nur wenig verändert sein, wenn auch die Tendenz zum Absinken des Oberflächenfetts stark ist. Wenn von der „trockenen Altershaut" berichtet wird, so kann dies auf die mangelnde Ausbildung des Hydrolipidmantels, bedingt durch verminderte Schweißabgabe, zurückzuführen sein. In jedem Fall braucht die Altershaut generell fettreiche Kosmetika; ob jedoch die jeweilige Person diese benötigt, muß im Einzelfall entschieden werden.

Auffallend ist ferner, daß ältere Menschen eindeutig weniger sensibilisierbar sind. Die Resorptionsfähigkeit ist vermindert.

Die Schwierigkeit zur Bestimmung des allgemeinen Begriffs „Alter" oder „Alterung" liegen unter anderem daran, daß es kaum geeignete Meßgrößen, also Parameter, gibt. Wohl sind Messungen von Einzelwerten bekannt, so z. B. der Rauhigkeit, Feuchtigkeit, Spreitvermögen, Durchblutung, Faltentiefe usw. Dennoch bestimmt auch die Addition dieser Werte nicht die Aussage „Altershaut".

Die Problematik der Altersbestimmung

Haut/Pflege

2

wird noch durch andere, nicht meßbare psychische Vorgänge erhöht: Ältere Menschen, die mit sich und der Welt, mit ihrem Leben, zufrieden sind, zeigen oft eine wesentlich bessere, jugendlichere Haut als selbst oft erheblich Jüngere.

Schon seit langem ist die kosmetische Industrie weltweit auf der Suche nach einem Wirkstoff oder einem System, das dem Altern der Haut entgegenwirkt. Es begann mit den Organextrakten (wie Placenta, Kollagen und Elastin).

Gute Erfolge werden von Vitamin A und seinen Derivaten berichtet. Der bekannte Wirkstoff Retinsäure (Vitamin-A-Säure, Tretinoin) ist kosmetisch nur in einer Konzentration von 0,001% zugelassen und damit kaum wirksam. Wie weit das Prinzip der Liposomen, das vor kurzer Zeit Furore machte, grundlegende Erfolge haben wird, bleibt abzuwarten. Aus den USA wird berichtet, man habe einen „y-factor" (y steht für englisch youth = Jugend) gefunden, dessen Vorhandensein über das Altern der menschlichen Haut entscheiden soll. Trotzdem dürfte es schwierig sein, in den Gesamtkomplex des Alterns einzugreifen.

Das größte Sorgenkind der pflegenden Kosmetik (und der Verbraucher) ist die Entstehung von Falten, die vornehmlich als Signale des Alterns angesehen werden, besonders gilt dies für die Zone des Gesichts.

Gewisse Falten in der Haut sind normal, z.B. über den Gelenken. Mimische Falten dagegen entstehen durch Erschlaffung der elastischen Fasern (Lachfalten, „Denkerstirn"). Die Faltenbildung, gerade an der Stirn und den seitlichen Augenpartien (**„Krähenfüße"),** um die Nase und seitlich am Hals sind ebenso charakteristisch wie die Fältelung der Haut auf dem Handrücken. Dort scheinen auch die Blutgefäße immer deutlicher durch die Haut.

Der Grund für die Faltenbildung liegt in der altersbedingten Veränderung der Lederhaut. Dagegen ist die Subcutis (mit ihrem Fettgewebe) nicht beherrschend für die Erscheinung des äußeren Körperbildes. Die Haut liegt weitgehend unmittelbar auf den Muskeln oder Knochen auf, was auch für Hände und Füße und insbesondere die Gelenke gilt.

Die Muskeln des Skeletts laufen von Knochen zu Knochen und ermöglichen durch Kontraktion und Dehnung die Beweglichkeit, z.B. der Gelenke.

Dagegen sind die Gesichtsmuskeln und die Muskeln des Halsbereichs (Dekolleté) entweder nur mit einem Ende an einem Knochen befestigt und enden mit dem anderen Ende in einem Weichteil – oder sie sind überhaupt nicht an einem Knochen fixiert, liegen mit ihren Enden also frei in der Haut. Es entsteht das Gesamtbild der „mimischen Gesichtsmuskeln", die es ermöglichen, unseren Gesichtsausdruck zu verändern.

Bei Kontraktion ziehen sie die Gesichtshaut in Falten, die allgemein quer zur Richtung des Muskels verlaufen. Je fettärmer die Gesichtshaut sich darstellt, desto schärfer prägen sich die mimischen Falten aus. Durch ständige Wiederholung im Laufe des Lebens werden sie manifest und geben dem Gesicht sein typisches Aussehen. Auch für die Mundpartie ist dies charakteristisch.

Besonders kosmetisch interessant sind die Erscheinungen im Bereich der Augenpartie. Die Falten im äußeren Augenwinkel treten durch das ständige Sehen ins Licht auf, wobei die Haut im Laufe der Jahre (auch hier quer zum Muskel) gefältet wird. Die Verlängerung dieser Faltung nach außen geschieht durch die Tätigkeit von Muskelsträngen, die beim Lachen und Lächeln betätigt werden.

Das Fazit für die kosmetische Behandlung ist nicht gerade ermutigend: Einmal sind die „freischwebenden, nicht fixierten" Muskeln nicht regenerierbar, zum anderen gräbt sich diese Furchung durch das ständige Dehnen und Kontrahieren an den gleichen Stellen in der Lederhaut immer tiefer ein. Eine Glättung ist dann nicht mehr möglich. Auch hier ist Prophylaxe besser als Therapie!

Die Spannung (und die weitgehende Beseitigung der Falten) läßt sich zwar durch das chirurgische **„Liften"** wieder herstellen. Damit ist das Bindegewebe jedoch nicht jünger geworden und gewinnt somit auch seine Spannkraft nicht zurück. Der alte Zustand wird sich in absehbarer Zeit wieder einstellen.

Als Vorbeugung kann man natürlich lernen, sein Minenspiel zu beherrschen und nicht durch unnötiges Muskelspiel seinen Gesichtsausdruck vorzuprogrammieren. Dazu gehört sicher ein beherrschtes Temperament. Aber wer hat das ständig? Auch jede Überdehnung des Bindegewebes zumindest im Gesicht, zum Beispiel durch intensives Massieren, sollte unterlassen werden.

Eine der besten Vorbeugemaßnahmen ist die Meidung von übertriebenen Licht- und Wärmestrahlungen (Sonne und Solarien). Besonders die UV-A-Strahlen dringen tiefer in die Haut ein und lassen das Bindegewebe eher altern.

2.2 Körperpflege

2.2.1 Psychologie und Soziologie

Oft findet man einen anderen Menschen auf den ersten Blick sympathisch. Dabei spielt das äußere Erscheinungsbild eine große Rolle. Vom Aussehen wird auf die Persönlichkeit geschlossen. Den pflegebewußten Menschen bedenkt man von vornherein mit positiven Attributen: Sympathisch, kontaktfreudig, ordentlich, vielleicht wohlhabend. Mit der Ungepflegtheit bringt man meist Charaktermängel wie Nachlässigkeit, Unordentlichkeit und Kontaktscheu in Verbindung. Auch aus diesem Grund hat die Körperpflege im Leben einen hohen Stellenwert.

Entsprechende Präparate dienen neben der Pflege und der Hygiene auch der Gesundheitsvorsorge und haben entscheidenden Einfluß auf das seelische und soziale Wohlbefinden.

Aus einer Umfrage ging hervor, daß 93% der Befragten eine deutlich positive Einstellung zur Körperpflege (und ihren „Wirkungen") besitzen und sie als (angenehme) Selbstverständlichkeit betrachten. Interessant ist, daß die aktiven Menschen beiderlei Geschlechts der Pflege ihres Körpers mehr Aufmerksamkeit schenken als die weniger dynamischen. *Helena Rubinstein* sagte schon vor Jahrzehnten: „Es gibt keine häßliche Frauen, sondern nur faule."

Solche Betrachtungen sollten nicht auf Frauen beschränkt sein, denn auch Männer wollen gefallen. Dennoch ist (leider) nicht zu übersehen, daß alles, was mit dem Körper und seiner Pflege zusammenhängt, für Frauen bedeutender ist als für Männer. Des weiteren spielt das Lebensalter eine große Rolle. Die junge, ledige Frau auf Partnersuche und der verheiratete Mann „in den besten Jahren" pflegen ihren Körper am aufwendigsten. Je höher der Grad der Schulbildung und die gesellschaftliche Stellung der Frau, desto mehr schätzt sie das Gepflegtsein. Auch die berufstätige Frau achtet besonders auf ihr äußeres Erscheinungsbild.

Haut/Pflege

2

Sehr ausgeprägt ist auch das Kosmetikbewußtsein der Frau über 40, was sich beispielsweise im steigenden Umsatz von Präparaten gegen Falten für die „reifere Haut" bemerkbar macht.

Erst etwa mit dem 60. Lebensjahr nimmt die Intensität der Pflege ab. Ursachen hierfür sind das altersbedingte Nachlassen der Aktivität, des sozialen und sexuellen Interesses.

Der Mann ist im allgemeinen ein „Spätentwickler". Er beschäftigt sich mit „seiner" Kosmetik am intensivsten zwischen dem 30. und 50. Lebensjahr, wobei eigenartigerweise Junggesellen weniger auf ihr Äußeres achten als verheiratete Männer.

Es wird wenig überraschen, daß Frauen eine weitaus größere Palette von Produkten benutzen. Die Männer holen jedoch auf. Erwartungsgemäß ist auch die Verwendungsintensität bei Frauen höher. Bedauerlicherweise pflegen sich viele Menschen nicht täglich in gleicher Weise. Oft motiviert ein besonderer Anlaß, sich „herauszuputzen" wie eine Verabredung, eine Einladung, ein Vorstellungsgespräch. Dabei ist die Regelmäßigkeit der Pflege von großer Wichtigkeit, denn es gibt zweifelsfrei einen Zusammenhang zwischen den Faktoren Körperpflege und Wohlbefinden.

Schönheitsideale sind relativ und wandeln sich mit der Zeit. Neue Leitbilder und soziale Erwartungen waren in vielen Fällen der Grund. Es gilt, die aktuellen Wunschvorstellungen in puncto Schönheit mit Hilfe von Kosmetika zielstrebig zu realisieren.

Durch den Abbau von Tabus beschäftigen sich die Menschen heute mehr mit ihrem Körper und reden über ihn. Auf Grund eines neuen Rollenverständnisses gilt es z. B. nicht mehr als unmännlich, sich zu pflegen. Die Zeiten, in denen der Mann nach „Schweiß, Pferd und Tabak" riechen mußte, sind endgültig vorbei (allerdings: Etwa 50% aller Männer benutzen kein Deodorant, ein Drittel kein After-shave,

zwei Drittel kein Eau de Toilette, um nur einige Zahlen zu nennen).

Zu allen Zeiten und in allen Epochen suchte man nach Mitteln und Möglichkeiten, den Alterungsprozeß und seine Folgen hinauszuzögern. Der Traum von der ewigen Jugend veranlaßte *Lucas Cranach d. Ä.*, das Bild mit dem berühmten Jungbrunnen zu malen. Die uralte Sehnsucht inspirierte *Oscar Wilde* zu der Romanfigur des *Dorian Gray,* dessen Bildnis älter wird, während er selbst jung und schön bleibt. Leider ist dieser Wunschtraum mit den heutigen Mitteln der Kosmetik (noch) nicht erfüllbar.

Aber im Gegensatz zu früheren Generationen haben wir bessere Chancen, unser Aussehen vorteilhaft zu beeinflussen, und zu diesen Möglichkeiten gehört mit Sicherheit die Körperpflege. Sie verjüngt uns zwar nicht, trägt jedoch dazu bei, besser auszusehen und jünger zu wirken.

Die „Schau der Kosmetika", in ihrer Vielfalt angeboten, macht es selbst für einen Fachmann schwierig, sich ein klares Bild zu verschaffen. Das Problem bilden die Depot-Firmen mit ihren Serien, mit ihren Spezialpräparaten und auch ihrem „Marketing-Deutsch". Auch der Text in ausländischer Sprache bereitet oft Schwierigkeiten.

Aber im Grunde sind alle Produktserien nach einem in etwa gleichen Prinzip aufgebaut:

Reinigen → Tonisieren → Pflegen →
Schützen

In die Form von Präparaten umgesetzt, bedeutet dies:
● Reinigungspräparate
● Gesichtswasser
● Tages-/Nachtcremes
● Schützende Präparate.

Hinzu kommen noch Spezialpräparate für/gegen unreine Haut, sensible Haut usw.

Die Serien werden, abgesehen von äußerer Aufmachung, mit gleichem Parfum und evtl. auch gleichen Wirkstoffen, im allgemeinen auf die Hauttypen abgestimmt angeboten.

Da es zu den wesentlichen Aufgaben der pflegenden Kosmetik gehört, Abweichungen von einer bestimmten Hautnorm wieder in den Normzustand zurückzuführen, muß sich die Auswahl der anzuwendenden Präparate durch den Verbraucher nach seinem aktuellen Hautzustand richten. Eine trockene Altershaut bedarf eben einer anderen Pflege als die fettgefährdete Haut eines Jugendlichen.

2.2.2 Reinigung

Voraussetzung jeder kosmetischen Behandlung ist eine ebenso gründliche wie schonende Reinigung. Sie dient der Entfernung von
● aufgebrachtem Umweltschmutz und Anflugkeimen
● hauteigenen Sekretresten und Hornzellen
● Resten verwendeter Kosmetika.

Die Reinigung bezweckt, banal ausgedrückt, eine Wiederherstellung der Sauberkeit. Ein Überhandnehmen von unerwünschten Keimen in der Hautflora wird ebenfalls unterdrückt.

Übertriebene Reinigungsrituale können einen negativen Einfluß auf Stabilität und Funktionstüchtigkeit der Haut haben, zumal die Reinigungsprozesse oft großflächig und langfristig stattfinden.

Die „klassischen" Reinigungsmittel sind seit Jahrtausenden Wasser und Seife. Wasser reicht für eine wirksame Hautreinigung nicht aus, da neben den wasserlöslichen auch lipidlosliche Bestandteile entfernt werden müssen. Dies gelingt praktisch nur durch den Zusatz von waschaktiven Substanzen **(WAS).**

Alle Reinigungsvorgänge (auch die nur mit Wasser) haben den Nachteil, daß Teile des schützenden Hydrolipidmantels entfernt werden. Die Regeneration dauert bis zu 2 Stunden. Durch den Waschvorgang wird ein Austrocknen der Haut gefördert. Eine selbst vom Hauttyp her normale Haut kann bei häufigem Waschen in Richtung „trocken" verschoben werden. Eine sebostatische Haut ist daher besonders gefährdet, da sie keine weitere Austrocknung verträgt (Abb. 2.10).

Neben dem Wasserentzug geht immer eine Entfettung einher. Sinkt der Fettgehalt zu stark ab, kann es zu Hautschäden kommen, von denen der Sebostatiker abermals am schwersten betroffen ist. Auch optisch wird durch Fettentzug die Oberfläche rauh und glanzlos, da nunmehr die sich abschilfernden (wenn auch mikroskopisch kleinen) Schüppchen in ihrer Gesamtheit dieses Bild ergeben.

Gleichzeitig werden aus der Hornschicht bestimmte feuchtigkeitsbindende Bestandteile (**N**atural **m**oisturizing **f**actors, **NMF**) herausgelöst.

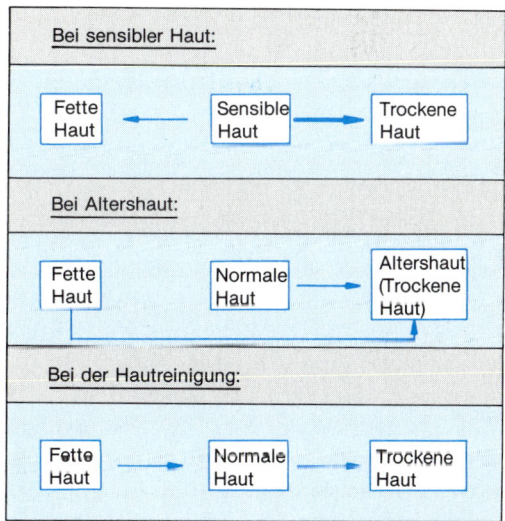

Abb. 2.10: Schema der Beeinflußbarkeit der Hauttypen

Von dieser Gruppe hygroskopischer Substanzen wird der Feuchtigkeitsgehalt der Haut reguliert. Das Herauslösen der NMF geschieht direkt proportional zur Länge und Häufigkeit des Reinigungsvorganges.

Durch das Waschen quillt die Haut stark auf, so daß die aufgelockerte Hornschicht das Eindringen schädlicher Stoffe (wie und welche auch immer) erleichtert. Erkennbar wird das allgemein z. B. an der Auslaugung der Fingerkuppen (wie bei Haushaltsspülmitteln), ein Zeichen, daß zu lange, zu warm oder mit aggressivem Zusatz gewaschen wurde. Jucken der Haut oder Flecken weisen ebenfalls in diese Richtung. Die Fähigkeit der Haut, den Säureschutzmantel zu regenerieren, ist sehr unterschiedlich ausgeprägt. In jedem Fall wird eine Nachbehandlung zwingend notwendig. Zu Reinigungszwecken stehen zur Verfügung:
● Waschaktive Substanzen (Tenside)
  Alkaliseifen
  Syndets
● Andere Reinigungsmittel

Der Vorgang der Reinigung betrifft selbstverständlich außer der Haut auch die Haare, Nägel und Zähne.

Tenside

Tenside (engl. **„surfactants",** oft verwendet) sind grenzflächenaktive chemische Verbindungen, die als Wasch-, Netz-, Schaum-, Reinigungs-, Emulgier- und Dispergiermittel Verwendung finden. Ihr Molekül enhält sowohl hydrophile als auch lipophile Gruppen. Tenside haben die Eigenschaft, die Oberflächenspannung des Wassers herabzusetzen. Sie binden Fett und Wasser, was das Schmutzlösevermögen des Wassers erheblich erhöht.

Die Einteilung der Tenside erfolgt entsprechend ihrer Ionenaktivität (elektrischen Ladung):

● Anionaktive Tenside, z. B. Seifen, Fettalkoholethersulfate
● Kationaktive Tenside, z. B. quarternäre Ammoniumverbindungen
● Ampholytische Tenside („Amphotenside"), z. B. Betaine
● Nichtionogene Tenside, z. B. Polyglykolether

Die größte wirtschaftliche Bedeutung haben die anionischen Tenside, gefolgt von den nichtionogenen.

Die meisten Tenside sind keine genau definierten Substanzen, sondern Mischungen von Verbindungen gleichen Typs. Dagegen lassen sich z. B. anionische und kationische Tenside nicht kombinieren.

Kosmetisch interessant sind die Seifen und die sog. „Syndets" (abgeleitet aus dem Englischen: „**syn**thetic **det**ergens"). Syndets kann man demnach als waschaktive Substanzen (WAS) ohne Seifencharakter auffassen.

Ein weiterer typischer Vorgang ist die sog. **„Mizellbildung",** die dann eintritt, wenn alle Grenzflächen besetzt sind. In diesen Mizellen werden feste Partikel und Fett-Tröpfchen eingeschlossen und können so abgewaschen werden.

Die Tenside finden, abgesehen von dem großen Verbrauch in der Waschmittelindustrie, eine breite Verwendung in kosmetischen Artikeln. Hier interessieren vor allem Dusch- und Schaumbäder, Shampoos, Reinigungslotionen usw. Ihre Vorteile sind nicht von der Hand zu weisen: Säuberung ohne große Kraftanwendung, Entspannung des Wassers, keine Restbildung auf der Haut. Tenside mit unverzweigten Kohlenstoffketten sind biologisch abbaubar.

Seifen

Chemisch versteht man unter den Seifen Alkalisalze höherer Fettsäuren. Sie gehören zu den anionischen Tensiden.

Das „Seifensieden" ist eine seit Jahrhunderten bewährte Kunst. Man unterscheidet zwischen den festen **„Kernseifen"** (Natriumsalze) und den halbfesten **„Schmierseifen"** (Kaliumsalze).

Der Reinigungseffekt der Seifen ist ausgezeichnet. Aus kosmetischer Sicht weisen sie jedoch erhebliche Nachteile auf und sollten besonders im Dauergebrauch sowie bei empfindlicher Haut und Altershaut gemieden werden, was besonders für die Gesichtspflege gilt. Wegen ihrer Konsistenz sind Seifenstücke sehr sparsam im Gebrauch. Als Händewaschmittel werden sie weitgehend täglich benutzt.

Als Nachteile der Seifen gelten:

● Seifenlösungen reagieren alkalisch mit einem pH-Wert von 9–11. Der schwach saure pH der Haut (5–6) wird somit ins Alkalische verschoben. Eine solche pH-Verschiebung wird in der Regel schnell ausgeglichen, da die Haut ein ausgesprochenes Alkalineutralisationsvermögen besitzt. Diese Pufferkapazität kann allerdings bei zu häufigem Waschen oder bei ungenügendem Abspülen der Haut nicht mehr ausreichen.

● Seifen bilden mit zweiwertigen Salzen (Calcium und Magnesium), wie sie in hartem Wasser vorkommen, unlösliche Verbindungen, die sich auf der Haut niederschlagen und Ausführungsgänge der Drüsen oder Poren verstopfen. Es können sich Hautunreinheiten und Entzündungen bilden. Besonders verletzte Haut darf nicht mit Seifen gewaschen werden, weil die Niederschläge in tiefere Hautschichten gelangen können.

● Aus den Seifenlösungen können Fettsäuren freigesetzt werden, die bei Akne-Disposition die Follikel reizen und Komedonen hervorrufen.

● Seifenlösungen lassen durch ihre Alkalität die Haut quellen. Durch die Auflockerung der Epidermis wird das Eindringen von Fremdstoffen erleichtert.

● Reste der Seifenlösungen bewirken, wenn sie nicht ausreichend abgespült werden, eine typische „Rauhigkeit" der Haut.

● Mit zunehmender Hautalterung werden Seifen generell schlechter vertragen.

Das Entfetten soll durch Zugabe von **„Rückfettern"** ausgeglichen werden. Hierbei wird ein dünner Fettfilm auf die Haut aufgezogen. Die beste rückfettende Wirkung könnte natürlich mit einem Fett bzw. Fettderivat erzielt werden, das eine gewisse Affinität zum Keratin der Haut hat. Der Vorzug gilt den Mineralölen vor den Pflanzenölen. Jeder Zusatz eines Fettes senkt jedoch das Schaumvermögen des Produktes und zwar um so mehr, je mehr an Fett zugesetzt wird (leider ist der Schaum aber immer noch für den Verbraucher ein Maßstab für Qualität). Wenn auch die rückfettende Wirkung beschrieben und bewiesen wurde, dürften meist nur Spuren auf der Hautoberfläche verbleiben. Es erscheint daher ratsam, Reinigung und Pflege in zwei getrennten Schritten durchzuführen. Denn außer Fett ist auch der Feuchtigkeitsverlust auszugleichen.

Auch flüssige Seifen und Transparentseifen (Glycerinseifen) sind bekannt. Bei letzteren wird durch Kristallisationshemmer wie Glycerol oder Sorbit die Kristallisation verhindert. Denn die meisten Feinseifen sind kristallin und undurchsichtig.

Selbst die modernen Tenside (Syndets) haben die Seifen nicht völlig verdrängen können.

Syndets

Die Syndets (**syn**thetische **Det**ergentien) stellen eine Alternative zu den Seifen dar. Es sind waschaktive Produkte mit gleicher Reinigungskraft wie die Seifen, sind diesen jedoch in der Hautverträglichkeit überlegen:

● Keine Änderung des pH-Wertes der Hautoberfläche

● Keine Bildung schwerlöslicher Salze oder Niederschläge in hartem Wasser, daher voll waschwirksam und schaumbildend
● Keine Hautunverträglichkeiten auch bei Daueranwendung
(Die nichtionogenen Syndets zeigen die beste Verträglichkeit)

Das Angebot an Syndets der unterschiedlichsten Zusammensetzung und unterschiedlichem Verhalten in Bezug auf Entfettung, Verträglichkeit usw. ist kaum zu überschauen. Einer der bekanntesten und am meisten eingesetzten Stoffe ist das Natriumlaurylsulfat.

Im allgemeinen entfetten Syndets weniger als Seifen. Besonders günstig verhalten sich die amphoteren Tenside und die Eiweißfettsäurekondensate. Waschwirkung und Verträglichkeit hängen von einigen chemischen Molekülmerkmalen ab.

Die Syndets weisen auch einen stärkeren antimikrobiellen Effekt auf, wenn auch die kationischen Tenside durch ihre starke Eiweißfällung kosmetisch als Reinigungssubstanzen keine Rolle spielen.

Waschaktive Präparate in flüssiger Form (fälschlicherweise oft als „flüssige Seifen" bezeichnet) bieten einen gewissen Komfort. In entsprechenden Behältern werden sie für Mehrpersonen-Benutzer als hygienischer empfunden.

Feste Syndets, sog. **„Waschstücke",** neigen zum **„Versumpfen",** d. h. sie zerfließen leicht bei feuchter Lagerung.

Oftmals müssen die Syndets stark parfümiert werden, um den Eigengeruch der Grundstoffe zu überdecken.

Wichtige kosmetische Einsatzgebiete sind Shampoos, Dusch- und Schaumbäder.

In der breiten Einsatzmöglichkeit und der fast unbeschränkten Variationsbreite und somit Anpassungsfähigkeit auf speziellste Anforderungen liegt die Zukunft der Syndets, die einen stetig wachsenden Marktanteil abdecken.

Reinigungspräparate

Vielfach wird empfohlen, vor den Beginn aller Behandlungen ein Peeling (auf fermentativer Basis) zu stellen. Es führt zur Ablösung der toten Hornhautzellen.

Die Reinigungsmilch gilt als die hautschonendste Reinigung und ist das Mittel der Wahl in der Gesichtspflege. Sie besitzt nur eine Oberflächenwirkung, dringt also nicht in die Haut ein. Die Emulsionsform (W/O oder O/W) ermöglicht die Entfernung sowohl von wasser- als auch fettlöslichen Bestandteilen neben den festen Partikeln. Daher sind Reinigungsmilche auch zur Entfernung von Resten dekorativer Kosmetik (Make-up) bestens geeignet, ebenso zur Reinigung der sehr trockenen Haut. Der Hydrolipidfilm der Epidermis wird weitgehend geschont, da die entfettende und quellende Wirkung nicht ins Gewicht fällt. Reinigungsemulsionen enthalten hohe Emulgatormengen, wobei der Überschuß des Emulgators gleichzeitig als reinigendes Tensid wirkt.

Der flüssigen Milchform entspricht die festere Form der **Waschcreme.**

Hydrophile Öle haben sich ebenfalls bewährt. Sie enthalten neben verschiedenen Fetten und Ölen Tenside. Dadurch sind es abwaschbare Öle, die beim Entfernen mit Wasser eine O/W-Emulsion bilden und dadurch den Effekt verbessern. Sie sind besonders zur Reinigung trockener, empfindlicher Haut und zur Entfernung fettiger dekorativer Kosmetik-Reste (z. B. Schminken) bestens geeignet.

Bei fettiger Haut können die hydrophilen Öle in Wasser eingespritzt werden, wobei eine zur Reinigung geeignete milchige Flüssigkeit entsteht. Diese Öle eignen sich auch als Badezusatz oder als Duschbad.

Abrasionswaschmittel (z. B. **Rubbelcremes**) gehören ebenfalls bedingt zu den Reinigungspräparaten. Zur allgemeinen Reinigungskraft werden ihnen noch feinste Feststoffe zugesetzt. Sie dienen aber insbesondere der Behandlung von Hautunreinheiten, bei Neigung zu Mitessern und damit zur Unterstützung der Akne-Therapie.

Reinigungsmasken bewirken durch den Luftabschluß eine Quellung und Auflockerung der obersten Lagen der Hornschicht. Bei trockener Haut sollten erstarrende Masken und Filmmasken jedoch nicht angewendet werden.

Auch Gele, Waschcremes, Schaumprodukte und getränkte Wattepads sind auf dem Markt.

Peelings (Schälkuren) kann man nur bedingt zu den Reinigungspräparaten rechnen.

Geschichtliches zur Reinigung

Als bekannt kann gelten, daß im antiken Ägypten (*Cleopatra* badete in Eselsmilch) und Rom (Thermen) ein ausgesprochener Reinigungskult gepflegt wurde. Auch Kaiser *Karl der Große* war ein Badefreund und verlegte (nicht zuletzt wegen seiner Vorliebe für heißes Wasser auf Grund eines Rheumaleidens) seinen Regierungssitz nach Aachen. Erinnert sei auch an die Zeit der Öffentlichen Badestuben im Mittelalter.

Vielfach ist abgehandelt worden, daß nach dieser Reinlichkeitsperiode ein Zeitabschnitt der Unsauberkeit folgte, weitgehend ausgelöst durch die Ausbreitung der Syphilis und der Pest. Zeitlich hielt dieser Abschnitt, wenn auch mit Varianten, sogar bis zum Beginn dieses Jahrhunderts an. Selbst Kaiser *Wilhelm II.* hatte keine eigene Badewanne, sondern ließ sich diese einmal wöchentlich aus einem Hotel in sein Schloß bringen. Nach dem Zweiten Weltkrieg war ein großer Teil der unzerstörten Häuser nach heutigem Standard völlig veraltet. Sie stammten noch größtenteils aus der Jahrhundertwende. Die zunehmende Zahl der Badezimmer in Neubauwohnungen zwang dann auch die Eigentümer der Altbauwohnungen, nachträglich Badezimmer einzubauen.

Durch das Zusammenspiel der Modernisierung des Wohnungsbestandes und des gleichzeitig einsetzenden chemischen Fortschritts der neuen Badezusätze wurde der Siegeszug der neuartigen Reinigung erst möglich. Langsam erfolgte der Trend, häufiger als einmal pro Woche zu baden und schließlich verdrängte zunehmend das Duschbad das Wannenbad.

Die „Prozedur" der Reinigung umfaßt das

● Waschen
● Duschen
● Baden
● Saunen

Gemeinsam ist allen Reinigungsvorgängen das Wasser.

Wasser: Menge und Art des verwendeten Wassers spielen bei der Reinigung eine große Rolle, zumal Wasser auch für die Durchlässigkeit des stratum corneum von Bedeutung ist. Der Einfluß des harten Wassers ist bekannt. Nicht jedes klare Wasser ist „sauber" und für die Haut „neutral". So ist das Wasser in Swimming-Pools sehr aggressiv, da es trotz seiner schönen Farbe, seiner Klarheit und auch oft trotz seines neutralen pH-Wertes Chlor, Peroxide, Algenbekämpfungsmittel und auch Netzmittel enthält, die die Haut spannen und die Augen brennen lassen.

Waschen: Ein zu häufiges Waschen beeinträchtigt nicht nur den Zustand der Hornschicht, sondern schwächt auch die natürliche Hautflora.

Für die Reinigung der Gesichtshaut sollte man auf Seifen und Syndets verzichten und besser Reinigungsemulsionen verwenden. Nicht zu verdrängen ist dagegen das Waschen der Hände mittels Seifenstücken (Feinseifen, Toiletteseifen).

Duschen und Baden: Baden oder Duschen – das ist fast eine Weltanschauung. Es kommt darauf an, wie man es tut, wie man duscht oder badet. Gerade bei diesen Reinigungsvorgängen handelt es sich nicht nur um eine einfache Reinigung des Körpers, sondern gleichzeitig auch um eine Steigerung des allgemeinen Wohlbefindens, um Entspannung, Genuß und gesundheitliche Wirkung.

Duschen, im Gegensatz zum Baden ein recht junger Trend, ist im allgemeinen hautschonender: Die Haut quillt nicht so stark und durch sofortiges Abspülen des Schmutzes ist es auch hygienischer. Es gilt ferner, wegen des kürzeren Waschvorganges und der niedrigeren Wassertemperatur, als zeit- und energiesparend. Meist werden Syndets mit einem leicht sauren pH-Wert verwendet. Bei guten Produkten treten Haut- und Augenreizungen praktisch nicht auf. Es hat sich eingebürgert, daß beim Duschen neben der Reinigung der Haut oft die Haare (mit demselben Präparat) mitgewaschen werden.

Neben den Duschbädern kommen immer mehr Duschgele auf. Duschpräparate sind, vor allem bei der jüngeren Generation, im Aufwind. Auch haben die Männer hier im Umsatz das weibliche Geschlecht überholt. Fast in jeder Herrenserie und zu jedem Duft passend gibt es inzwischen Duschbäder oder Duschgele.

Baden ist entspannender, auch wird tiefsitzender Schmutz leichter gelöst. Auftrieb, Wärmeaustausch, hydrostatischer Druck und Wirkstoffaufnahme durch Resorption haben unmittelbaren Einfluß auf den Körper, während Duft und Dampf sensorisch und inhalatorisch einwirken. Schaum, Duft, Dampf und Farbe des Badewassers beeinflussen die Körperfunktionen entweder direkt oder auf neuroreflektorischem Wege.

Ein längeres Verweilen in einer Wanne stellt aber auch eine Streßsituation in Abhängigkeit von der Temperatur des Badewassers (36–39 °C) nicht nur für die Haut, sondern auch für den Kreislauf dar. Die Haut wird mehr durchblutet, die Hauttemperatur steigt, der Blutdruck sinkt. Durch die Blutdrucksenkung wird auch die „entspannende" Wirkung des Badens erklär-

lich. Wegen der Kreislaufbelastung sollte man nur baden, wenn man sich entsprechend gesund fühlt.

Während der Schaum für den Verbraucher ein Maßstab für Qualität und „Ergiebigkeit" des Präparates ist, wird die Viskosität der Konzentration (dem Gehalt an WAS) gleichgestellt.

Als Zusatz in Badewannen dienen: Schaumbäder, Creme-, Öl- und Cremeschaumbäder. Feste Badezusätze in Form von Tabletten oder Salz haben nur noch geringe Bedeutung.

Auch an spezielle Präparate kann gedacht werden, z. B. an eine stimulierende Konditionspflege. Abgesehen von geeigneten Wirkstoffen können solche Präparate entsprechend parfümiert werden, da Düfte eine Wirkung auf Körper und Psyche ausüben. Sie können daher wahlweise beruhigen oder anregen.

An der Euphorie im Badezimmer hat auch sonst die Riechstoffkomposition der Präparate einen wesentlichen Anteil, zumal der resultierende Körpergeruch beeindruckend ist. Eine gute Parfümierung kann oft stimulierender sein als ein ausgelobter Wirkstoff!

Der Markt der Badezusätze hat inzwischen die 600-Mio-DM/Jahresgrenze überschritten. Duschbäder sind mit einem Marktanteil von 43% führend, gefolgt von den Schaumbädern mit etwa 40%. Letztere sind auf hohem Niveau stagnierend. Der Duschbadmarkt setzt seinen rasanten Umsatzzuwachs fort. Der Grund liegt in der steigenden Anzahl der Duschen, der Zunahme der Duschhäufigkeit und der Verdrängung der Seife.

Eine gute Reinigungsleistung allein ist heute kein Kaufargument mehr. Gefragt sind „Frische", intensiv pflegende Zubereitungen, unkomplizierte Präparate in Form kombinierter Haut+Haar-Produkte (auch für unterwegs).

Anderen Warengruppen werden **Fußbäder** (Fußpflegeartikel) und **Baby-Bäder**

(Baby-Pflegeserien) zugeordnet und ebenso in den Geschäften plaziert.

Frauen neigen mehr zu Spontankäufen und beachten die Werbung mehr als Männer.

Das Saunen: Immer mehr hat sich die Sauna, ursprünglich aus Skandinavien kommend, in der gesamten westlichen Welt durchgesetzt, sei es in öffentlichen Gemeinschaftssaunen oder im eigenen Heim.

Die Sauna ist ein „trockenes" Bad in heißer Luft, das durch die geringe Luftfeuchtigkeit (ideal wäre 5–10%, praktisch 15–20%) im Temperaturbereich von 60–90 °C gut vertragen wird.

Durch einen Aufguß wird die Luftfeuchtigkeit als Folge eines Dampfstoßes vorübergehend erhöht. Dem Aufgußwasser wird ein Konzentrat zugesetzt, das vornehmlich Koniferenextrakte (aus Fichten, Kiefern oder Latschen) enthält. Diese sind reich an etherischen Ölen, die das Durchatmen erleichtern und gegen Erkältung vorbeugen.

Vom gesundheitlichen Standpunkt sollte man Übertreibungen vermeiden, was sowohl überhöhte Temperaturen, zu intensive Aufgüsse oder zu viele Saunagänge betrifft. Nur wer sich in der Sauna wohlfühlt, sollte sie benutzen.

Das Saunen ist keine Abmagerungskur. Der Körper verliert nur Wasser, ein Verlust, der bei schnellstmöglicher Gelegenheit wieder kompensiert wird. Neben dem Wasserverlust tritt auch eine Ausscheidung von Körpersalzen auf, die ausgeglichen werden müssen.

Die Sauna bietet eine „porentiefe" Reinigung, eine Entschlackung und Anregung des Stoffwechsels. Vor allem in der Haut findet ein gesteigerter Stoffumsatz statt.

Nachbehandlung

Durch einen (intensiven) Wasch-, Bade-, Dusch- oder Sauna-Vorgang kommt es zu einer Verschiebung der Eigenschaften in den oberen Hautschichten:

- Verlust von Feuchtigkeit
- Verlust von Hautlipiden
- Herauslösen von feuchtigkeitsbindenden Substanzen (NMF)
- Verquellung der oberen Epidermisschichten
- Eventuelle Verschiebung des pH-Wertes

Bereits bei den Griechen in der Antike mit ihrem ausgeprägten Hygienebewußtsein gehörte das abschließende „Salben" zum festen Bestandteil ihres Reinigungsrituals.

Nach der Reinigung gilt es, den Hydrolipidfilm wieder herzustellen bzw. seine Neubildung zu unterstützen und des weiteren, feuchtigkeitsbindende Substanzen zuzuführen. Doch sollten alle Körperpflegemittel erst nach dem Abkühlen des Körpers aufgetragen werden. Ob Cremes oder milchige Emulsionen – sie haben die Aufgabe der Wiederherstellung der Schutzfunktion der Epidermis. Sie geben der Haut wieder Glätte und Geschmeidigkeit.

Im Grunde erfüllen alle feuchtigkeitsspendenden Cremes und Milche ihren Zweck. Wegen der Verteilbarkeit dürften Cremes eher für die Gesichtspflege, milchige Lotionen für die Körperpflege in Betracht kommen. Die Auswahl sollte sich nach dem Hautzustand richten, was insbesondere für die trockene Haut gilt. Von den beiden Emulsionsformen O/W und W/O ist die letztere die wirkungsvollere, ebenfalls besonders für die sebostatische Haut geltend: Sie gibt ihr nicht nur Feuchtigkeit, sondern überzieht die Haut mit einem dünnen Fettfilm.

Neben der Gesichtspflege legen vor allem Frauen Wert auf eine Körperlotion. Sie sollte möglichst im Duft ihrem Lieblingsparfüm entsprechen.

Einer gewissen Beliebtheit erfreuen sich auch Öle zur Nachbehandlung der Haut. Die Haut fühlt sich glatter und geschmeidiger an. Naturgemäß können Öle außer Fett aber keine Feuchtigkeit und keine wasserlöslichen Substanzen (somit auch keine NMF) vermitteln.

Manche Personen bevorzugen alkoholhaltige Lotionen oder Gele wegen ihres Kühleffekt. Aus Pflegegründen sollte aber anschließend eine Emulsion aufgetragen werden.

Die geforderte Pflege nach der Reinigung ist kein Luxus, sondern sie sollte vielmehr dem Endverbraucher als Schutz für die strapazierte Haut ins Bewußtsein gebracht werden.

2.2.3 Tonisierung

Nach der Gesichtsreinigung wird das Auftragen eines **„Gesichtswassers" („Tonikum")** empfohlen. Es bezweckt eine
● Erfrischung durch die Verdunstungskälte
● Belebung der Haut auf Grund besserer Durchblutung
● Entfernung von Resten der Reinigungsmilch
● Zusammenziehung der Poren

Außer Wasser enthalten die meisten tonisierenden Mittel Alkohole, die zusätzlich desinfizieren. Der Alkoholgehalt sollte 15% nicht überschreiten. Als Zusätze kommen Kampher (durchblutungsfördernd) und Menthol (kühlend) sowie adstringierende Pflanzenauszüge in Betracht. Feuchthaltemittel wie Glycerol oder Propylenglykol können eingesetzt werden. Auch alkoholfreie Gesichtswässer sind auf dem Markt.

2.2.4 Pflege im engeren Sinne

Voraussetzung ist eine saubere und damit aufnahmebereite Haut. Aufgabe der Pflegepräparate ist die

● Vermeidung der Austrocknung der Haut
● Erhaltung einer gesunden Hautbeschaffenheit
● Unterstützung wichtiger Hautfunktionen
● Rückführung in den Normzustand bei Hautstörungen
● Schutz vor aggressiven Umwelteinflüssen.

Von besonderer Wichtigkeit ist ein intakter Hydrolipidfilm und ein ausgeglichener Feuchtigkeitsgehalt der Haut.

Die übliche Unterteilung in Tages- und Nachtcremes ist im Grunde überaltert. Eine viel glücklichere Gliederung ist die nach dem zu behandelnden Hautzustand. Es ist nicht einzusehen, daß eine fette Haut nur wegen der Uhrzeit nun auch noch mit einer fetten Nachtcreme behandelt werden soll (was sicher als „Kunstfehler" betrachtet werden kann) und umgekehrt.

Kommt der Verbraucher mit einer Creme nicht zurecht, so sollte nicht nur das Produkt, sondern auch der Emulsionstyp gewechselt werden. Leider wird dieser nur selten deklariert.

Pflege der fetten Haut

Bei der fetten Haut ist wichtig:
● Beruhigung der Talgdrüsen
● Weitgehende Entfettung
● Verhütung bakterieller Infektionen

Dementsprechend müssen die Präparate wie folgt aufgebaut sein:
● Lipidarm
● Einbau entfettender Substanzen
● Zugabe eines Überschusses an Emulgator, um den vermehrten Talg als Emulsion abzulösen
● Weitgehender Verzicht auf W/O-Cremes (Nachtcremes)
● Alkoholhaltige Gesichtswässer

Pflege der trockenen Haut

Bei der trockenen Haut ist wesentlich:
● Steigerung des Feuchtigkeitsgehaltes
● Erhöhung des Wasserbindevermögens (NMF)
● Regeneration des Hydrolipidfilms der Epidermis
● Zu Reinigungszwecken ausschließliche Anwendung von Reinigungsmilch und alkoholfreier Gesichtswasser.

Die Präparate bedürfen deshalb folgenden Aufbaus:
● Verwendung lipidreicher Rohstoffe
● Einbau von Feuchtigkeitsspendern
● Vermeidung jeder Form von austrocknenden Substanzen

Bezeichnungen wie Tagescreme, Nachtcreme usw. haben sich fachlich und auch beim Verbraucher durchgesetzt und sollen deshalb (trotz einiger Einschränkungen) entsprechend besprochen werden. Einschränkungen deshalb, weil man sehr stark differenzieren müßte. Die gewählten Bezeichnungen richten sich nach der Tageszeit und kommen dem Verbraucher entgegen (wer möchte schon mit einer durch Nachtcreme glänzenden Haut den Tag verbringen?). Richtiger wäre bei der Nomenklatur den Hautzustand zu berücksichtigen (z. B. bei trockener Haut . . .) und/oder das herrschende Klima in Betracht zu ziehen. (Während der „austrocknenden" Wintermonate müßten andere Präparate als im Sommer angewendet werden. Die Folge wären saisonal bedingte Artikel). Wenn man so will, stellen die jetzigen Bezeichnungen einen Kompromiß dar.

Tagescremes

Die Tagescremes, bei Einsatz ausreichender Mengen an feuchtigkeitsbindenden Substanzen auch als **„Feuchtigkeitscremes"** bezeichnet, sind vom Typ her O/W-Emulsionen. Hierdurch sind sie leichter abwaschbar, lassen sich gut verteilen und hinterlassen einen weniger fetten Glanz. Auch als Make-up-Unterlage sind sie sehr geeignet. Eine gute Konservierung ist zwingend notwendig. Als Standardtyp galten lange die Stearatcremes, die als besonderes Kennzeichen ein perlglanzartiges Aussehen zeigten. Firmen, die die Tagescremes nach Hauttypen differenzieren, verwenden für die Creme „für die trockene Haut" jedoch W/O-Emulsionen oder zumindest stark überfettete O/W-Cremes. Wird nicht besonders deklariert, so sollten bei trockener Haut und bei Kälte auch am Tage W/O-Cremes verwendet werden.

Für das Gesicht empfehlen sich Produkte mit Feuchthaltesubstanzen wie Kollagene und/oder Natural moisturizing factors.

Der Schutz vor den schädlichen Einflüssen der Sonnenstrahlen wird immer aktueller. Da die einfallenden Lichtquellen sich summieren, auch in der nicht sonnenreichen Jahreszeit, setzen viele Hersteller in ihren Tagescremes Lichtschutzfiltersubstanzen mit Breitbandwirkung ein, um vorzeitiger Lichtalterung vorzubeugen.

Obwohl Tagescremes weniger für die Haut „bringen", werden sie vom Verbraucher oft bevorzugt. Die Wasserabgabe zeitigt einen Kühleffekt.

Nachtcremes

Bei den Nachtcremes handelt es sich zumeist um W/O-Typen. Sie sind also fetter eingestellt als die Tagescremes und wirken auch so. Personen mit sehr fetter Haut sollten sie deshalb meiden und auch „nachts" auf fettärmere Zubereitungen übergehen. Für die trockene Haut sind sie wirkungsvoller, da die Emulsion die Hornschicht mit einem stärker schützenden Fettfilm überzieht, der eine Wasserabgabe vermindert.

Nachtcremes haben fettigen Griff und lassen auf der Haut einen mehr oder weniger starken Fettglanz zurück. Aus Scheu vor ihm erfolgt ihr Einsatz weitgehend nachts.

Für Nachtcremes haben sich auch die Be-

Haut/Pflege

2

zeichnungen „**Aufbaucremes**" und „**Nährcremes**" eingebürgert. Letzteres ist falsch, da eine „Ernährung" der Haut von außen nicht möglich ist, zumal die äußeren, leichter erreichbaren Schichten sowieso tot sind. Die Ernährung der Haut erfolgt von innen über die Blutgefäße, wobei die Haut eine ausgesprochene Luxusdurchblutung besitzt. Hinzu kommt, daß die Nährstoffe, die die lebenden Hautzellen benötigen (Zucker, Aminosäuren, Salze), wasserlöslich sind und schwer durch die Haut penetrieren würden.

Auch der Ausdruck „**Regeneration**" ist in diesem Zusammenhang wenig angebracht. Über die Zellteilung in der Keimschicht regeneriert die Haut ständig sich selbst und erneuert somit auch ihre (abgestoßenen) Zellen.

Aufbaucremes (und Allzweckcremes) sollten immer sanft eingeklopft oder verrieben werden. Ein Reißen der Haut ist in jedem Fall zu vermeiden.

Allzweckcremes
Für Allzweckcremes werden vorwiegend W/O-Emulsionen eingesetzt, die zur Pflege besonders strapazierter Haut dienen sollen. Sie schützen vor Witterungseinflüssen und enthalten dementsprechend Kohlenwasserstoffe (Vaseline, Paraffin) und wasserabweisende Bestandteile (Silikone). Eine Differenzierung nach Hauttypen entfällt, da sie für den ganzen Körper und die ganze Familie geeignet sind. Nach dem Waschen machen sie die Haut glatt und geschmeidig.

Feuchtigkeitsemulsionen
Der Feuchtigkeitsgehalt der Hornschicht (10–20%) ist ein wichtiger Faktor für das Aussehen der Haut und ihren Zustand. Mit einem Wasserverlust steigen Rauhigkeit und Sprödigkeit der Haut proportional an, ebenso verringert sich die Elastizität. Der Hydrationsgrad schwankt zwischen Feuchtigkeitsverlust (Transpiration) und

Feuchtigkeitsaufnahme (aus der Umgebung). Intensives Einwirken von Wasser (gegebenenfalls in Verbindung mit Tensiden) führt zu einem Verlust an wasserbindenden Substanzen der Hornschicht, den sog. „**Natural moisturizing factors**" **(NMF),** die für das Wasserbindevermögen des stratum corneum grundlegende Bedeutung haben. Möglichkeiten zur Erhöhung der Hornschicht-Hydration wären demnach:

● Abdeckung (meist durch Lipide)
● Einemulgierung von Wasser
● Einsatz bestimmter Wirkstoffe oder Wirkstoffkomplexe

Zum Einsatz in Feuchtigkeitsemulsionen kommen nachgestellte NMFs oder auch deren Einzelsubstanzen in Betracht, z. B.:
● **Glycerol,** das schon seit langer Zeit als Feuchthaltemittel benutzt wird (schon unsere Großeltern verwendeten „Glycerin"lösungen gegen rauhe und rissige Hände). Wegen der starken hygroskopischen Eigenschaften und seiner damit verbundenen hautaustrocknenden Wirkung ist allerdings hochprozentiges Glycerol ungeeignet.
● **Harnstoff** gilt als der am meisten verwendete und am besten untersuchte Moisturizer.
● **Kochsalzlösungen** zeigen mehrprozentig ebenfalls eine verstärkte Hydrationsfähigkeit.
● **Mucopolysaccharide**
● **Natriumpyrrolidoncarbonsäure**
● **Natriumlactat**
● **Pflanzenextrakte,** z. B. Aloe vera
● **Kollagen**

Die Feuchtigkeitssubstanzen sind nicht nur für den Hydrationsgrad der Haut von Interesse, sondern haben auch galenische Bedeutung, da es bei ihrem Fehlen in wasserhaltigen Rezepturen zu einem Austrocknen der Grundlagen (Vehikel) kommen kann. In den entsprechenden Vorschriften setzt man deshalb Glycerol, Sorbit, Propylenglykol oder Natriumlactat ein.

Feuchtigkeitsemulsionen sollten besonders dann verwendet werden, wenn die Haut durch Umwelteinflüsse zum Austrocknen neigt. Das ist außer in den Wintermonaten z.B. bei ausgedehnten Sonnenbädern (auch Solarien!) der Fall.

Das Wasser in der inneren Phase der W/O-Emulsionen kann auch beim Brechen auf der Haut kaum verdunsten, wodurch sich bei diesem Emulsionstyp hinsichtlich der Feuchtigkeitszufuhr stärkere Effekte erwarten lassen als bei O/W-Emulsionen. Die Okklusionswirkung steigert die Hydratisierung.

Art und Zusammensetzung der Emulgatoren spielen ebenfalls eine Rolle.

Feuchtigkeitscremes sollten nicht zu sparsam aufgetragen werden. Der Überschuß kann nach einigen Minuten mit einem Kosmetiktuch abgetupft werden. Es resultiert ein gut aussehender matter Schimmer.

Gesichtspackungen und Gesichtsmasken

Ist eine besonders intensive Hautpflege beabsichtigt, so bedient man sich der Packungen und Masken. Sie werden warm oder kalt auf die Gesichtshaut aufgetragen und nach einer gewissen Einwirkzeit (15 bis 30 Minuten) wieder entfernt. Beide bleiben also nur eine beschränkte Zeit auf der Haut. Infolgedessen müssen die Wirkstoffkonzentrationen wesentlich höher sein als in anderen Pflegemitteln. Allen Zubereitungen können zweckgebundene Zusätze beigemengt werden. In der Wirkungsweise brauchen zwischen Masken und Packungen keine Unterschiede zu bestehen. Die Abstimmung auf den Hauttyp ist auch hier angebracht.

Packungen sind weiche, mit Wasser abwaschbare Zubereitungen, die auch nach dem Antrocknen porös bleiben. Sie enthalten oft O/W-Emulsionen mit einem Emulgator-Überschuß zu Reinigungszwecken, Gelbildner oder Verdickungsmittel und je nach Verwendungszweck entsprechende

Stoffe mit adstringierender, reizlindernder, anregender oder feuchtigkeitsspendender Wirkung. Packungen sind besonders für trockene Haut geeignet. Bei fettiger Haut können lipidadsorbierende Stoffe eingearbeitet sein (Zinkoxid, Kieselgur, Kaolin, Heilerde u.a.).

Masken werden dagegen hart, schließen die Haut luftdicht ab und können nach dem Trocknen als Film abgezogen werden. Zur Filmbildung enthalten sie Polyacrylate, Cellulosederivate, Hydrokolloide u.a. Masken straffen die Haut und verengen die Poren. Sie können die gleichen Wirkstoffe wie die Packungen enthalten. Einige Beispiele seien genannt:

„Erfrischungsmasken" bewirken durch Wasserbindung und verbesserte Durchblutung eine Aufquellung der Haut, wodurch diese straffer wird, jedoch klingt das frischere Aussehen nach einigen Stunden ab. (Die Gesichtsmaske für den „besonderen" Abend.)

„Creme-Masken" werden als Creme in relativ dicker Schicht auf dem Gesicht verteilt, wodurch es zu einer Okkulsion mit verstärkter Hydration der Hornschicht kommt. Nach etwa 20 Minuten wird mit Wasser abgespült.

„Aufbau-Masken" („Regenerationsmasken") sollen durch spezielle Zusätze (Kollagen, Elastin, Organ- und Pflanzenextrakte) eine Anregung von Stoffwechselvorgängen bewirken und zur Vorbeugung gegen Falten dienen.

„Film-Masken" sind meist transparente Zubereitungen aus organischen hydrophilen Stoffen, die sich mit Wasser zu einem Gel verarbeiten lassen. Nach dem Auftragen und Antrocknen zieht man den Film ab, in den Verunreinigungen eingeschlossen und damit entfernt werden.

Packungen und Masken werden in Kosmetik-Instituten und auch in Haushalten oft selbst hergestellt, vor allem, wenn es um die Verwendung frischer Inhaltsstoffe geht, z.B. Gurken-Masken.

Bei entzündeter und sensibler Haut sollten Masken gemieden oder zumindest mit Vorsicht angewendet werden, da zusätzlich Reizwirkungen auftreten können. Für sehr trockene Haut wird man Creme-Masken bevorzugen. Ebenso verbietet sich durch den intensiven Effekt der tägliche Gebrauch.

2.2.5 Augen-Pflege

Das Auge dient der Aufnahme von Licht- und Farbreizen. Zum Schutz dienen mehrere sinnvolle Einrichtungen: Ablaufender Stirnschweiß und herabrinnendes (Regen)-wasser werden von den **Augenbrauen** abgeleitet (die frühere Mode der Rasur war somit biologisch unsinnig. Störende Härchen werden vielmehr mit einer Pinzette gezupft). Die **Augenlider** bedecken nach innen mit ihrer Schleimhaut **(Augenbindehaut)** einen Teil des Augapfels und sind nach außen mit **Wimpern** als Staubfilter besetzt. Die **Tränendrüsen** liegen hinter dem oberen Augenlid, das durch seine Bewegung das salzige Sekret der Drüsen über das Auge verteilt und die Hornhaut feucht erhält. Bei einem gegebenen pH-Wert der Tränenflüssigkeit von etwa 7,5 ist der Toleranzbereich des gesunden Auges mit pH 7 bis 9 relativ klein.

Die Verträglichkeit von Kosmetika am Auge ist von besonderer Bedeutung. Die Region ist durch eine relativ dünne Haut und durch die Schleimhaut empfindlich. Abgesehen von einer sorgfältigen Formulierung der Produkte ist die richtige Anwendung ebenso wichtig. Besonders gefährdet ist der Lidrand. Die Prüfung der Augenschleimhautverträglichkeit erfolgt am Kaninchenauge **(DRAIZE-Test).**

Das Auge muß wegen seiner Wichtigkeit vor allen Umweltgefahren geschützt werden. Neben möglichen mechanischen Einwirkungen ist ein Schutz vor einem Zuviel an Sonnenstrahlen unbedingt notwendig, da unangenehme Irritationen auftreten können (Konjunktivitis, Schneeblindheit). Ein Tragen von UV-absorbierenden Sonnenbrillen (Gletscherbrillen) ist sehr zu empfehlen. Solche gereizten Schleimhäute sind dann auch gegen „einwandfreie" Kosmetika überempfindlich. Das gilt nicht nur für Pflege-Cremes und Lotionen, sondern auch für Shampoos und insbesondere für Make-up-Produkte.

Die Augenpflege umfaßt die der Lider, der Wimpern und der Augenbrauen. Die Pflegepräparate werden vom äußeren Augenwinkel zur Nasenwurzel hin mit den Fingerspitzen leicht eingerieben. Das Oberlid sollte nicht vergessen werden.

Ein Teil der am Auge verwendeten Produkte sind der dekorativen Kosmetik zuzurechnen (z. B. Augenbrauenstifte, Maskaras, Lidschatten-Präparate).

Augen(falten)-Cremes. Die Augencremes stellen eine sinnvolle Ergänzung der Systempflege dar. Sie dienen dem Schutz und der Pflege des empfindlichen Augenbereichs. Sorgfältige Auswahl der Rohstoffe und der Konservierung vermeiden Irritationen und das „Kriechen in die Augen". Eine leichte Konsistenz und Verteilbarkeit vermeidet beim Auftragen das „Zerren" an der Haut.

Augen-Spülungen und -Kompressen. Sie werden bei übermüdeten Augen und Bindehautreizungen angewendet. Beliebt sind für sie Pflanzenextrakte wie Kamille, Fenchel oder Augentrost (nomen est omen).

2.2.6 Lippen-Pflege

Während immer mehr Menschen ihre Gesichts- und Körperhaut pflegen, werden die Lippen oft vernachlässigt und sind somit ungeschützt den Umwelteinflüssen ausgesetzt. Dieses Faktum erscheint um so interessanter und wichtiger, als die Lippen einen anderen anatomischen Aufbau als die Haut besitzen.

An den Körperöffnungen, wie auch am Mund, geht die Haut kontinuierlich in Schleimhaut über. Sprechen wir von „Lippen", so meinen wir das **„Lippenrot"** als Übergangszone zwischen Haut und (Mund)schleimhaut.

Das Lippenrot besitzt **keine Talgdrüsen,** die Oberfläche ist praktisch fettfrei. Dieser Lipidmangel ist einer der Gründe für die Neigung zum Austrocknen.

Die Lippen besitzen ferner **keine Schweißdrüsen.** Sie werden hauptsächlich durch den Mundspeichel feucht gehalten. Viele Menschen haben zudem die Angewohnheit, ihre Lippen öfters mit der Zunge anzufeuchten. Da trockene Lippen auch sehr rissig sind, können Fremdstoffe leicht eindringen und zusätzlich reizen.

Die Haut des Lippenrots zeichnet sich durch eine **dünne Hornschicht** aus, sie wirkt daher transparent. Die Keimschicht ist stark entwickelt, enthält aber **wenig Melanin.** Das Corium schiebt die Bindegewebspapillen mit ihrer guten Durchblutung bis dicht unter das Epithel vor, was die rote Farbe der Lippen bewirkt (= Lippenrot).

Im Gegensatz zur Haut können die Lippen sich nicht durch eine Verdickung der Hornschicht („Schwiele") schützen. Da sie wenig **Melanin** besitzen, können sie auch **keine Pigmentierung** aufbauen. Sie sind daher den ultravioletten Strahlen gegenüber recht empfindlich. Gefährdet sind insbesondere Personen mit Neigung zu Herpes simplex.

Die gesteigerte Sensibilität gegen Umwelteinflüsse wird zusätzlich durch klimatische und jahreszeitliche Faktoren begünstigt. Abgesehen von UV-Einstrahlungen, zu denen die austrocknende Wirkung des Infrarots hinzukommt, ist die Gefahr in den Wintermonaten wegen der geringen Luftfeuchtigkeit am größten (Aufspringen der Lippen).

Die Pflege der Lippen dient somit

● der Erhaltung der gesunden Beschaffenheit
● dem Schutz vor äußeren Einflüssen
● der Normalisierung von negativen Einflüssen
● der Aufrechterhaltung des Feuchtigkeitsgehaltes.

Die Lippenpflegestifte haben wie die gefärbten Lippenstifte eine bereits bewiesene Wirkung in der Vorbeugung der Karzinogenese.

Die Herstellung der Lippenpflegestifte ist galenisch schwierig, was schon aus den

Tab. 2.7 Anforderungen an einen Lippenpflegestift

Konsistenz des Stiftes (Galenik)
● Temperaturbeständigkeit (bis 50°C), Formbeständigkeit
● Bruchfestigkeit (aber nicht zu hart)
● Stift darf nicht schwitzen
● Stift darf nicht beschlagen
● Homogener Stift, evtl. Glanz
● Lagerfähigkeit (keine Ranzidität)
Aufgabe des Stiftes
● Guter Schutzeffekt
● Feuchthaltung der Lippen
● Beseitigung rissiger Lippen
● Glättung und Geschmeidighaltung
● Lichtschutz (möglichst deklariert)
Verbraucheransprüche
● Verbrauchergerechte Form
● Kein „Schmieren" (nicht zu weich)
● Thixotropie zum bessern Auftragen
● Kein zu starker Abrieb
● Verleihung (nicht zu starken) Glanzes
● Lange Haftung
● Angenehmer Geruch und Geschmack

Haut/Pflege

2

Anforderungen an sie hervorgeht (Tab. 2.7). Auch der Verbraucher stellt die unterschiedlichsten Ansprüche.

Lippenpflegestifte gleichen in Konsistenz und Rohstoffen weitgehend den gefärbten Lippenstiften, die der dekorativen Kosmetik zuzurechnen sind. Die Pflegestifte enthalten aber meist keine Färbemittel und oft kein Parfum.

Die Grundmasse besteht aus einer Wachsphase, die die Konsistenz und den Schmelzpunkt (ca. 65–70 °C) bestimmt, und zu etwa 70% aus einer Fettphase.

Die Wachsphase kann enthalten: Carnaubawachs (zur Schmelzpunkterhöhung, guter Glanz), Bienenwachs (erhöhte Stabilität, verhindert das Ausschwitzen von Öltröpfchen), ferner Candelillawachs, Ozokerit, Ceresin, Wollwachs, Cetylalkohol.

Die Fettphase (auch Ölphase genannt) besteht zumeist aus: Rizinusöl (geschmeidige Zähigkeit), flüssiges Paraffin (Glanz), Isopropylmyristat und -palmitat (leichtere Auftragsfähigkeit), ferner synthetische Triglyceride, flüssige Wollwachsderivate usw.

Die in Klammern gesetzten Hinweise sind nur Anhaltspunkte, denn erst die Kombination der Stoffe ergibt den guten Stift.

Die Ölphase dient bei den gefärbten Lippenstiften hauptsächlich der Lösung oder Dispergierung von (Eosin)farbstoffen.

An die gesundheitliche Unbedenklichkeit von Lippenstiftmassen werden hohe Anforderungen gestellt.

Anwendungs- und Pflegeeigenschaften der Lippenstifte werden z. B. durch Bestimmung des Lipidfilms auf den Lippen und des transepidermalen Wasserverlustes untersucht. Die Bestimmung der Höhe des Lichtschutzfaktors erfolgt entsprechend der anderer Kosmetika (nach DIN 67 501).

2.2.7 Nagel-Pflege

Nägel sind Anhangsgebilde der Haut und stellen durchscheinende, gebogene Hornplatten auf den Streckseiten der Endglieder dar (Abb. 2.11). Ihre Aufgabe besteht im Schutz der sensiblen Nervenendigungen der Finger- und Zehenspitzen und in der Unterstützung ihrer Greiffähigkeit. Ihre Pflege wird jedoch oft weniger beachtet. Das drückt sich auch darin aus, daß man, wenn man von Nägeln schlechthin spricht, die Fingernägel meint und erst sekundär an

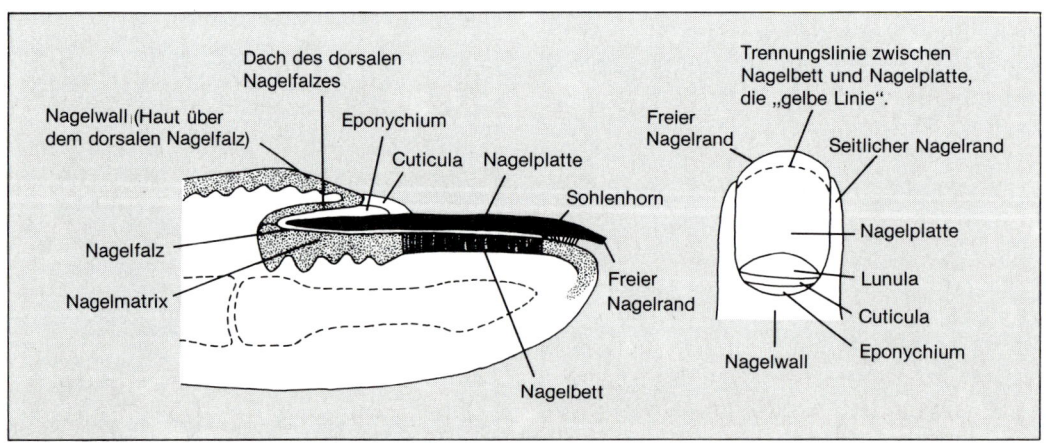

Abb. 2.11: Schematische Darstellung eines Nagels (Fey/Otte S. 177)

die Fußnägel denkt. Die Nagelpflege ist nicht nur eine kosmetische, sondern auch eine hygienische Frage und damit eine Aufgabe der Gesundheitspflege.

Wie die Nägel geschnitten, gepflegt und auch geschmückt werden, ist sowohl von der jeweiligen Kultur als auch vom betreffenden Individuum abhängig. Aus Form, Farbe und Länge (besonders der Fingernägel) lassen sich zuweilen sogar Rückschlüsse auf die Persönlichkeit ziehen.

Zwischen Hand- und Fußnägeln bestehen weder in der Entwicklung noch im Aufbau oder in der Zusammensetzung Unterschiede, wohl aber in der Größe an den einzelnen Gliedern. Die Menschen der negroiden Rasse haben pigmentierte Nägel, die der weißen (kaukasischen) Rasse sind farblos. Die rosige Tönung entstammt der guten Durchblutung, die durch die Nagelplatte scheint. Im Bereich des Möndchens (Lunula) ist die darunter liegende Haut dünner und gefäßärmer, daher erscheint sie heller.

Nagelmatrix und Nagelbett werden reichlich mit Blut versorgt. Der einmal gebildete Nagel wächst das ganze Leben lang gleichmäßig mit einer Wachstumsrate von 0,5–1,0 mm pro Woche. Diese ist jedoch unterschiedlich: Die Fingernägel wachsen schneller als die Fußnägel, im Sommer stärker als im Winter. Auch das Wachstum an den einzelnen Gliedern differiert. (Am stärksten am Mittelfinger, am schwächsten am kleinen Finger. Die Fußnägel korrespondieren.)

Da die Keimschicht des Nagels sehr aktiv ist, ist sie auch gegen schädigende Einflüsse sehr empfindlich.

Die Pflege der Nägel ist für das Aussehen und die Funktionsfähigkeit von großer Bedeutung. Außer dem Schneiden werden sie zumeist dekorativ behandelt. Die Sorgfalt schließt immer mehr die Beachtung der Zehennägel ein (Zunahme der Mode des unbekleideten Fußes).

Der Ausdruck **„Maniküre",** der ja wörtlich „Hand"pflege bedeutet, hat sich für die Pflege und dekorative Gestaltung der Nägel (analog zur **„Pediküre")** durchgesetzt. Bei der Pediküre wird die Entfernung lästiger Hornhaut, sogar der Hühneraugen, begrifflich mit einbezogen.

Der Arbeitsgang einer einfachen Maniküre sieht in Kurzform wie folgt aus: Entlacken der Nägel / Feilen / Erweichen der Nagelhaut / Einfetten und Zurückschieben der Nagelhaut / Entfetten / Entfernen verhornter Teilchen / Säubern der Nägel / Auftragen von Nagellack.

Für Pflege und Gesunderhaltung ist folgendes zu beachten:

● Die Nagelhaut sollte nicht geschnitten, sondern mit einem weichen Instrument (Kunststoff, Holz, Gummi oder auch mit einem Handtuch) nach dem Waschen zurückgeschoben werden. Verletzungen und mögliche Infektionen werden so vermieden. Nach der Behandlung sind der Nagel, Nagelwall und Nagelhäutchen mit einer W/O-Creme einzufetten.

● Das Beschneiden der Nägel geschieht mit Nagelscheren oder Nagelzangen, wobei die Ränder mit einer Nagelfeile oder Schleifpapier geglättet werden. Die Zehennägel sind gerade abzuschneiden (um ein Einwachsen zu verhindern). Das Feilen der Nägel erfolgt in hartem, trockenem Zustand.

● Das Nagelhäutchen, das die Nageloberfläche schützt, darf nicht, z. B. durch Abschaben, geschädigt werden. Das Häutchen ist für den „gesunden" Nagel verantwortlich.

● Auch Tenside stellen eine Gefahr für den Nagel dar. Nach jedem (intensiven) Waschvorgang sollten die Nägel gut getrocknet und eingefettet werden.

● An einen Befall mit Pilzen ist zu denken. Sauberkeit und Pflege sind eine gute Präventive.

● Splitternde Nägel sind entweder die Folge von unsachgemäßer Behandlung (Maniküre) oder von zu langen Nägeln in Abhängigkeit von der Qualität des Nagels. Auch in falscher Ernährung ist möglicherweise ein Grund zu suchen.

Nagelcremes dienen (wie **Nagelöle**) der Behandlung trockener oder rissiger Nägel. Als Härter fungiert oft ein Zusatz von Alaun-Salzen.

Nagelhärter benutzt man zum Härten weicher oder brüchiger Nägel. Entweder enthalten sie Formalin oder Alaune oder der Nagel wird mechanisch durch Nitrozelluloselacke (mit Zusätzen von Polyacrylaten, Polyamiden oder Polyestern) in Form eines festen Überzuges geschützt. Einen stabilisierenden Film bilden ebenfalls ungesättigte, trockene Öle.

Präparate zur Verschönerung der Nägel sind der dekorativen Kosmetik zuzurechnen, so Nagellack, Nagellackentferner, Nagelbleichpräparate, Nagelpolituren, Nagelweißstifte u. a.

Zu erwähnen bleibt noch die stark in Mode gekommene Verwendung künstlicher Nägel (**„Nail design"**). Sogar ein neuer Berufszweig entwickelte sich (**„Nail designer"**) in eigenen **„Nail-studios"**.

2.2.8 Fuß-Pflege

Der Fuß besteht aus 28 Knochen (ein Viertel aller menschlichen Knochen sind Fußknochen!), 19 Muskeln und 107 Bändern, die uns Stehen (Gleichgewichtsbalance), Gehen, Laufen und Springen ermöglichen. Außerdem tragen die Füße unser ganzes Körpergewicht. Bei einer geraden Haltung verteilt es sich zu 90% auf das Fersenbein und zu 10% auf den Ballen und die Zehen.

Rund 160 000 km legt der Mensch in seinem Leben zurück, d. h. viermal tragen uns unsere Füße um den Erdball. Jeder Fuß muß beim Gehen bis zu 50 mal pro Minute den Stoß der Körpermasse abfangen.

Von der Natur sind die Füße zum Barfußgehen auf unebenem Boden bestimmt.

Um das Nachgeben der Bänder zu verhindern, müssen auf Grund der zivilisatorischen Entwicklung der harten Böden zunächst einmal die „richtigen" Schuhe benutzt werden. Bei Nichtbeachtung entsteht der „Spreiz"- oder „Knickfuß", dem „Senkfuß", „Plattfuß" oder gar „Hohlfuß" folgen.

Wenn Fußprobleme vorliegen, sind sie in den wenigsten Fällen angeboren. Ihre Ursache haben sie im Schuhwerk (zu eng, zu hohe Absätze, zu harte Sohlen) und in mangelnder Hygiene, oft mit Pilzbefall verbunden.

Zur Vorbeugung (und sicher auch zur Therapie) dienen neben den Schuhen die tägliche Fußgymnastik, die Fußmassage und eine systematische Fußpflege.

Der Fuß gehört jedoch nicht nur zu den besonders strapazierten, sondern auch zu den vernachlässigten Körperteilen. Bei der Belastung (häufig auch Überlastung) ist es erstaunlich, daß dem Fuß nicht wenigstens die gleiche Pflege zuteil wird wie dem übrigen Körper.

Jedoch: Wer keine Beschwerden hat, verwendet selten Fußpflegemittel. Erst wenn solche Schwierigkeiten auftreten, wird ganz gezielt nach einem Mittel zur Linderung gesucht. Der häufige Einsatz von Fußpflegemitteln bei älteren Menschen läßt darauf schließen, daß Pflegepräparate überwiegend als Mittel gegen Fußbeschwerden verstanden werden.

Solche Probleme können sein: Müde, geschwollene (dicke) und kalte Füße, Brennen, Hornhaut und Schwielen, Hühneraugen, Druckstellen, Fußschweiß, Senkfuß und Plattfuß, Fußpilz u. a.

In diese Überlegungen wird oft das Bein mit einbezogen, bei den Vorbeugemaßnahmen ebenso wie bei der Anwendung der Präparate.

Die Gymnastik sollte eigentlich vorbeugend täglich durchgeführt werden. Sie umfaßt z. B. Greifübungen mit den Zehen und das Rollen des Fußes über einen Holzstab usw. Auch das Barfußgehen ist eine Form der Gymnastik und eine Wohltat für die Füße: Sind sie doch den größten Teil des Jahres „eingesperrt".

Die Fußmassage erfolgt zweckmäßig im Anschluß an ein Fußbad. Bei entsprechender Muskulatur wird immer von den Fußspitzen nach oben, d.h. zum Herzen hin (evtl. mit einem Öl) massiert.

Bei der **Fußpflege** ist klar zwischen der kosmetischen und der medizinischen zu unterscheiden. Die **kosmetische Fußpflege** sollte sich im wesentlichen auf die Pflege der Nägel und der Haut des gesunden Fußes beschränken. Alle Behandlungen krankhafter Erscheinungen gehören in die Hand des Facharztes. Ein besonderes Merkmal der kosmetischen Fußpflege ist, daß sie auch die dekorative Seite wie Lakkieren und Dekorieren der Nägel und das Anfertigen künstlicher Nägel umfaßt. Auch das Entfernen unschönen Haarwuchses am Bein wird dazu gerechnet.

Die wichtigste Maßnahme ist Sauberkeit. Jeden Abend sollten die Füße gründlich gewaschen werden. Empfehlenswert ist ein spezielles Fußbad bei 36–40 °C mit einer Dauer von etwa 15 Minuten. Auf keinen Fall sollte (alkalische) Seife verwendet werden, da diese die schon durch den Schweiß gequollene Haut weiter quellen läßt.

Fußpflegepräparate
Produkte zur Bekämpfung von Fußschweiß
Die **Fußsohle ("Planta")** besitzt mit Abstand die meisten Schweißdrüsen (690 Ausführungsgänge pro cm^2) der Haut-Oberfläche mit einer mittleren Leistung von 0,003 mg/min. Diesem Zahlenfaktor kommt als Feuchtigkeitsspender in Korrelation zu der überproportionalen Dicke des Stratum corneum eine besondere Bedeutung zu.

Die ekkrinen Schweißdrüsen beginnen bei einer Temperatur über 31 °C tätig zu werden. Der Temperaturanstieg wird durch die Synthetics von Strümpfen und durch enges, schlecht luftdurchlässiges und nicht aufsaugendes Schuhmaterial (Kunstleder, Gummi) begünstigt. Durch den Verdunstungsstau entsteht ein feuchtwarmer Treibhaus-Effekt („Feuchte Kammer"), der die schweißzersetzenden Bakterien begünstigt.

Der frische Fußschweiß ist geruchlos und besteht zu 99% aus Wasser und zu 1% aus anorganischen und organischen Substanzen. Dieses eine Prozent enthält jedoch leicht zu oxidierende Fettsäuren, Skatol und Stoffe mit Sulfhydrilgruppen (Mercaptane) u. a.

Die bei der bakteriellen Zersetzung auftretenden Spaltprodukte sind die eigentliche Ursache des üblen Geruchs. Hieraus resultieren besonders unangenehme Schweißarten wie der **„Stinkschweiß" (Bromhidrosis)** oder der **„Farbschweiß" (Chromhidrosis).**

Aus kosmetischer Sicht können nur prophylaktische Mittel (Fußpflegepräparate) und Mittel zur Hygiene beigetragen werden. Denn eine gesunde und gepflegte Oberhaut mit Erhalt des Säuremantels und der richtigen Hydratation bedeutet beste Vorbeugung.

Zur Bekämpfung des Fußschweißes stehen eine Anzahl kosmetischer Mittel zur Verfügung:

Fußpuder
Als schweißaufsaugende Pudergrundlage dienen Zinkoxid, kolloidale Kieselsäure usw. Ferner adstringierende Mittel zur Hemmung der Schweißabsonderung (Aluminiumsalze, Alaun, Pflanzenextrakte), desinfizierende Zusätze (Kampfer, Salicylsäure, Borsäure) und Deodorantien (Hexachlorophen oder Dichlorophen), Menthol (kühlend).

Fußpudersprays
Sie erleichtern die Handhabung. Ihre Bestandteile entsprechen dem Puder, jedoch in feinerer Form.

Fußspray
Basis ist Alkohol, in dem desodorierende Stoffe (Hexachlorophen, Dichlorophen) gelöst sind. Auch als Trockenspray mit der Wirkung eines Antitranspirants (Aluminiumverbindungen).

Fußbadesalze oder -Schaumbäder, ebenfalls mit adstringierenden und desodorierenden Zusätzen.

Kosmetische Mittel zur Verhütung von Fußpilzerkrankungen (Interdigitalmykosen)
Hefen und Pilze setzen sich in den Räumen zwischen den Ansätzen der Zehen fest, wobei ihre Ansiedlung durch die feuchte Wärme (z. B. bedingt durch Schweißbildung) gefördert wird. Nach jedem Waschen sollten deshalb Füße und Zehenzwischenräume gut abgetrocknet werden.

Vorbeugend gegen Fußpilzerkrankungen wirken Undecylensäurederivate und Dichlorophen. Sie können in Pudern, Cremes, Sprays usw. eingearbeitet werden.

Produkte gegen Ermüdungserscheinungen
Außer Fußmassagen wirken hier inbesondere **Fußbäder.** Ihnen werden Badesalze, Badetabletten oder Badezusätze beigegeben.

Badesalze auf Basis parfumierter und gefärbter Salzgrundlagen haben die Aufgabe, das Wasser weich zu machen und Träger von Wirkstoffen zu sein. Zur Anwendung kommen besonders groß- und schön kristallisierende Salze (Natriumchlorid, Phosphate, Pyrophosphate, Borax, Natriumthiosulfat u. a.). Parfumiert werden sie oft mit Koniferennoten (Fichtennadelöl, Latschenkieferöl) oder mit anderen etherischen Ölen oder Parfums. Die Anfärbung erfolgt wegen der gelbgrünen Fluoreszenz meist mit **Fluoresceinnatrium.** Ein prikkelnd-angenehmes Gefühl erzeugen auf der Haut brausende Badesalze, die Kohlendioxid aus Natriumhydrogencarbonat und organischen Säuren (Wein-, Citronen- oder Adipinsäure) entwickeln. Eine ähnliche Wirkung ist von sauerstoffspendenden Salzen zu erwarten (Natriumperborat und organische Säure).

Badetabletten werden aus den Badesalzen im Großformat gepreßt. Sinngemäß entstehen auch hier **Sprudeltabletten.**

Badezusätze werden dem Badewasser meist in flüssiger Form zugegeben. Sie enthalten neben Tensiden die manigfachsten Substanzen, besonders gern Pflanzeninhaltsstoffe. Neben Duft und Farbe entwickeln sie eine anregende, adstringierende, erweichende, desinfizierende, durchblutungsfördernde und desodorierende Wirkung.

Allen Präparaten werden oft Menthol oder Campher wegen ihres Kühleffektes zugesetzt.

Mittel zur Hornhauterweichung
Eine Hornhaut entsteht durch Druck, wobei eine zu starke Bildung schmerzhaft sein kann oder zu Hautrissen führt. Sie muß deshalb regelmäßig entfernt werden.

Dies geschieht mechanisch durch Raspeln, Hobeln oder Schmirgeln. Wichtig ist, hinterher mit einer fetten Fußcreme die trockene Haut zu behandeln.

Ein **Hühnerauge (Clavus)** bildet sich ebenfalls durch Druck, wobei eine Hornschwiele entsteht, die zapfenartig nach unten wächst, wodurch die nervenreiche Lederhaut empfindlich schmerzt. Entfernt werden sie mit Hühneraugentinkturen (Alkohol- oder Etherlösungen von Collodium mit erweichenden Substanzen wie z. B. Salicylsäure), mit Hühneraugenpflastern, Hühneraugensalben u. ä.

Die Pediküre umfaßt im Prinzip ein Fußbad, Beseitigung der Hornhaut, Schneiden der Nägel, Entfernung der Nagelhaut (evtl. mit Nagelhautentferner) und möglichst auch eine Massage. Eine Nachbehandlung erfolgt mit fettenden und kühlenden Cremes, Balsamen, Gelen oder Lotionen. Zur Verschönerung kann ein Nagellack (erst nach dem Entquellen der Füße nach etwa einer Stunde) aufgetragen werden, der den gleichen Farbton wie die Fingernägel aufweisen sollte.

Die in der Fußpflege verwendeten kosmetischen Wirkstoffe umfassen nach dem Gesagten die unterschiedlichsten Stoffklassen zur Beeinflussung der verschiedenen Fußprobleme. Einige dieser Stoffgruppen sollen kurz genannt und für jede ein Beispiel gegeben werden:
● Adstringentien bewirken ein Zusammenziehen lebenden Gewebes oder eine Koagulation von Protein (Hamamelis).
● Ätzmittel dienen zur Entfernung toten Hautgewebes wie Hornhaut (Salicylsäure) oder Hühneraugen (Trichloressigsäure).
● Analgetika bringen gewisse Erleichterungen bei schmerzhaften Zuständen (Salicylsäureester).
● Anhydrotika unterbinden lokal übermäßige Schweißbildung (Aluminiumchlorhydrat).
● Deodorantien (Chlorhexidinsalze).
● Fungizide (Undecylensäurederivate).

Viele der Stoffe zeigen Mehrfachwirkungen.

Wenn auf das Problem der Fußpflege so ausführlich eingegangen wurde, so deshalb, weil es sich um ein z. T. vernachlässigtes Randgebiet der Kosmetik handelt. Dies ist um so bedauerlicher, weil nur etwa 12% unserer Bevölkerung „gut zu Fuß" sind, die anderen leiden gelegentlich bis häufig. Auch für den Markt muß sich eine enorme Reserve an Verwenderpotential errechnen.

2.2.9 Schützen der Haut

Zu einer erfolgreichen Pflege gehört ein guter Schutz. Je besser die Haut geschützt wird, desto weniger wird sie durch die Umwelt belastet.

Zusätzliches Schützen durch Kosmetika ist immer dann notwendig, wenn der Eigenschutz der Haut nicht ausreicht oder überfordert wird.

Der Schutz der Haut stellt oftmals auch einen Schild für den gesamten Organismus dar. Daher gilt es für die Haut, sie vor mannigfachen Gefahren zu bewahren:
● Vor Austrocknung
● Vor Ultraviolettstrahlung
● Vor Kälte
● Vor Umweltschmutz
● Vor Insekten

Zum Teil gibt es hierfür spezielle Präparate mit oft nur einer spezifischen Funktion:
● Sonnenschutzpräparate
● Kälteschutzpräparate
● Haut-(Hand-)schutzpräparate
● Insektenschutzpräparate u. a.

In manchen Produkten ist eine Schutzfunktion „mit eingebaut". So wirken W/O-Emulsionen wegen ihrer abdeckenden Wirkung (abgesehen von anderen Verwendungszwecken) gegen Austrocknung und bei enthaltenen Lichtschutzfiltern auch gegen UV-Strahlen.

Kälteschutzprodukte sind allgemein im Winter und besonders für Personengruppen, die starker Kälte ausgesetzt werden, interessant (Bergsteiger im Winter oder im schneebedeckten Hochgebirge, Skiläufer, Langstreckenschwimmer).

Solche Produkte dürfen kein Wasser enthalten, sondern müssen es vielmehr abweisen, auch sollten sie wasser-(schweiß-)resistent sein. Präparate dieses Verwendungszweckes haben neben ausgesuchten Fetten und Wachsen auch Pigmente eingearbeitet. Alle eingesetzten Stoffe sind schlechte Wärmeleiter. Trotz der trockenen Luft verbieten sich im Grunde Feuchtigkeitsemulsionen vom Typ O/W im Winter (oberflächliche Erfrierungen)

Sonnenschutzpräparate haben in letzter Zeit zunehmend an Bedeutung gewonnen, da man außer den akuten (Sonnenbrand) auch die chronischen Schäden immer mehr fürchtet (von der vorzeitigen Hautalterung bis zum Hautkrebs).

Hautschutzpräparate gewinnen an Interesse, wenn man außer der Luftverunreinigung durch Schmutz/Staub auch die Wirkung von Chemiesubstanzen mit einbezieht. Außer für Luft gilt dies auch für Wasser (Detergentien). Neben der Verwendung konzipierter Hautschutzpräparate ist allgemein schon eine intakte und gepflegte Haut ein guter Schutz, ein besserer sicherlich, als eine vorgeschädigte Haut.

Die Repellents (Repellentien) bieten einen Schutz vor Insekten. Stechende und beißende Insekten sind für Mensch und Tier ungeliebte Quälgeister. In den Tropen und Subtropen können zudem gefährliche Krankheiten (Malaria, Gelbfieber, Denguefieber) durch Stechmücken übertragen werden. Statistisch gesehen stirbt weltweit alle 30 Sekunden ein Mensch an den Folgen eines Mückenstiches. Ebenso gefürchtet ist die durch die Tsetsefliege übertragene Schlafkrankheit (Trypanosomiasis).

Repellents heben sich in Funktionsweise und Wirkung deutlich von den **Insektiziden** ab. Während die Repellentien die anfliegenden Insekten bereits vor der Berührung mit der Haut vertreiben, werden sie durch Insektizide getötet, was voraussetzt, daß ein Kontakt zwischen Insekten und Insektizid stattfindet. Die tödliche Folge tritt dann zeitversetzt ein. Insektizide verhindern deshalb weder den Kontakt noch einen eventuellen Biß oder Stich. Die Repellents verdampfen von der Haut und bilden einen Duftmantel (Schutzschildeffekt), der auf die Insekten abstoßend wirkt.

Von den ungezählten Substanzen, die geprüft wurden, haben sich nur wenige in bezug auf Wirkung und Hautverträglichkeit durchsetzen können. **Diethyltoluamid (DEET)** gilt als der bestuntersuchteste Wirkstoff. Die Wirkungsdauer ist von einer Anzahl von Faktoren abhängig, sowohl von der Insektenart als auch von der Attraktivität („süßes Blut") des Individuums, Abwaschen durch Schweiß usw. Gegen Mücken schützt DEET bis zu acht, gegen Zecken bis zu zwei Stunden. Ein Aufbringen auf Schleimhäute ist zu vermeiden (Vorsicht bei Kleinkindern!). Einige Kunststoffe und Lacke werden angegriffen.

2.3 Zubereitungsformen zur Hautpflege

Dem Verbraucher stehen in der Kosmetik eine Vielzahl von Anwendungsformen zur Verfügung, die alle individuellen Bedürfnisse abdecken:
● Öle
● (Alkoholische) Lösungen
● Emulsionen mit verschiedener Viskosität und Konsistenz (Milch, Creme) in Form von

    O/W-Emulsionen
    W/O-Emulsionen
    Mischemulsionen
    Mikroemulsionen

● Sprays (Aerosole)
● Gele (Gelees)
● Stifte

2.3.1 Öle

Chemisch handelt es sich bei den Ölen wie bei den Fetten um Glycerolester, wobei die Art der Fettsäuren die physikalischen, chemischen und physiologischen Eigenschaften der Öle bestimmt. Angemerkt sei, daß in der Kosmetik noch ständig statt des pharmazeutischen „Glycerol" von **Glycerin** gesprochen wird.

Öle und Fette sind wichtige Bestandteile kosmetischer Präparate, werden aber auch als Grundlage für sich allein angewandt (Hautöle, Badeöle, Haaröle, Sonnenöle, Massageöle). Die Öle neigen bekanntermaßen durch ihren Gehalt an ungesättigten Fettsäuren mit ihren Doppelbindungen zur „Ranzigkeit" und müssen daher durch **Antioxidantien** geschützt werden. Ranzige Präparate zeigen nicht nur einen unangenehmen typischen Geruch, sondern können auch Hautreizungen hervorrufen.

Pflanzliche und tierische Öle erweisen sich als sehr hautfreundlich und haben sich besonders bei trockener und rauher Haut bewährt. Ihr Vorteil besteht in einer raschen und gleichmäßigen Verteilbarkeit und der guten Penetrations- und Haftfähigkeit. Sie dienen daher zur Pflege der Gesichts- und Körperhaut sowie als Gleitmittel bei der Massage. Auch erhöhen sie die Widerstandskraft der Haut gegenüber Witterungseinflüssen.

Mineralöle (flüssiges Paraffin, Paraffinum liquidum) werden fälschlicherweise oft als „Öl" betrachtet oder bezeichnet. Diese Gemische gesättigter Kohlenwasserstoffe zeigen zwar öligen Charakter, sind jedoch chemisch stabiler und weisen ein anderes kosmetisches Verhalten auf. Sie dringen schnell in die Hornschicht ein, penetrieren aber nicht weiter, womit sie einen ausgesprochenen Oberflächeneffekt bewirken. Oftmals werden Paraffine (und auch Vaseline) durch ihr Vorkommen in Erdölprodukten als „hautfremd" angesehen. Sie werden aber auch nicht dazu eingesetzt, das Hautfett zu ersetzen. Hautreizungen sind nicht zu erwarten. Vorurteile der Verwendung stammen aus früheren, ungereinigten Produkten. Durch die Einführung der Mineral-Öl/-Fette wurde im Gegenteil

weitgehend die moderne Entwicklung der Kosmetik erst möglich.

Sowohl aus technischen, kosmetischen und nicht zuletzt aus kalkulatorischen Gründen werden oft Öle und Mineralöle miteinander gemischt.

Hydrophile Öle enthalten einen Zusatz von O/W-Emulgatoren (meist Polyethylenglykolether), wodurch sie mit Wasser mischbar und dadurch auch abwaschbar sind. Auch **Ölbäder** besitzen einen solchen Emulgatorzusatz und einen hohen Anteil an Ölen, somit in solubilisierter Form.

Die Fettsäureester **Isopropylmyristat** (IPM) und **Isopropylpalmitat** (IPP) werden als dünnflüssige Komponenten gerne eingesetzt, da sie fast farb- und geruchlos sind, gut spreiten und lösungsvermittelnde Eigenschaften aufweisen. IPM wird im allgemeinen vorgezogen (hautverträglicher, höherer Erstarrungspunkt u.a.). In der Parfumerie dient er als Lösungsvermittler (Löslichmachen von Parfumölen in Wasser).

Von den zahlreichen Ölen werden **Avocadoöl** und neuerdings **Nerzöl** gern eingesetzt und auch marketingmäßig ausgelobt.

Jojobaöl, ebenfalls vergleichsweise neu auf dem Markt, besteht nicht wie andere Pflanzenöle aus Glycerolestern, sondern aus Estern von geradkettigen Fettsäuren mit Fettalkoholen, die eine Doppelbindung enthalten. Es wird nicht ranzig und ist durch seine Hautfreundlichkeit sehr beliebt. Auch dient es als Ersatz für andere Naturprodukte wie z.B. Walrat oder Spermöl.

2.3.2 Wäßrig-alkoholische Lösungen

Lösungen sind klar und durchsichtig, wobei sie wechselnde Mengen an Ethanol enthalten können. Sie finden zahlreiche Verwendungen: Als Gesichts-, Haar- und Rasier-

Haut/Pflege

2

wässer, als Körper- und als Reinigungslotionen. Der Begriff **„Lotion"** ist nicht klar definiert. Manche Verbraucher verstehen unter einer Lotion sogar flüssige Emulsionen (die dann mehr der Haut„pflege" dienen). Lotionen im Sinne von Lösungen können stabilisierende, kühlende, tonisierende, reizlindernde, adstringierende, beruhigende und eventuell desinfizierende Eigenschaften aufweisen – je nach Alkoholgehalt und Wirkstoff.

Die Lösungen kleben und fetten nicht, haften aber auch nicht lange und werden durch Schweiß und Wasser rasch abgespült (Nachteil z. B. bei Sonnenschutz-Präparaten).

Der Alkoholgehalt sollte aus dermatologischer Sicht vor allem bei Gesichtswässern niedrig gehalten werden, um die Haut nicht zu stark zu entwässern und zu entfetten. Andererseits schwankt der Alkoholgehalt bei der Anwendung nach Hauttypen stark, so z. B. für trockene Haut unter 20%, bei Normalhaut 25–40% und bei fetter Haut sogar bis 50%. Zu Reinigungszwecken muß der Alkoholgehalt jedoch mindestens 25% betragen. Sinkt der Gehalt unter 12%, so reicht im allgemeinen die konservierende Eigenschaft des Alkohols nicht aus (z. B. alkoholfreie Gesichtswässer), so daß unter Umständen ein Konservierungsmittel zugesetzt werden muß. Besonders Personen mit trockener Haut sind gegen einen (höheren) Alkoholgehalt empfindlich.

Wäßrig-alkoholische Lösungen sind auch unter dem ebenfalls nicht definierten Begriff **„Tonic"** im Handel. Weitgehend dienen solche Präparate dem allgemeinen Wohlbefinden wie z. B. Eau de Cologne.

2.3.3 Sprays (Aerosole)

Der physikalische Begriff „Aerosol" (als Dispersion von festen oder flüssigen Teil-

chen in Gasen) wird auch als Allgemeinbezeichnung für Druckgaspackungen zur Versprühung („Spray") von Produkten angewandt. Die in der Kosmetik verwendeten Aerosolbehälter bestehen aus lackierten Aluminium- oder Weißblechdosen und in der höherpreisigen Kosmetik auch aus Glasflaschen (Parfums), die durch einen Kunststoffmantel geschützt sind.

Die bis vor einigen Jahren eingesetzten Sicherheitstreibgase (fluorierte Chlorkohlenwasserstoffe, FCKW) sind wegen der möglichen Ozonschichtschädigung der Erdatmosphäre praktisch trotz ihrer sonstigen Vorteile (nicht brennbar und nicht explosiv, gesundheitlich unbedenklich) in der Kosmetik nicht mehr im Einsatz. Ihr Austausch erfolgte durch komprimierte Gase wie Stickstoff oder Kohlendioxid, durch Gemische aus Proban/Butan oder neuer Treibmittel wie Dimethylether. Behälter ohne Treibmittel mit mechanischen Pumpen kamen ebenfalls auf den Markt, fanden aber auf einigen Gebieten, z. B. den Haarsprays, wenig Anklang.

Zahlreiche kosmetische Präparate sind in Aerosolform im Handel und erfreuen sich durch ihre Handlichkeit und ihre hygienische Entnahme großer Beliebtheit. Zu nennen sind insbesondere Haarsprays, Deodorantien, Parfums und Repellents. Sonnenschutzpräparate in Ölform haben sich wegen der ungleichmäßigen Verteilung nicht bewährt: Die Tropfenbildung auf der Haut ergab einen unerwünschten „Brennglaseffekt". Auch Sonnenschutzschäume waren kein Erfolg. Bei den Aerosolen in Schaumform liegt der Schwerpunkt bei den Rasierschäumen.

2.3.4 Gele (Gelees)

Gele sind kolloide, disperse Systeme, bestehend aus einer meist im Überschuß vorhandenen flüssigen zusammenhängenden

Phase und einer gerüstbildenden festen Substanz, dem sog. „Gelbildner". Letztere können aus synthetischen Stoffen (z. B. Polyacrylsäure), aus organischen Naturstoffen (wie Gummi arabicum, Pektin, Alginate u. a.) und aus anorganischen Stoffen (Kieselsäure, Bentonit) bestehen.

Wenn es auch ölige Zubereitungen **(Lipogele, Oleogele)** gibt, so versteht der Verbraucher doch unter einem Gel oder Gelee eine klare, durchsichtige, wasserhaltige Zubereitung **(Hydrogele),** die Verwendung als Gesichtsmaske und Handgelee findet. Im Sprachgebrauch wird der kolloidchemische Begriff „Gel" der Bezeichnung „Gelee" gleichgesetzt (Beispiel: Duschgel – aber Handgelee).

Gelees haben ein gutes Haftvermögen auf der Haut, besitzen eine ausgeprägte Kühlwirkung und sind mit Wasser abwaschbar. Oft sind ihnen Feuchthaltemittel (Glycerol, Sorbitol, Propylenglykol oder Natriumlactat) zugesetzt. Hydrogele sind bei fetter Haut angezeigt.

2.3.5 Emulsionen

Eine Emulsion ist ein disperses System von zwei nicht (oder nur wenig) ineinander löslichen Flüssigkeiten, von denen die eine in der anderen fein verteilt ist. Emulsionen bestehen somit aus zwei **Phasen:** Einer äußeren, **kontinuierlichen** (die meist im Überschuß vorhanden ist) und einer inneren, **dispersen.**

Die kosmetischen Emulsionen besitzen eine unpolare ölige Phase (fette und mineralische Öle, Wachse, Fettalkohole, Fettsäuren, Fettsäureester und andere fettlösliche Stoffe) und eine wäßrige polare Phase (Wasser und wasserlösliche Agenzien, Glycerol, Propylenglykol u. a.).

Die feine und stabile Verteilung von Öl und Wasser wird durch die **Emulgatoren** ermöglicht. Die zur Gruppe der „Tenside" gehörenden chemischen Verbindungen besitzen einen hydrophilen, polaren und einen lipophilen, unpolaren Molekülteil. Die Emulgatoren lagern sich an den Grenzflächen zwischen Öl- und Wasserphase an und bewirken

● eine Senkung der Grenzflächenspannung zwischen beiden Phasen
● die Bildung stabiler Schutzfilme um die verteilten Tröpfchen, wodurch ein Zusammenfließen der Teilchen verhindert wird
● die gleichsinnige elektrische Aufladung der Teilchen und damit gegenseitiges Abstoßen der Tröpfchen.

In kosmetischen Emulsionen haben sie dazu die Aufgabe,
● die Herstellung zu ermöglichen oder zu erleichtern
● die gebildete Emulsion zu stabilisieren
● die gewünschte kosmetische Wirkung eventuell zu unterstützen.

Bei der Herstellung einer Emulsion muß gegen die Grenzflächenspannung Arbeit geleistet werden. Diese wird dem System in Form von mechanischer (Rühren) und thermischer (Erwärmen) Energie zugeführt. Man emulgiert Fett- und Wasserphase mit Hilfe eines oder mehrerer Emulgatoren mit entsprechendem Zeit- und Energieaufwand (Erwärmen – Homogenisieren – Abkühlen). Viele Fragen wirft dennoch die Emulsionstechnik auf, deren Beherrschung eine der wesentlichen Aufgaben des Kosmetik-Chemikers darstellt. Hilfreich kann dabei die Kenntnis des sog. „HLB-Wertes" (Hydrophile-Lipophile-Balance") sein. Der HLB-Wert, dessen Skala von 1 bis 40 reicht, zeigt an, ob ein Emulgator vorwiegend hydrophile oder mehr lipophile Eigenschaften besitzt. Der Wendepunkt liegt etwa bei 10. Oberflächenaktive Substanzen mit einem HLB unter 10 werden vorwiegend lipophil sein und W/O-Emulsionen bilden – solche über 10 neigen mehr zur Wasserlöslichkeit. So gelten Werte von 8–18 als O/W-Emulgatoren. Die

Zahlenwerte sagen etwas aus über das Gewichtsverhältnis des hydrophilen Anteils zum Gesamtmolekül. Aus der Praxis ist bekannt, daß Mischungen von Emulgatoren mit niedrigen und hohen HLB-Werten besonders stabile Emulsionen geben. Dennoch sollte die Kenntnis dieser Werte, die für nichtionogene Emulgatoren berechnet wurden, nicht überbewertet werden.

Welcher Emulsionstyp sich ausbildet, wird nicht so sehr durch das Volumenverhältnis der Phasen als vielmehr durch den Emulgatortyp bestimmt. Auf Grund der Verteilungsmöglichkeiten unterscheidet man folgende Emulsionstypen:

- Öl-in-Wasser-Emulsionen (O/W)
- Wasser-in-Öl-Emulsionen (W/O)
- Mischemulsionen
- Mikroemulsionen

Der jeweilige Emulsionstyp verhält sich wie die äußere Phase.

O/W-Emulsionen

Feinste Öltröpfchen sind hierbei dispers in Wasser verteilt. Da Wasser die äußere Phase bildet, wirken diese Emulsionen nicht fettend, sondern eher „mattierend". Sie hinterlassen keinen sichtbaren Fettglanz auf der Haut und eignen sich so für Tagescremes. Diese Emulsionen neigen zum „Weißeln", auch ist ihre abdeckende Hautschutzwirkung nicht so groß wie die der W/O-Emulsionen.

Cremes dieses Typs trocknen leicht ein und bilden an der Oberfläche eine feste Fettschicht. Sie eignen sich daher wenig zur Abfüllung in Tiegeln, sondern sind für Tubenware geeignet. Auch sollten Blechpackungen wegen der Gefahr des Rostens vermieden werden.

Solche O/W-Zubereitungen sind leicht mit Wasser abwaschbar und weisen einen Kühleffekt auf. Geeignet sind sie für die Anwendung bei fetter Haut.

Zur Emulsionsbildung reicht bereits ein geringer Energieaufwand aus, zum Teil tritt die Emulsionsbildung spontan auf.

W/O-Emulsionen

Da Öl die geschlossene, kontinuierliche Phase darstellt, wirken Emulsionen dieses Typs fettend und wasserabstoßend. Sie sind daher ein guter Schutz vor Feuchtigkeit und Kälte und werden als Nachtcremes, Sportcremes, Allzweckcremes usw. verwendet. Wegen ihrer besseren Hautschutzfunktion werden auch bei Baby-Cremes fast ausschließlich W/O-Typen angeboten. Auf Grund ihrer Eigenschaften sind sie besonders für die trockene Haut geeignet und finden im wesentlichen eine Anwendung an unbedeckten Hautpartien, als Grundlage für okklusive Präparate und als schützendes Agens gegen hydrophile Schadstoffe. Ein kosmetischer Nachteil besteht oftmals im vermehrten Fettglanz der Haut nach der Anwendung.

Zur Bildung von W/O-Emulsionen muß herstellungstechnisch eine höhere Energie über einen längeren Zeitraum eingebracht werden. Man kann W/O-Emulsionen stabilisieren, indem man kleine Mengen eines O/W-Emulgators zusetzt oder durch Zugabe von zweiwertigen Kationen (Magnesium, Calcium) einen solchen Emulgator in der Emulsion selbst erzeugt (Bildung einer Mischemulsion). Allgemein sind W/O-Emulsionen thermolabil. Besonders als Milche sind sie selten stabil und lagerfähig.

Mischemulsionen

Doppelte Emulsionssysteme stellen die Mischemulsionen dar, d. h. es sind die Kombinationen W/O/W oder O/W/O möglich. Solche Mischsysteme vereinigen die Eigenschaften beider Typen in sich (**„Ambiphile Cremes"**). Sie sind mit Wasser und mit Öl verdünnbar. Ihr Vorteil liegt in der Anpassung an das natürliche Emulsionssystem des Hydrolipidfilms der Haut. Die Mischemulsionen sind allerdings als solche empfindlich (wenig stabil).

Mikroemulsionen

Von den „echten" Emulsionen unterscheiden sich die Mikroemulsionen deutlich. Durch die äußerst feine Verteilung der Wasser- und Öltröpfchen (mit einer Größe von etwa 30–200 nm) sind die Emulsionen durchsichtig oder opaleszierend. Die physikalisch stabilen Präparate bestehen ebenfalls aus Öl, Wasser, Tensid und evtl. einem niedrigen Alkohol neben Wirkstoffen. Die erforderlich hohen Konzentrationen an Emulgatoren (ca. 15%) können Anlaß für Hautirritationen sein, was ihre kosmetische Anwendung einschränkt. Sie eignen sich eher für Bade- und Frisiergelees oder Shampoos.

Kosmetische Eigenschaften der Emulsionen

Emulsionen sind beim Verbraucher besonders beliebt, da sie sich leicht und gleichmäßig auf der Haut verteilen lassen. Sie sind hautfreundlich und haben oftmals einen angenehmen Kühleffekt.

Cremes werden meist für das Gesicht oder auch für kleinere Körperpartien verwendet. Dünnflüssigere Zubereitungen wie Lotionen (Milche) finden ihre Anwendung auf größeren Körperflächen (Oberkörper, Arme und Beine). Auch als (Aerosol)-Schäume stehen sie zur Verfügung.

Bei der Herstellung lassen sich sowohl öl- wie auch wasserlösliche (Wirk)stoffe in Emulsionen leicht einarbeiten.

„Brechen" von Emulsionen

Eine Emulsion „bricht", wenn sie ganz oder teilweise wieder in ihre Hauptbestandteile Wasser und Öl zerfällt (**„Phasentrennung"**). Diese kann bedingt sein durch eine Instabilität der Emulsion, überhöhte Lagerzeiten, durch zu starke Wärmebelastung und andere unsachgemäße äußere Einflüsse. Erste Anzeichen einer mangelnden Stabilität sind das **„Aufrahmen"** bei O/W-Emulsionen und die **„Sedimentation"** von Wasser am Boden bei W/O-Typen.

Aber auch durch den Kontakt mit der Haut erfolgt mehr oder weniger schnell ein Brechen der Emulsion. Hierbei verdunstet ein wäßriger Anteil (was als Kühleffekt empfunden wird), während in erster Linie die lipophilen Anteile der Emulsion zurückbleiben. Durch Zusatz von **„Moisturizern"** (ausnahmslos hygroskopische Substanzen) versucht man, die Verdunstung des Wasseranteils zu verhindern.

Freigabe von Wirkstoffen aus Emulsionen

Eine Freigabe des Wirkstoffes aus Emulsionen ist zwingende Voraussetzung für seine Wirkung. Für die Wirkstoff-Freisetzung gelten einige Grundregeln:
● Ein Wirkstoff wird aus seiner Grundlage um so besser abgegeben, je schlechter er sich in dieser löst
● Lipophile Stoffe werden in der Regel besser an die Hornschicht abgegeben als hydrophile
● Emulgatoren unter einer kritischen Konzentration begünstigen die Wirkstoffabgabe
● Die Freigabe ist nur dann optimal, wenn der Wirkstoff in der äußeren Emulsionsphase gelöst ist.

Emulsionen bieten optimale Bedingungen für die Wirkstoff-Freigabe, letztere läßt sich jedoch theoretisch schwer berechnen. Im allgemeinen penetriert eine Emulsion besser als eine reine Fettbase (Öl).

Die Bestimmung des Emulsionstyps

Unbekannte Emulsionen bestimmt man auf Grund des Verhaltens ihrer äußeren Phase.

Vorproben:
● Lassen sich Emulsionen leicht mit Wasser abwaschen (von den Händen, auch aus Gefäßen), so spricht dies für das Vorliegen einer O/W-Emulsion.
● Verdünnungsmethode: Etwas Emulsion wird mit Wasser verrieben. Eine milchige Trübung zeigt eine O/W-Emulsion an.

W/O-Emulsionen lassen sich nicht verdünnen, sondern stoßen das Wasser ab.

● Tropfenverdünnungsmethode: Einen Tropfen einer Emulsion läßt man auf Wasser fallen:

Zerteilt sich der Tropfen → O/W-Emulsion

Bleibt der Tropfen geschlossen → W/O-Emulsion

Durch Auftropfen auf Öl läßt sich die Methode erhärten.

Farbproben (Indikatormethode):
Die äußere Phase einer Emulsion läßt sich mit einem wasserlöslichen Farbstoff (O/W) oder einem öllöslichen Farbstoff (W/O) anfärben. Man verreibt zu gleichen Teilen Emulsion und Farbstofflösung (1%ig) oder stäubt ein Farbstoffpulver auf die Emulsion auf:

Öllöslich: Sudanrot oder Scharlachrot → Intensivrot

Wasserlöslich: Methylenblau → Tiefblau

Auch Mischemulsionen können so, obwohl oft schwierig, unter dem Mikroskop erkannt werden.

Filterpapiermethode:
Etwas Emulsion wird auf Filterpapier lose aufgestrichen. Nach einigen Stunden zeigen

O/W-Emulsionen → einen breiten, blassen Rand (durch Kriechen des Wassers)

W/O-Emulsionen → einen durchscheinenden Fettfleck

Eine weitere Überprüfung kann durch Zufügung obiger Farbstofflösungen zur Randzone erfolgen.

Mikroskopische Methode:
Obige Farbproben lassen sich auch unter dem Mikroskop verfolgen.

Nach der Scharfstellung auf den Rand eines Tropfens zeigen O/W-Emulsionen beim Heben des Objektivs einen hellen Rand um die einzelnen Tröpfchen und einen Lichtfleck im Mittelpunkt, beim Senken des Objektivs ergibt sich ein trübes, unscharfes Bild.

W/O-Emulsionen zeigen einen entgegengesetzten Vorgang. Die Methode bedarf der Übung und hat sich nicht sehr bewährt.

Prüfung der elektrischen Leitfähigkeit:
O/W-Emulsionen leiten, bedingt durch die äußere Wasserphase, den elektrischen Strom besser als die geschlossene Ölphase der W/O-Emulsionen.

2.3.6 Stifte

In der Kosmetik werden Wachsstifte und Alkoholstifte unterschieden. Wachsstifte werden durch Ausgießen geschmolzener Massen (Fette, Wachse, Polyglykole ...) analog zu Suppositorien in Stiftformen ausgegossen. Der Erweichungspunkt liegt je nach Anwendungszweck bei etwa 35–60 °C, so daß beim Gebrauch Masse auf der Haut abgerieben wird. Abgesehen von Produkten der dekorativen Kosmetik (Lippenstifte, Augenbrauen- und Lidschattenstifte) werden sie als Repellentstifte, Lippenpflegestifte usw. verwendet.

Alkoholstifte bestehen aus festen und formbeständigen Gelen. Durch Zusatz von Natriumstearat läßt sich Alkohol zu einer transparenten festen Masse gelieren. Ethanol kann auch durch Diole oder Polyalkohole ersetzt werden. Solche Stifte dienen z. B. als Parfum- oder Erfrischungsstifte mit Mentholgehalt. Bei hohem Alkoholgehalt neigen sie zum „schrumpfen". Sie kommen daher in gut schließenden Behältern in den Handel.

Auch die **„Roll-on"**-Präparate können unter die Stifte von der Form her eingereiht werden, obwohl es sich um keine „echten" Stifte handelt.

Vielmehr sind es Hülsen mit einer im Kopf eingelassenen Kugel, die über die betreffenden Hautpartien gerollt wird. Der flüssige Hülseninhalt wird dabei fein verteilt. Anwendung finden die Roll-on-Container vor allem als Deodorantien, als Erfrischungsstifte und als Parfums.

2.3.7 Andere Zubereitungsformen

Wenn auch die wichtigsten Grundlagen (Vehikel) und eigenständige Präparateformen eingehend besprochen wurden, so ist die Kosmetik doch reich an weiteren Zubereitungen. Erwähnt seien hier die **Ge-**sichtsmasken und -Packungen** als spezielle Pflegemittel. Dann die **Puder** in Pulverform, als Puder-Aerosole, Pudercremes, Puderschminken und Kompaktpuder.

In der dekorativen Kosmetik kommen noch weitere Anwendungsformen hinzu: **Nagellacke,** farblose oder gefärbte Lacklösungen zur Verschönerung von Finger- und Fußnägeln. **Nagellackentferner** als organische Lösungsmittel zur Entfernung der Nagellacke. **Stifte** (in Bleistiftform) wie Augenbrauenstifte und Nagelweißstifte. Die **Maskara-Präparate,** Spezialformen zum Anfärben der Wimpern mit Hilfe kleiner Bürsten. Und schließlich die **Make-up-Präparate** in ihrer Vielfalt, soweit sie nicht bereits erwähnt wurden.

2.4 Mittel mit spezieller Wirkung

2.4.1 Deodorantien

Normales Schwitzen ist für den Körperhaushalt notwendig. Probleme mit entstehendem Körpergeruch gibt es erst nach der Pubertät, wenn die apokrinen Schweißdrüsen aktiv werden. Frischer Schweiß ist geruchlos. Durch den zersetzenden Einfluß der Hautbakterien erfahren die Inhaltsstoffe jedoch Veränderungen, die sich unangenehm bemerkbar machen (z. B. durch Bildung niederer Fettsäuren wie Buttersäure u. a.).

Die Deodorants, auch De(s)odorantien oder kurz Deos genannt, haben die Aufgabe, die schweißzersetzenden Bakterien zu hemmen und die unerwünschte Geruchsbildung zu verhindern, abzuschwächen, zu überdecken oder zu beseitigen, wobei die eigene Hautflora geschont werden sollte. Hierzu bestehen folgende Möglichkeiten:

● Zusatz von bakterienhemmenden Stoffen. Gute Hautverträglichkeit ist Voraussetzung. Im allgemeinen verwendet man halogenierte, phenolische Verbindungen. Im einzelnen sind zu nennen: Triclosan (Irgasan), Bronopol, Trichlorcarbanilid, Hexachlorophen, Chlorhexidinsalze, einige Quats und Amphotenside (Betaine).

Diese Wirkstoffe können allen Präparateformen zugesetzt werden, so Seifen (1–2%), Sprays (0,1–0,5%), Lotionen (ca. 1%), Rollern, Stiften und Pudern. In Pudern lassen sich (zusätzlich) geruchsabsorbierende Rohstoffe einsetzen (z. B. Kieselsäure, Silikate, Talkum u. a.).

● Anwendung von sog. „Enzymblokkern" („Enzyminhibitoren"), die die Bakterien selbst nicht angreifen, aber durch Blockierung ihrer Enzyme ihre Aktivität wirkungslos machen.

● Der Einsatz von Duftstoffen zur Geruchsüberlagerung **(Maskierung).** Die Verwendung von Parfums und Duftnoten spielt eine besondere Rolle: Einmal wirken sie oft selbst schwach keimhemmend, zum anderen maskieren sie auftretende oder vorhandene Gerüche. Größer ist jedoch ihre psychologische Bedeutung. Der Verbraucher schätzt, bevorzugt und honoriert eine starke Parfumierung (gedankliche Verbindung zu starker Wirkung).

Eine Folge waren die Kreationen der sog. **„Parfum-Deos"**, die den Doppelnutzen „Parfum und Deo in einem Präparat" auch werblich herausstellten.

● Erwähnenswert ist noch ein „Geruchslöscher" auf Basis von Zinkricinoleat **(Grillocillin®)**. Die Substanz geht mit den geruchsbildenden Substanzen eine „Einschlußverbindung" ein.

● **Chlorophyll** war ebenfalls ein sehr beliebtes geruchsbindendes Agens, wenn auch seine deodorierende Wirkung umstritten war. Nicht zuletzt auf Grund technischer Schwierigkeiten ist es aus der Mode gekommen.

● Auch Versuche mit **Ionenaustauschern** wurden durchgeführt, die die niederen Fettsäuren und Ammoniak absorbieren sollten. Um sie ist es jedoch ruhig geworden.

Eine Deodorierung ist besonders dann angezeigt, wenn eine Reinigung „mit Wasser und Seife" nicht ausreicht. Eine Selbstverständlichkeit sollte sie bei Personen mit starker Schweißbildung und Neigung zum Körpergeruch sein. Auch Sportler sind durch ihre schweißtreibende Tätigkeit und teilweise luftundurchlässige Kleidung besonders gefährdet.

Geschichtlich gab es nach Zeiten hohen Reinigungsbedürfnissen auch Perioden, in denen es nur galt, den Geruch zu überdecken (Duftwässer und Parfums der Rokokozeit). Die Neuzeit mit ihren gehobenen ästhetischen und hygienischen Bedürfnissen brachte noch früher unbekannte Faktoren hinzu: Den Streß am Arbeitsplatz und im Alltag mit seiner nervlichen Belastung, die

freizügige Mode und die Textilien aus möglicherweise gar nicht oder nur beschränkt saugfähigen Fasern.

Von besonderer Bedeutung ist auch die Hautverträglichkeit. Viele Deos enthalten einen hohen Prozentsatz an Alkohol. Sie sollten nicht unmittelbar auf frisch rasierte oder gereizte Haut aufgetragen werden. Bei Deo-sensibler Haut kann auf einen Puder oder Puderspray übergegangen werden. In jedem Fall sollte ein Deo nur auf frisch gewaschener Haut benutzt werden.

2.4.2. Antitranspirantien

Die mangelnde Abdunstung des Schweißes (Bekleidung) in Abhängigkeit von der Körperregion (intertriginöse Gebiete) führt zur Intensivierung des feuchten Milieus und damit zu einer Auslaugung (Maceration) der oberen Hautschichten.

Während die Deodorantien den lästigen Körpergeruch verhindern, reduzieren die Antitranspirantien (Antiperspirantien, Antiperspirants) noch zusätzlich die Schweißsekretion. Sie wirken selektiv auf die ekkrinen Schweißdrüsen.

Einige der Antitranspirantien, insbesondere die Metallsalzlösungen, wirken gleichzeitig antibakteriell, wodurch zusätzlich eine desodorierende Wirkung entsteht.

Säuren (Gerbsäure, Trichloressigsäure) und Aldehyde (Formaldehyd, Glutaraldehyd) wirken eiweißfällend und ergeben durch Denaturierung des Keratins einen oberflächlichen Verschluß der Schweißdrüsenporen. Da nur oberflächlich, wird der Verschluß durch die Abschilferung in einigen Tagen wieder beseitigt. Allen diesen Stoffen haften jedoch gewisse Nachteile an. Gerbstoffe (z. B. Eichenrinde) besitzen zwar adstringierende, aber nur geringe antihydrotische Wirkung. Letzteres trifft auch für die Trichloressigsäure zu. Für Formaldehyd erweist sich die hohe Allergisierungsrate nachteilig, die bei Hexamethylentetramin (im sauren Medium) Formalin abspaltend) herabgesetzt ist. Glutaraldehyd verfärbt die Epidermis schmutzig-gelb und ist daher kosmetisch uninteressant.

Metallsalze haben den größten Anwendungsbereich gefunden. Eines der wirksamsten Antitranspirants ist das **Aluminiumchlorid-Hexahydrat** ($AlCl_3 \cdot 6\ H_2O$). Bevorzugt wird jedoch wegen seiner geringeren Toxizität das **Aluminiumhydrochlorid** $Al_2(OH)_5Cl \cdot 2\ H_2O$. Allerdings ist die schweißhemmende Wirkung auch etwas geringer. Schließlich finden auch noch Salze des Zirkoniums Verwendung.

Aluminiumchlorohydrat (ACH): Die basischen Aluminiumchloride werden auch als Aluminiumhydroxychloride oder Aluminiumchloridhydroxide bezeichnet. Auch die Allantoinverbindungen werden gerne benutzt **(Aluminiumchlorhydroxyallantoinat).**

Aluminium-Zirkonium-hydroxo-chlorid-Hydrate und ihre Komplexe mit Glycin (ZAG). Als wirksamster Antitranspirant-Wirkstoff ist er von zunehmendem Interesse. Er ist allerdings in Aerosol-Packungen (Sprays) verboten und darf nicht auf gereizter oder verletzter Haut angewendet werden.

Die Wirkungen der Antitranspirants dürften in ihren Beschreibungen wohl als überholt gelten. Begründet werden sie mit einer Zusammenziehung der Schweißkanäle durch den sauren pH-Wert der Aluminiumsalze mit einer dadurch bedingten verringerten Austrittsquote des Schweißes. Weiter ist bekannt, daß Aluminiumsalze Proteine fällen können (aber das können Gerbstoffe auch und besitzen trotzdem kaum eine antihydrotische Wirkung).

Die Effektivität beruht vielmehr auf einer (oberflächlichen) Verstopfung der Schweißdrüsen-Kanäle, bedingt durch Niederschläge von Aluminium-Mucopolysacchariden. Der vergleichsweise hoch sitzende Pfropfen wird durch die Mauserung der Epidermis nach kurzer Zeit ausgestoßen. Durch den Stau im Ausführungsgang dürfte über einen „feed-back-Mechanismus" ein Nachlassen der Drüsenaktivität erfolgen.

Die Wirkung der Antitranspirants allgemein sollte jedoch nicht überschätzt werden. Eine höhere Schweißhemmung als maximal 50 Prozent ist kaum zu erwarten.

Es hat auch nicht an Versuchen gefehlt, die Wirksamkeit zu erhöhen, z. B. durch Vorbehandlung der Oberfläche (Entfernung der Oberflächenlipide durch organische Lösungsmittel). Eine Wirkungsbesserung trat jedoch kaum ein, ebenfalls nicht durch Zusatz von Detergentien.

Eine Schweißhemmung kann nur dann erwartet werden, wenn die Metallionen in großer Menge frei vorliegen. Abgesehen von der Konzentration wird dies durch Erniedrigung des pH-Wertes begünstigt. Ein okklusiver Effekt, wie er während der Anwendung (z. B. in den Achselhöhlen) vorliegt, begünstigt die Wirkung stark.

Ein kurzzeitiges Schwitzen vor der Applikation bedeutet eine Wirkungsverstärkung (durch Öffnung der Poren), ein Schwitzen unmittelbar danach eine Abnahme (durch Abwaschen vor Wirkungseintritt). Eine Anwendung während des Schlafs erweist sich als günstig, da dann die Inaktivität der ekkrinen Drüsen gegeben ist.

Manche Textilien sind gegen die Wirkstoffe der Antitranspirantien empfindlich. Ihre Anwendung sollte deshalb vorsorglich bei freiem Oberkörper erfolgen. Nach dem Einwirken können Überschüsse mit einem Tuch abgewischt werden.

Medizinisch sei noch bemerkt, daß ständiges außergewöhnliches Schwitzen Anzeichen einer Krankheit ist oder sein kann. Es sollte vorsichtshalber ein Arzt konsultiert werden.

Wer zum Schwitzen neigt, sollte in jedem Fall luftige Kleidung tragen. Schweißtreibende Getränke (Kaffee, Tee, auch Alkohol) sind ebenso zu meiden wie übersalzene und überwürzte Kost. Vielfach wird auch die Entfernung der Achselhaare angeraten.

Die Grenze zwischen Deodorantien und Antitranspirantien ist manchmal schwer zu ziehen, zumal viele Präparate eine Doppelfunktion besitzen. Deshalb ist es auch schwierig, genaue Marktzahlen anzugeben.

Den **Gesamtmarkt** in der BRD kann man mit etwa 400 Mio. DM annehmen, von denen die Antitranspirantien einen Anteil von etwa 15% besitzen. Am meisten werden immer noch Spraydosen gekauft (58%). An Bedeutung gewonnen haben Roll-on-Stifte (24%) und mit kontinuierlichem Anstieg Pumpzerstäuber (6%). Der Anteil der Stifte sank leicht (8%). Andere Mittel wie Puder halten die restlichen 4%.

2.4.3 Intimpflegemittel

Einer besonders sorgfältigen Reinigung und Pflege bedarf der gesamte weibliche „Intimbereich" (äußere Geschlechtsorgane und Analbereich). Hier finden häufig Kontakte mit den Ausscheidungen des Körpers statt. Ferner ergibt sich eine intensive Geruchsbildung durch die bakterielle Zersetzung des Sekrets der im Übermaß anzutreffenden Duftdrüsen. Der unangenehme Geruch im Urogenital-Dreieck entsteht nicht nur durch den Abbau von Eiweißen zu Aminen, an Fischgeruch erinnernden Stoffen, sondern auch durch ammoniakerzeugende Bakterien, die den Urin zersetzen.

Die Empfindlichkeit der Intimzone (Schleimhäute, Nervenenden) bedarf einer besonders schonenden Sorgfalt. Verwendet werden Lösungen von extrem haut- und schleimhautverträglichen Syndets, oft mit Zusatz von Quats oder anderen Deodorantien, dazu eine vergleichsweise schwache

Parfümierung. Durch organische Säuren ist der pH-Wert dem des Vaginalbereichs angepaßt (pH 4,5–5,0).

Stoffe mit enzymblockierender Wirkung haben sich ebenfalls bewährt. Sie können auch zur Imprägnierung von Binden und Tampons dienen. Intimdeodorantien in Sprayform müssen alkoholfrei sein.

2.4.4 Herren-Kosmetik

Die Kosmetik handelt von der Kunst der Erhaltung, Verbesserung oder Wiederherstellung der Schönheit des menschlichen Körpers – sie ist also nicht geschlechtsbezogen, vielmehr sozusagen „bisexuell"!

Auch geschichtlich ist die Kosmetik nicht ohne weiteres eine Domäne der Frau. Wenn bei solchen Gedanken auch oft die schöne *Cleopatra* ins Spiel gebracht wird, so standen bei den Griechen und Römern und auch in manch anderer Zeitphase, z. B. im duftreichen Rokoko, die Männer hinter den Frauen nicht zurück.

Das Rasieren ist ein typisch männlicher Bereich der Körperpflege, die Produkte bedürfen demnach keiner Rechtfertigung. Auch ein voller und kräftiger Haarwuchs gilt als Symbol der Männlichkeit und Kraft *(Simson)*. Haarwässer, die den Haarausfall stoppen oder verzögern, sind also akzeptabel. Dagegen „dürften" Männer Hautcremes eigentlich nur mit entsprechender Begründung gebrauchen (beispielsweise bei rauher oder rissiger Haut).

Die männliche Gesichtshaut unterscheidet sich vom Teint der Frau nur unwesentlich. Normalerweise ist die männliche Haut genauso aufgebaut wie die weibliche, nur verschiebt sich prozentual der Anteil der Hauttypen. Die fette, großporige Haut mit Hang zu Unreinheiten ist auf Grund der größeren Produktivität der Talgdrüsen (die durch Androgene gesteuert wird) bei Männern viel öfter vertreten, während die trokken-empfindliche Haut viel seltener vorkommt. Andererseits entfettet der Mann seine Haut nicht nur durch Seife, Baden oder Duschen, sondern ganz besonders die Gesichtspartie durch den Naßrasurvorgang und durch anschließende Benutzung eines stark alkoholhaltigen Rasierwassers.

Das Bindegewebe ist bei gleicher Grundsubstanz dagegen durch die elastischen und kollagenen Fasern anders strukturiert. Da die Männerhaut robust erscheint, entsteht daraus der Irrglaube, daß sie weniger empfindlich sei als die der Frauen und daher keiner Pflege bedürfe.

All das hat sich grundlegend geändert: Gemäß der männlichen Psyche darf das herbe Rasierwasser ruhig auf der Haut etwas brennen (paßt zum Klischee der Männlichkeit), der Badezusatz muß durch das Gefühl der „Frische" die „Spannkraft" erhöhen, und der Duft des Haarwassers kann eine leicht medizinische Note aufweisen (... den gesunden Haarwuchs fördernd). Die Körperdesodorierung erhöht sein Sozialprestige.

Vor allem ist das Dufterlebnis interessant, für viele sogar schockierend. Man lese: „Ein Mann hat verdammt noch mal nach nichts anderem zu riechen als sich selbst „(Hemingway). Auch die Zeiten, da der männliche Geruch nach „Pferd, Schweiß und Tabak" Gültigkeit hatte, waren schwer zu überwinden.

Der Markt honoriert die neue Einstellung: Seit Jahren werden mit der Herrenkosmetik überdurchschnittliche Zuwachsraten erzielt, wobei sich ein Gesamtvolumen von über 700 Mio. DM ergibt. Rechnet man noch Randartikel hinzu, handelt es sich wahrscheinlich um einen Milliarden-Markt. Die Männer mit dem größten Interesse sind die 20–40jährigen sowie Personen mit höherem Einkommen.

In relativ wenigen Jahren wurde so aus dem „Rasierbedarf" (den Rasierartikeln im engeren Sinne) der Warenbereich der „Herrenkosmetik", der innerhalb des Gesamtmarktes der Körperpflege und Kosmetik ständig an Bedeutung zunahm und einen Anteil von etwa 8% erreichte.

Mit geringen Abweichungen in den letzten Jahren ergaben sich in den einzelnen Artikelgruppen in etwa folgende Umsatz-Anteile:

After-Shave-Lotionen	50%
Duftwässer/Parfums	22%
Pre-Shave-Lotionen	9%
Rasierseifen/Rasiercremes	7%
Rasier-Schaum	6%
Pflege-Cremes	6%

Immer noch kaufen zwei Drittel aller Frauen die Herrenkosmetika ein (deren Duft sie ebenfalls schätzen).

Die äußere Aufmachung der Herrenkosmetik-Produkte ist schließlich für den Erfolg ebenso wichtig wie eine psychologisch richtige Werbung. Letztere muß zwar den Mann ansprechen und ihn bestätigen, darf aber nicht dem Geschmack der Frau widerlaufen.

Von den **Präparategruppen** (Tab. 2.8) ist die älteste und „männlichste" die der Rasierhilfsmittel.

Zwei Formen des Rasierens haben sich durchgesetzt:

● **Die „Elektro-Rasur"**, bei der möglichst nach Vorbehandlung mit einer Pre-Shave-Lotion durch Scherkräfte die Barthaare abgeschnitten werden. Die Elektrorasierer arbeiten entweder mit tangentialen Vibrationen oder mit rotierendem Scherkopf.

Die Elektrorasur ist im Vergleich zur Naßrasur hautschonend. Allerdings bestehen auch Nachteile wie weniger tiefes Ausrasieren, Trockenheit der Haut und fehlendes Frischegefühl nach der Rasur. Die Rasierapparate müssen gründlich gereinigt und desinfiziert werden (z.B. vorsichtig mit Alkohol), um Reinfektionen zu vermeiden.

● Die klassische **„Naßrasur"** mit Klinge oder Messer, bei der die Barthaare durch die alkalische Seife und warmes Wasser

Tab. 2.8 Übersicht über die Präparate der Herrenkosmetik

Rasierhilfsmittel
● Rasierseifen
● Rasiercremes, schäumend
● Rasiercremes, nichtschäumend
● Rasierschaum-Präparate (Schaumaerosole)
Rasierwässer
● Pre-Shaves
● After-Shaves
Düfte
● Eau de Toilette (EdT)
● Eau de Cologne (EdC)
● Parfums
Pflege-Präparate
● Badezusätze
● Seifen
● Deos
● Emulsionen (Gesichtscremes, Body-Lotions u. a.)

eingeschäumt und erweicht werden, so daß eine gründliche und tiefe Rasur entsteht.

Während man in der Bundesrepublik und auch in Europa den schnellen Griff zum Rasierapparat bevorzugt, rasiert man sich in den USA vorwiegend naß. So halten sich weltweit Trocken- und Naßrasierer die Waage. In der Bundesrepublik Deutschland gibt es heute etwa 60% Trockenrasierer und 40% Naßrasierer, das sind immerhin fast 9 Millionen Männer.

Zum Naßrasieren gehören die **Einseifmittel** mit folgenden drei Segmenten:

Rasiercremes	48%
Rasierschaum	35%
Rasierseife	17%

Diese „**Rasierhilfsmittel**" zeigten unterdurchschnittliche Zuwachsraten. Daran änderte auch nichts der einsetzende Rückwärtstrend von der Trocken- zur Naßrasur.

Bei den „**Schäumenden Rasiercremes**" wird etwas Creme aus dem Behältnis, meist aus Tuben, auf den angefeuchteten Pinsel gedrückt und der Bart eingeseift. Es resultiert ein dichter, sahniger Schaum.

Die „**Nichtschäumenden Rasiercremes**" bieten einige Vorteile: Sie werden wie eine Gesichtscreme aufgetragen, man benötigt also weder Pinsel noch Wasser. Sie stellen überfettete O/W-Emulsionen dar, die die Haut im Gegensatz zu den Seifen weniger entfetten und deshalb für Männer mit trockener und empfindlicher Haut besser geeignet sind.

„**Rasierschäume**" werden als flüssige Rasierseifen mit oder ohne Zusatz von Tensiden mittels Treibgasen in Aerosoldosen mit Schaumventil abgefüllt.

Die „**Rasierseifen**" zeigen gegenüber den Toiletteseifen eine weichere, geschmeidige Konsistenz, bedingt durch einen höheren Kaliumseifen-Gehalt. Sie werden zumeist in Form von Stangen angeboten. Durch die Schaumbildung und das Benetzungsvermögen wird der Rasiergang ermöglicht.

Es ist eine Frage der Auffassung, ob man die Rasierwässer, Pre-Shave- und After-Shave-Lotionen zu den Rasierhilfsmitteln rechnen will.

Die „**Pre-Shaves**" dienen ausschließlich zur Vorbereitung der Trockenrasur. Sie sollen den bremsenden Feuchtigkeitsfilm der Haut entfernen sowie durch höherprozentigen Alkohol und eingearbeitete Wirkstoffe die Barthaare durch ihren Muskel (**„Musculus arrector pili"**) aufrichten. Dies ermöglicht den Scherköpfen des Rasierapparates ein möglichst tiefes Greifen. Leider stehen solche haaraufrichtenden Wirkstoffe (**„Pilomotorika"**) für die Kosmetik kaum zur Verfügung.

Bei der Entwicklung der Pre-Shave-Präparate muß darauf geachtet werden, daß keine Korrosionen an den Rasierapparaten auftreten können.

Die „**After-Shave-Präparate**" halten mit exklusiven, ausgefallenen Duftnoten mit fast 50% den absoluten Umsatzrekord. Im allgemeinen werden sie in Form von Lotionen (Tonics) angewendet, jedoch sind auch Gele, Schäume, Cremes und Sprays im Handel zu finden. Allen kommen die folgenden Aufgaben zu, die auch der Verbraucher erwartet:

● Entspannung der nach der Rasur gereizten Haut.

● Tonisierung, Erfrischung und Kühlung.

● Vermeidung von Entzündungen und Abheilung kleiner Schnittwunden.

● Adstringierende Wirkung.

● Neutralisierung des durch alkalische Seifen verschobenen pH-Wertes.

Der Alkoholgehalt der Rasierwässer liegt zwischen 40 und 60 Prozent. Mannigfache Stoffe können den Lotionen zugesetzt werden (Menthol, Bakterizide, organische Säuren, Adstringentien, Hautpflegestoffe und Duftstoffe).

Wenn auch die After-Shaves die Marktführer sind, so ist doch der positive Trend auf dem **Duft-Sektor** erstaunlich. Aber gerade der „Duft-Boom" zeichnet die Herrenkosmetik aus.

Der Geruchssinn spielt bei der Anziehung der Geschlechter nach wie vor eine große Rolle. Zum Erlebnis zwischenmenschlicher Beziehungen kommt zum Sehen und Fühlen auch das Riechen.

Keiner der bekannten Modeschöpfer verzichtet darauf, auch für Männer Duftkollektionen unter eigenem Namen anzubieten. Sportliche Noten liegen im Trend (Fitness-Welle), aber auch „schwere" Gerüche. Sehr beliebt für die Parfümierung männlicher Kosmetika sind Gewürznoten, nicht zuletzt, weil sie ein Gegengewicht zu ausgesprochen weiblichen Düften darstellen.

Eau de Cologne und Eau de Toilette stiegen in den letzten drei Jahren um 50%. Trotzdem bringen erst etwa ein Drittel aller Männer ihren Duft „pur" auf die Haut.

Sie verbinden es (auch aus Zweckmäßigkeit) mit den Pflegepräparaten (z. B. Deos, After-Shaves). Der Markt bietet auch jedem seinen individuellen Duft an, man spricht von etwa 250 verschiedenen Herrendüften.

Auch die „**Deos**" mit typisch männlichen Duftnoten erreichten in den letzten Jahren Umsatzspitzen.

Und ebenso hohe Zuwachsraten zeigten die „**Pflegecremes**". Als Newcomer (1970 noch fast unbekannt) stieg ihr Anteil permanent.

Durch den neuen Genuß der spezifischen Pflege begnügt sich der Mann aber nicht nur mit dem einen oder anderen Präparat. Er leistet sich seine eigene Systempflege – eine komplette Herrenserie mit Qualität und Klasse (und hat dabei die Auswahl zwischen 200 Serien mit mehr als 4000 Produkten). Er besitzt starkes Markenbewußtsein und Markentreue. Es bleibt nur noch eine Hemmschwelle zu überwinden: Der Besuch im Kosmetik-Institut.

2.4.5 Natur-Kosmetik

Die Lebensgrundlage des Menschen ist die Natur. Durch das gesteigerte Umweltbewußtsein, durch die Beschäftigung mit der Natur (und der berechtigten Sorge um sie) griff die Bewegung „Zurück zur Natur" auch auf die Kosmetik über und schuf einen (gesteigerten) Bedarf an Naturkosmetika. Zielgruppen sind besonders jüngere Frauen mit Interesse an naturnaher Lebensführung und ausgeprägtem Umweltbewußtsein. Selbstverständlich ist das allgemeine Bestreben, auch kosmetisch nicht „unnatürlich" zu wirken.

In der wissenschaftlichen Kosmetik war und ist dieser Begriff der „Naturkosmetik" nicht gebräuchlich, und es gibt auch keine gesetzliche oder juristische Definition.

Ein hundertprozentiges Naturkosmetikum ist mit wenigen Ausnahmen auch schwerlich herzustellen, denn es müßte ausschließlich aus physiologischen, in der Natur vorkommenden und nicht behandelten Stoffen hergestellt sein. Jedoch sind viele der natürlich vorkommenden Stoffe chemisch, physikalisch oder mikrobiologisch instabil. Sie schwanken in ihrer Zusammensetzung oder sind unverträglich. Immerhin verbindet der Verbraucher mit dem Begriff „Naturkosmetik" solche Kosmetika, die nicht aus synthetisch-chemischen Substanzen aufgebaut sind. Die Erwartungshaltungen in Richtung Natürlichkeit, Verträglichkeit und Wirksamkeit haben demgemäß einen hohen Vertrauensbonus.

Viele Präparate werden jedoch als Naturkosmetika angeboten, die nur ein oder zwei natürliche Bestandteile (meist Pflanzenauszüge) enthalten, dazu manchmal noch in niedriger Konzentration.

Somit kann man fragen: Wird unter einem Naturkosmetikum auch ein Präparat verstanden, welches neben natürlichen Rohstoffen auch andere Inhaltsstoffe, z. B. als Hilfsstoffe, enthalten kann? Dann freilich gebe es fast nur noch Naturkosmetika, da auch Präparate, die nicht ausdrücklich als solche ausgelobt sind, zumeist natürlich vorkommende Rohstoffe enthalten (und das vielfach schon „von alters her").

Und damit ergibt sich zwangsläufig die Frage nach der Konzentration. Ist ein Präparat mit 0,5% eines Pflanzenextraktes schon ein Naturkosmetikum? Und umgekehrt: Wenn ein Hautöl 98% natürliche Öle und 2% chemisch-synthetische Stoffe enthält, ist es dann kein Naturkosmetikum mehr? Eine Deklarationspflicht besteht nicht, schon gar nicht quantitativ. Bestenfalls gilt der § 27 LMBG, wenn die beim Verbraucher geweckte Erwartung nicht erfüllt wird.

Zweifelsohne bietet die Natur uns eine Fülle von heilenden, pflegenden und verschönernden Wirkstoffen an. Aber es gibt auch Substanzen mit (Neben)Wirkungen, die gefährlich, ja giftig sein können. Gerade im Pflanzenreich sind viele Inhaltsstoffe noch nicht aufgefunden worden oder in ihrer physiologischen Wirkung unbekannt. Etwa 10 000mal im Jahr müssen sich die 17 Giftinformationszentren der Bundesländer mit Verdachtsfällen auf Vergiftungen durch Pflanzen beschäftigen.

In Emulsionen kann auf Konservierungsmittel – die in erster Linie angegriffen werden – zumeist nicht verzichtet werden. Ein synthetischer Zusatz ist also kaum zu umgehen. Hierzu liegt eine Stellungnahme des „Bundesministers für Jugend, Familie und Gesundheit" vom Januar 1986 vor. Es sei zwar richtig, daß „bei Kosmetika auf Konservierungsstoffe nicht verzichtet werden kann, andererseits der Verbraucher bei Angaben, die auf die Nichtverwendung dieser Stoffe hindeuten, wie ‚Naturkosmetik‘, ‚pflegt auf natürliche Weise‘ u. ä. keine Konservierungsstoffe erwartet. Solche Angaben sind also irreführend im Sinne des § 27 Abs. 1 Nr. 3 LMBG anzusehen." – Vielen Naturkosmetika dürfte damit der Boden entzogen sein.

Die vielfach vorherrschende Meinung, daß Rohstoffe aus der Natur (oder gar Naturkosmetika) milder, hautverträglicher oder hautfreundlicher sein müssen als „synthetische" Kosmetika, ist ganz einfach unrichtig.

Grundsätzlich ist festzustellen, daß Naturprodukte keine Reinsubstanzen darstellen, sondern Gemische aus vielen chemischen Substanzen in wechselnden Mengen darstellen. Unter ihnen befinden sich nicht nur hautirritierende und allergisierende Stoffe, sondern sogar krebserregende. Giftige Pflanzen (so Adonis vernalis) oder Pflanzeninhaltsstoffe (Digitalisglykoside) sind sowieso schon durch die Kosmetikverordnung verboten.

Schließlich darf nicht vergessen werden, daß die Natur die größte chemische Fabrik darstellt. Auch die Naturstoffe sind ein Konglomerat chemischer Verbindungen.

Die oftmals zitierten „Riechstoffe aus der Natur" (Etherische Öle) sind gleichfalls Gemische aus vielen chemischen Verbindungen wechselnder Zusammensetzung und Herkunft. Vielfach sind synthetische Riechstoffe besser zu standardisieren, zu testen und in immer gleicher Qualität herzustellen.

Und die Behauptung, daß es kaum dekorative Kosmetik auf natürlicher Basis gebe, hat einen tragischen geschichtlichen Hintergrund. Bekannt ist der heldenhafte, mythologische Tod von *Cleopatra* durch Schlangenbiß. Eine andere Version jedoch lautet, daß sie an einem Übermaß der Verunreinigung (Schwermetalle) ihrer Schminken einen wenig dekorativen Tod fand.

Natürliche Rohstoffe müßten auch ohne „chemische Prozesse" hergestellt werden, so könnte man postulieren. Beim Ernten von Pflanzen treten aber bereits, sozusagen „postmortal", Veränderungen ein, z. B. durch Trocknen, und selbst dieser einfache Vorgang kann schon chemische Vorgänge auslösen.

Bedenklich wird es allerdings, wenn zur Selbstherstellung von Kosmetika aufgerufen wird („Küchenkosmetik"). Ob das wirklich „billiger" ist, mag dahingestellt sein, „gesünder" ist es sicher nicht, und auch die Meinung, „man wisse wenigstens, was drin ist", bedarf einer Korrektur: Man weiß bestenfalls, was hineingekommen ist, denn es treten sehr schnell (chemische) Umsetzungs- oder Zersetzungsprozesse ein, nicht zuletzt durch den Befall von Mikroorganismen. Man kann eher der Headline einer Frauenzeitschrift zustimmen („Lieber auf den Teller als auf den Teint"), wenn man bedenkt, wie wichtig eine gesunde Ernährung „per os" auch für die Haut ist. Der Kosmetikindustrie wird vom Gesetzgeber genau vorgeschrieben, welche Stoffe in welcher Konzentration verarbeitet werden dürfen. Auch das Verfalldatum muß angegeben sein, falls das Produkt weniger als 30 Monate haltbar ist. Ohne Konservierungsmittel und ohne Antioxidantien sind solche Haltbarkeiten jedoch nicht erreichbar.

Bei der allgemeinen Suche nach geeigneten Wirk- und Hilfsstoffen stößt man zwangsläufig auf Naturprodukte und wird diese in den Rezepturen verwenden (Proteine, Pflanzenextrakte, Riechstoffe, Wachse, Öle und Fette). Ein gewisser Trend ist zur Anwendung pflanzlicher Produkte festzustellen.

Niemand hat etwas gegen die Natur und in ihr vorkommende Wirkstoffe. Es geht nur um den falschen Begriff der „Natur-Kosmetik" und der daraus möglicherweise resultierenden Feststellung: Natur ist gut – Chemie ist schlecht.

Auch die Naturstoffe selbst können verbessert werden, z. B kann man ihnen unter Belassung ihrer positiven Wirksamkeit unerwünschte Nebenwirkungen nehmen.

Selbst wenn ein Ersatz von biologischen Stoffen notwendig werden sollte, so wird man weitgehend auf andere Naturstoffe zurückgreifen. Dieses Vorgehen ist z. B. gerechtfertigt
● bei extremen Preisanstiegen (Mißernten, Spekulationen)
● bei Verknappung oder Verbot (Walrat)
● wenn keine native Verfügbarkeit vorliegt (Bürzeldrüsenfett der Wasservögel)
● bei zu geringer Weltproduktion, evtl. mit spekulativem Einfluß (Jojobaöl)
● bei starken Schwankungen der Inhaltsstoffe

Der Haut ist es im übrigen völlig egal, ob aufgetragene Wirkstoffe – bei gleichem Reinheitsgrad – natürlichen oder synthischen Ursprungs sind (Menthol).

Hilft die Chemie nicht sogar der Natur, wenn sie das synthetisiert, was sonst vielleicht durch Raubbau an der Natur zerstört würde (Walrat). Selbst bei Erdöl zehren wir einen gegebenen Vorrat auf (Tab. 2.9).

Tab. 2.9 Gegenüberstellung von Naturstoffen zu synthetischen Substanzen

Naturstoffe
● sind Mischungen aus einer Vielzahl von (chemischen) Inhaltsstoffen
● sind schwer standardisierbar. Oft nur (wenn überhaupt) auf Grund einer Leitsubstanz, ohne andere Inhaltsstoffe zu berücksichtigen
● können verunreinigt sein (z. B. durch Pestizide)
● schwanken in ihrer Zusammensetzung je nach Klima, Zeit und Art der Ernte, Bodenqualität …
● können Gifte, kanzerogene und allergieauslösende Substanzen enthalten
● sind oft in ihrer Anwendung und Wirkung seit sehr langer Zeit (bedingt) bekannt
● sind in ihrer Verfügbarkeit begrenzt oder unterliegen großen Schwankungen.

Synthetische Stoffe
● sind billiger
● haben eine breitere Palette
● können gezielt für kosmetische Zwecke oder Probleme entwickelt werden
● sind oder können Monosubstanzen sein, deren Wirkungen und Nebenwirkungen viel leichter überschaubar sind
● liegen stets in gleicher Qualität vor
● bedürfen unter Umständen bei Neuentwicklungen eines sehr langwierigen und teuren Verfahrens bis zur Freigabe.

Die Phytokosmetologie

Die kosmetischen Produkte auf rein pflanzlicher Basis sind ein Teilgebiet der „Naturkosmetika". Vieles dort Gesagte trifft auch hier zu, z. B. das Fehlen jeder rechtlichen Definition. Die positive Wirkung solcher Präparate beruht überwiegend auf subjektiven Urteilen, denen jedoch auf Grund psychologischer Wechselwirkungen zwischen Verbraucher und Produkt ein erhebliches Gewicht zukommt. Bei der naturwissenschaftlichen Betrachtung ergeben sich aber eine Reihe ungelöster bzw. sogar unlösbarer Probleme. So fehlt bei einer Vielzahl von Drogen der objektive Wirkungsbeweis. Vielfach werden Erfahrungen aus der Volksheilkunde herangezogen.

Das eigentliche Problem liegt im Einsatz von Pflanzen, deren biologische Wirkungen wenig oder gar nicht bekannt sind. Bei vielen Pflanzen wird man allein aus der Kenntnis verwandter Arten und ihrer Inhaltsstoffe eine Unbedenklichkeit ableiten können. Bei anderen sind dagegen Untersuchungen der Hautverträglichkeit zwingend notwendig. Aus der Zugehörigkeit zu Pflanzenfamilien ist solcher Rückschluß nicht möglich. Bei den Solanaceen hätte man z. B. schwere Bedenken gegen den Einsatz von Tollkirsche oder Tabakblättern, wohl kaum dagegen von Tomaten, Kartoffeln, Paprika … Ganz anders liegen die Verhältnisse bei den Umbelliferen, zu denen neben den unbedenklichen Pflanzen wie Möhre, Petersilie, Sellerie auch giftige Pflanzen wie der Schierling gehören. In dieser Familie finden sich jedoch auch mit Bärenklau und Engelwurz solche, deren hoher Gehalt an Furocumarinen zu unerwünschten phototoxischen oder Pigment-Reaktionen führen kann.

Den Phytokosmetika sollte man unvoreingenommen und positiv gegenüberstehen. Denn aus „unseres Herrgotts Apotheke" stehen uns eine Vielzahl von Pflanzen und Pflanzenteilen mit kosmetischer Wirksamkeit zur Verfügung: Adstringierend, tonisierend und durchblutungsfördernd, antiphlogistisch, antimikrobiell, reizlindernd und regenerierend, hautstraffend usw. Dazu gehören auch natürliche Verdicker (Polymere und Hydrokolloide). Und schließlich gibt es auch pflanzliche Bestandteile, die ausschließlich der Färbung und vor allem der Parfümierung dienen.

In der Diskussion steht eine Positivliste der für die Herstellung von Kosmetika verwendbaren Pflanzen im Rahmen der Kosmetikverordnung. Bisher werden 80 verschiedene Pflanzenarten zur Herstellung von Körperpflegemitteln herangezogen.

2.5 Wirkstoff-Kosmetik

Die Aufgaben und Ziele der (Wirkstoff)-Kosmetik ergeben sich weitgehend aus der Definition der kosmetischen Mittel (§ 4 LMBG). Die Abgrenzung zur Pharmazie leitet sich aus § 2 AMG ab.

2.5.1 Wirkung und Wirksamkeit

Eine Definition der Begriffe könnte lauten:
Wirkung (engl. effect)
Veränderungen, die durch einen Reiz hervorgerufen werden. Sie sind unspezifisch und nicht gerichtet, können erwünscht oder unerwünscht sein. Es sind meßbare, fühlbare oder sonst erkennbare Reaktionen.
Wirksamkeit (engl. efficacy)
Als wertender Begriff auf das Ziel gerichtet, dessentwegen das Kosmetikum angewandt wird und das Maß, in dem dieses Ziel erreicht wird. Die Wirksamkeit ist die Summe aller erwünschten Einzelwirkungen.

Im englischen Sprachgebrauch wird rein verbal der Unterschied noch deutlicher.

Aus dem „Lebensmittel- und Bedarfsgegenständegesetz" (LMBG) ergibt sich durch die §§ 24, 26 und 27, daß kosmetische Mittel Wirkungen besitzen müssen. Damit ist aber zugleich die Notwendigkeit gegeben, diese Wirkungen nachzuweisen.

Die kosmetischen Mittel haben gemäß ihrer Definition eine Wirksamkeit im Sinne einer Pflege von Haut, Haar und Schleimhäuten sowie eines verschönernden Effekts und schließlich Anwendung in der Gesundheitsvorsorge.

Ein Kosmetikum sollte nur am Ort seiner Anwendung wirken, eine systemische Wirkung über die Haut ist unerwünscht.

2.5.2 Wirkung und Nebenwirkung

Von kosmetischen Mitteln wird gefordert, daß sie wirken. Eine Nebenwirkung wird meist nicht akzeptiert. Beides gleichzeitig ist selten erfüllbar – was wirkt, hat im allgemeinen auch eine Nebenwirkung (im Sprachgebrauch wäre allerdings wohl „unerwünschte Wirkung" besser als „Nebenwirkung"). Bei letzterer muß zwischen tolerierbarer und nicht tolerierbarer unterschieden werden. Das Risiko eines Kosmetikums muß also auf ein akzeptables Minimum beschränkt werden.

Die Anforderungen an die Wirkstoffkosmetik sind verständlicherweise höher als in der Pharmazie, da das Benefit/Risk-Verhältnis anders anzusetzen ist und dadurch unerwünschte Wirkungen nicht im gleichen Maß toleriert werden können. Durch die unterschiedlichen Reaktionsweisen der Menschen kann es jedoch ein Null-Risiko nicht geben.

2.5.3 Nachweis kosmetischer Wirkung

Jede (werblich) herausgestellte Wirkung sowohl für einen Wirkstoff als auch für das Fertigpräparat muß wissenschaftlich bewiesen werden (§ 27 LMBG). Diese Forderung setzt allerdings das Vorhandensein entsprechender Methoden voraus. Geeignete Meßmethoden sind jedoch oft nicht vorhanden oder können direkt nicht angewendet werden. Dies gilt insbesondere für die subjektiv empfundenen Wirkungen.

Der Verbraucher erwartet (auf Grund von Befragungen) von der Kosmetik eine
● Schutzfunktion
● Pflegefunktion
● Gesunderhaltungsfunktion
● Duftfunktion
● Erlebnisfunktion
  – Frische
  – Sauberkeit
  – Jugendlichkeit
  – Schönheit
  – Allgemeines Wohlbefinden
● Soziale Funktion
  – Selbstsicherheit
  – Soziale Anerkennung
  – Kontakterleichterung
  – Anpassung

Während die Schutzfunktion objektiv nachweisbar ist (z. B. Sonnenschutz), erscheint der Nachweis der Erlebnisfunktion und erst recht der sozialen Anerkennung problematisch.

Zur **objektiven Messung** stehen physikalische, physikochemische, chemische und biochemische Methoden zur Verfügung. So sind z. B. meßbar
● **an der Haut:** Hautfeuchte, Rauhigkeit, Faltentiefe, pH-Wert, Schweißhemmung, Desodorierung, Elastizität, Lichtschutzwirkung u. a.
● **am Zahn** (Mundhöhle): Reinigung, Belagsentfernung, Geruchstilgung, Antizahnsteineffekt, Antikarieseffekt u. a.

● **am Haar:** Antischuppenwirkung, Reinigung, Kämmbarkeitsverbesserungen, Styling (Festigen, Wellen), Farbveränderungen (Färben, Blondieren) u. a.

Viele Parameter sind jedoch nur bedingt objektiv meßbar.

Subjektive Wirkungen: Viele kosmetische Effekte resultieren aus subjektivem Erleben. Sie sind mit der jeweiligen psychischen Disposition des Verbrauchers verknüpft und damit nicht inter-subjektivierbar. Hier steht also das Verbrauchererlebnis im Vordergrund. In diesen Bereich gehört das Kosmetikum, das dem Anwender das Gefühl gibt, „gepflegt zu sein", ferner die „betörende Wirkung" eines Parfums oder ein „allgemeines Wohlbefinden".

Subjektive Beurteilungen in Form von **Anwendungstests** mit Methoden der modernen Meinungsforschung mit größeren Probandengruppen und gegebenenfalls mit speziellen Zielgruppen haben einen hohen Stellenwert und sind auch aus wissenschaftlicher Sicht verläßlich. In den USA werden die subjektiven Methoden sogar den objektiven vorgezogen. Als Vorteil wird die Verbrauchernähe angegeben.

Stellt man den objektiven Prüfmöglichkeiten die Verbrauchererwartungen gegenüber, so wird um so deutlicher, wie wichtig die subjektive, statistisch gestützte Bewertung zumindest für die pflegende Kosmetik ist und wie bedeutsam die Entwicklung neuer oder verbesserter Prüfmethoden für die Zukunft sein wird.

2.5.4 Unerwünschte Wirkungen

Schädigende Faktoren können qualitativ und quantitativ unterschiedliche Hautreaktionen auslösen. Bei der lokalen Verträglichkeit unterscheidet man zwischen primärer Irritation und sensibilisierender Wirkung.

Irritation (Hautreizung)

Bei der primären Irritation handelt es sich um eine oberflächliche Reizung, wobei die Abwehrschranke der Haut nicht durchbrochen wird. Irritationen können durch die individuelle Hautkonstitution bedingt sein, aber auch durch Anwendung eines guten Präparates beim falschen Hauttyp.

Irritationen kommen viel häufiger als Allergien vor. Sie sind vorübergehend und heilen nach Absetzen des schädigenden Agens in der Regel selbst ab. Es sind toxische Unverträglichkeiten, die bei allen Menschen möglich sind.

Die akuten Reaktionen entstehen plötzlich mit teilweise heftigem Verlauf. Die Reizungen können sein: Physikalisch (Hautabschürfungen, Verbrennungen, Erythem), chemisch (Verätzungen) oder mikrobiell (Infektionen).

Chronische Reaktionen entstehen allmählich und bleiben länger bestehen. Es genügen Schädigungen mit geringer Intensität.

Prüfmethoden zur Ermittlung der Irritationsfähigkeit:

● **Epicutantest (Läppchenprobe, Patch-Test).** Aufkleben eines Läppchens auf die Haut und Ablesen der Reaktion nach verschiedenen Zeiten.

● **Duhring-Kammer-Test.** Härtetest zur Ermittlung geringer Irritationspotentiale. Testsubstanz in kleinen Alu-Kammern.

● **Skarifikations-Test.** In Form eines Gitters wird die Hornschicht durch Nadelstiche verletzt. Dann Kammertest oder Läppchentest.

● **Augenirritationstest** (Schleimhautverträglichkeit). Test am Kaninchenauge **(DRAIZE-Test).** Soll durch **Neutralrottests** an Zellkulturen und **HET-Tests** an bebrüteten Hühnereiern ersetzt werden.

Kontaktallergie (allergische Kontaktdermatitis)

Einige Menschen reagieren auf bestimmte Stoffe **angeboren** mit Unverträglichkeiten (veranlagte Unverträglichkeiten = **Idiosynkrasie**). Andere Menschen reagieren erst nach einer gewissen Zeit, die Unverträglichkeit wird **erworben.** Der betreffende Mensch wurde allmählich überempfindlich **(sensibilisiert).** Bei der Sensibilisierung verträgt ein Mensch einen bestimmten Stoff zunächst reaktionslos, bis er nach einiger Zeit (Tage bis Jahre) überempfindlich wird. Dies kann sich auf einen Stoff beschränken, meist jedoch sind mehrere Substanzen aktuell (Tab. 2.14, s. S. 110).

Charakteristisch für eine „echte" Allergie ist die **Antigen-Antikörper-Reaktion (AAR)** als auslösendes Moment. Gewisse Hauterscheinungen dürfen nur dann als Allergie bezeichnet werden, wenn das Allergen bekannt ist oder eines als Ursache vermutet wird.

Eine Empfindlichkeit oder Überempfindlichkeit ist somit noch lange keine Allergie: Weder eine vorübergehende Rötung (als Folge einer intensiven kapillaren Hautdurchblutung) noch eine fleckige Rötung im Gesicht (z. B. als Folge einer Aufregung bei vegetativ labilen Menschen).

Die Herkunft der Allergene ist unterschiedlich:

● Nahrungsmittel (Erdbeeren)
● Atmungsallergene (Blütenstaub)
● Injektionsallergene (Serum/Eiweiße)
● Physikalische Allergene (UV-Licht)
● Kontaktallergene (Große Gruppe. Hierher auch gegebenenfalls die Kosmetika).

Auch von Dermatologen wird nicht bestritten, daß eine Primärsensibilisierung oft durch Arzneimittel-Externa an der verletzten, offenen Haut hervorgerufen wird, z. B. durch Konservierungsmittel. Wird später ein mit derselben Substanz konserviertes Kosmetikum benutzt, wird natürlich

Haut/Pflege

2

letzteres als Urheber der Allergie beschuldigt.

Bei einer kritischen Hochrechnung ergibt sich eine Sensibilisierungswahrscheinlichkeit für die Gesamtbevölkerung durch Kosmetika von 1:100 000 bis 1:1 000 000, eine verschwindend geringe Zahl. In der Kosmetik-Industrie werden nur allergiegeprüfte Rohstoffe eingesetzt und entsprechende Produkte hergestellt.

Die Kosmetika von heute besitzen einen hohen Sicherheitsstandard. Diese Aussage wird unterstrichen durch Statistiken über äußerst seltene und wenig gravierende Nebenwirkungen. Trotzdem führt die wissenschaftlich unhaltbare Propagierung vermeintlicher Risiken durch Inhaltsstoffe und technisch unvermeidbare Spuren zu Unsicherheiten beim Verbraucher.

2.5.5 Wirkstoffe

Eine Vielzahl von Wirkstoffen aus allen möglichen Substanzklassen stehen heute der Kosmetologie zur Verfügung. Alle diese Stoffe besitzen zumindest eine physikalische Wirkung.

Voraussetzung ist, daß diese Stoffe meistens in die Haut eindringen müssen, was dadurch erschwert ist, daß die Haut primär ein Schutzorgan ist. Bei anderen Substanzen ist ein Verbleiben auf der Hautoberfläche erwünscht (bei vorgesehenem Okklusiveffekt, beim Hautschutz, auch bei Sonnenschutzmitteln).

Eines der wichtigsten „Wirksysteme" ist die Präparategrundlage. Zum einen kann sie direkt eine Wirkung entfalten, z.B. hydratisieren, zum anderen bestimmt sie als Trägermedium die Wechselwirkungen zwischen Haut und inkorporierten Stoffen. Ob ein Wirkstoff gut oder schlecht zum Tragen kommt, entscheidet in vielen Fällen das Vehikel (**Bioverfügbarkeit**). Selbst eine Inaktivierung ist denkbar. Andererseits

haben auch wirkstoff-freie Grundlagen einen Effekt.

Aber auch eine auf die Haut aufgetragene Emulsion wird keinesfalls unverändert absorbiert. Nur gewisse Bestandteile können tiefer eindringen (bedingt durch Vermischen mit Talg und Schweiß, durch Brechen der Emulsion und durch chemisch-physikalische Reaktion in der Hornschicht).

Bei anderen Präparategruppen steht der Wirkstoff ganz im Vordergrund, so bei Lichtschutzmitteln, bei Deos oder Antitranspirantien.

Aus der Vielfalt der Stoffe werden im folgenden zunächst vier Stoffgruppen beschrieben, die sich in fast allen Rezepturen finden (zumindest in den Emulsionen). Es sind die Konservierungsstoffe und die Antioxidantien (mit konservierender und antioxidativer Wirkung) sowie Farbstoffe und Parfums (mit psychologischer Wirkung).

Dann werden einige Wirkstoffe, die in den letzten Jahren Furore machten oder die in der Kosmetik besondere Bedeutung erlangten, wahlweise und ohne Wertigkeit aufgeführt. Sozusagen die Stars in der pflegenden Kosmetik.

2.5.5.1 Konservierungsstoffe

Die Kosmetik-Verordnung definiert im § 3a die Konservierungsstoffe wie folgt:

„(1) Konservierungsstoffe im Sinne dieser Verordnung sind Stoffe und Zubereitungen, die kosmetischen Mitteln überwiegend zu dem Zweck hinzugefügt werden, die Entwicklung von Mikroorganismen in diesen Erzeugnissen zu hemmen.

(2) Bei dem gewerbsmäßigen Herstellen oder Behandeln von kosmetischen Mitteln dürfen nur die in Anlage 6 aufgeführten Konservierungsstoffe verwendet werden..."

Tab. 2.10 Liste der endgültig zugelassenen Konservierungsstoffe (Stand vom 1.4.88 auf Grund der 13. Veränderungsordnung zur Kosmetik-Verordnung)

Lfd. Nr.	Stoff	Zulässige Höchstkonzentration	Einschränkungen und Anforderungen	Obligatorische Angabe der Anwendungsbedingungen und Warnhinweise auf der Etikettierung
a	b	c	d	e
1	Benzoesäure, ihre Salze und Ester (+)	0,5% (Säure)		
2	Propionsäure und ihre Salze (+)	2% (Säure)		
3	Salicylsäure und ihre Salze (+)	0,5% (Säure)	Nicht in Mittel für Kinder unter 3 Jahren verwenden, ausgenommen Shampoos	Nicht zur Pflege von Kindern unter 3 Jahren verwenden *)
4	2,4-Hexadiensäure (Sorbinsäure) und ihre Salze (+)	0,6% (Säure)		
5	Formaldehyd und Paraformaldehyd	0,2% (ausgenommen Mundpflegemittel) 0,1% (für Mundpflege-mittel) Konzentrationen, aus-gedrückt als ungebun-denes Formaldehyd	in Aerosolpackungen (Sprays) verboten	
7	2-Hydroxybiphenyl (O-Phenyl-phenol) und seine Salze (+)	0,2% ausgedrückt als Phenol		
8	2-Zinksulfidopyridin-N-oxid (Zinkpyrithion) (+)	0,5%	Nur in Mitteln, die nach Gebrauch sofort ausgespült werden, ver-boten in Mundpflege-mitteln	
9	Anorganische Sulfite und Bisulfite (+)	0,2% ausgedrückt als ungebundenes SO_2		
10	Natriumjodat	0,1%	Nur in Mitteln, die nach Gebrauch sofort ausgespült werden	
11	Chlorobutanolum	0,5%	in Aerosolpackungen (Sprays) verboten	Enthält Chlorobutanol
12	4-Hydroxybenzoesäure, ihre Salze und Ester (+), ausgenommen 4-Hydroxybenzoesäure-Benzylester	0,4% (Säure) bei einem Ester, 0,8% (Säure) bei Estergemischen		
13	3-Acetyl-6-methyl-2,4(3H)-pyran-dion (Dehydracetsäure) und seine Salze	0,6% (Säure)	in Aerosolpackungen (Sprays) verboten	
14	Ameisensäure (+)	0,5% (Säure)		
15	1,6-Bis(4-amidino-2-bromphen-oxy)-n-hexan (Dibromhexamidin) und seine Salze (einschl. Isethionat)	0,1%		

*) Nur bei Mitteln, die gegebenenfalls für die Pflege von Kindern unter 3 Jahren verwendet werden könnten und die längere Zeit mit der Haut in Berührung bleiben.

Haut/Pflege

2

Tab. 2.10 Fortsetzung

Lfd. Nr.	Stoffe	Zulässige Höchstkonzentration	Einschränkungen und Anforderungen	Obligatorische Angabe der Anwendungsbedingungen und Warnhinweise auf der Etikettierung
a	b	c	d	e
16	Ethylquecksilber-(II)-thiosalicyl-säure, Natriumsalz (Thiomersalum)	0,007% (als Hg) Bei Mischung mit anderen nach dieser Verordnung zugelassenen Quecksilberverbindungen darf der Gesamtquecksilbergehalt diese Konzentration nicht überschreiten	Nur für Schmink- und Abschminkmittel für die Augen	Enthält Etyhlquecksilberthiosalicylat
17	Phenylquecksilber und seine Salze (einschl. Borat)	idem	idem	Enthält Phenylquecksilberverbindungen
18	10-Undecylensäure und seine Salze (+)	0,2% (Säure)		
19	5-Amino-1,3-bis(2-ethylhexyl)-5-methyl-hexahydropyrimidin (Hexetidinum) (+)	0,1%	Nur in Mitteln, die nach Gebrauch sofort ausgespült werden	
20	5-Brom-5-nitro-1,3-dioxan	0,1%	Nur in Mitteln, die nach Gebrauch sofort ausgespült werden. Nitrosaminbildung vermeiden.	
21	2-Brom-2-nitro-1,3-propandiol (Bronopol) (+)	0,1%	Nitrosaminbildung vermeiden	
22	2,4-Dichlorbenzylalkohol (+)	0,15%		
23	N-(4-Chlorphenyl)-N'-(3,4-dichlorphenyl)-harnstoff (Triclocarbanum) (+)	0,2%	Reinheitskriterien: 3-3'-4-4'-Tetrachloroazobenzol und 3-3'-4-4'-Tetrachloroazoxybenzol jeweils unter 1 mg/kg	
24	4-Chlor-m-kresol (+)	0,2%	Verboten in Erzeugnissen, die mit den Schleimhäuten in Berührung kommen	
25	2,4,4'-Trichlor-2'-hydroxy-diphenyl-ether (Triclosanum) (+)	0,3%		
26	4-Chlor-3,5-dimethylphenol (+)	0,5%		
27	1,1'-Methylen-bis[3-(1-hydroxy-methyl-2,4-dioximidazolidin-5-yl) harnstoff] (+) (Imidazolidinylharnstoff)	0,6%		
28	Poly(hexamethylendiguanid)-hydrochlorid (+)	0,3%		
29	2-Phenoxy-ethanol (+)	1,0%		
30	Hexamethylentetramin (Methenaminum) (+)	0,15%		
31	1-(3-Chloroallyl)-3,5,7-triaza-1-azonia-adamantanchlorid	0,2%		
32	1-(4-Chlorphenoxy)1-(1H-imidazol-1-yl)-3,3-dimethyl-2-butanon (+)	0,5%		

Tab. 2.10 Fortsetzung

Lfd. Nr.	Stoff	Zulässige Höchstkonzentration	Einschränkungen und Anforderungen	Obligatorische Angabe der Anwendungsbedingungen und Warnhinweise auf der Etikettierung
a	b	c	d	e
33	1,3-Bis-(hydroxy-methyl)-5,5-dimethyl-2,4-imidazolidindion (+)	0,6%		
34	Benzylalkohol (+)	1,0%		
35	1-Hydroxy-4-methyl-6-(2,4,4-trimethylpentyl)-2-pyridon und sein Monoäthanolaminsalz (+)	1,0%	Für Mittel, die nach Gebrauch sofort ausgespült werden.	
		0,5%	Für andere Mittel.	
36	1,2-Dibrom-2,4-dicyanobutan	0,1%	Nicht in Sonnenschutzmitteln verwenden.	
37	2,2'-Methylen-bis(6-brom-4-chlor-phenol) (Bromchlorophen) (+)	0,1%		
38	3-Methyl-4-(1-methylethyl)phenol	0,1%		
39	Mischung von 4-Chlor-2-methyl-3(2H)-isothiazolon und 2-methyl-3(2H)-isothiazolon mit Magnesiumchlorid und Magnesiumnitrat	0,003% [eines Gemisches von 5-Chlor-2-methyl-3(2H)-isothiazolon und 2-methyl-3 (2H)-isothiazolon im Verhältnis 3:1]		
	Auf Grund der 12. Veränderungsordnung endgültig zugelassener Konservierungsstoff			
	2-Benzyl-4-chlorphenol (Chlorophenum)	0,2%		
	Auf Grund der 13. Veränderungsordnung endgültig zugelassene Konservierungsstoffe			
	3-Phenoxy-1-propanol	1,0%	Nur in Mitteln, die nach Gebrauch sofort ausgespült werden.	
	5-Amino-1,3-bis(2-ethylhexyl)-5-methylhexahydropyrimidin (Hexetidinum) (+)	0,1%		
	2-Chloracetamid	0,3%		Enthält Chloracetamid
	Chlorhexidin, sein Azetat, Gluconat und Hydrochlorid (+)	0,3%		

Bemerkenswerterweise spricht die KVO von Konservierungs„stoffen", nicht von im Sprachgebrauch üblichen Konservierungs-„mitteln".

Nach der z. Zt. gültigen KVO sind 43 Konservierungsstoffe endgültig (Tab. 2.10) und 12 vorläufig zugelassen (Tab. 2.11).

Eine **temporäre Konservierung** kann z. B. durch Sterilisation (im Autoklaven) erreicht werden. Sie bietet den Vorteil,

daß etwa vorhandene mikrobielle Enzyme inaktiviert werden. Voraussetzung wären allerdings für die Kosmetik kaum praktikable rekontiminationssichere Behältnisse. Somit ist die **Permanent-Konservierung** das Mittel der Wahl.

Die Konservierungsstoffe greifen die lebenden Zellen der Mikroorganismen an, wodurch auch die Gefahr der Schädigung von (lebenden) Hautzellen besteht. Es

Haut/Pflege

2

Tab. 2.11 Liste der vorläufig zugelassenen Konservierungsstoffe (Stand vom 1.4.1988 auf Grund der 13. Veränderungsordnung zur Kosmetik-Verordnung)

Lfd. Nr.	Stoff	Zulässige Höchstkonz.	Einschränkungen	Zugelassen bis
1	Borsäure (*)	a) 0,5% b) 3,0%	Mundpflegemittel sonstige Erzeugnisse	31.3.89
2	Chlorphenesin (*)	0,3%		31.3.90
3	Dibrompropamidin und seine Salze (einschl. Isethionat)	0,1%		31.3.89
4	N-Alkyl (C12 – C22) trimethyl-ammoniumbromid und -chlorid (*)	0,1%		31.3.89
5	3-Heptyl-2-(3-heptyl-4-methyl-4-thiozolin-2-ylidenmethyl)-4-methyl-thiazoliniumjodid	0,002%	Cremes, Toilettenwässer, Shampoos	31.3.89
6	4,4-Dimethyl-1,3-oxazolidin	0,1%	Nur in Mitteln, die ausgespült werden, ph größer 6	31.3.89
15	Benzethoniumchlorid (*)	0,1%	Verboten in Erzeugnissen, die mit den Schleimhäuten in Berührung kommen	31.3.89
16	Benzalkoniumchlorid, -bromid und -saccharinat (*)	0,25%		31.3.89
17	Diazolidinylharnstoff	0,5%		31.3.90
19	4-Hydroxybenzoesäurebenzyl-ester	0,1% (Säure)		31.3.89
20	Hexamidin und seine Salze (*)	0,1%		31.3.89
21	Benzylhemiformal	0,2%		31.3.90

stellt sich der Kompromiß zwischen möglichst kleiner Einsatzmenge und ausreichender Wirksamkeit.

Der Zwang zur Konservierung ergibt sich aus zwei Gründen (Abb. 2.12).

● Der gesundheitliche Aspekt: Bei bestimmungsgemäßer Anwendung dürfen kosmetische Mittel die Gesundheit der Anwender nicht gefährden. Da (pathogene) Mikroorganismen oder deren Stoffwechselprodukte Infektionen oder Unverträglichkeitsreaktionen auslösen können, stellt ein Schutz vor Bakterien, Hefen und Schimmelpilzen eine Notwendigkeit dar.

● Die Produktqualität: Mikrobiell bedingte Veränderungen des Produktes würden zu einem nicht verkaufsfähigen Präparat und/oder zur negativen Einstellung des Verbrauchers zum jeweiligen Produkt führen.

Die Kosmetik-Verordnung gibt ferner Hinweise für eine zulässige Höchstkonzentration, für Einschränkungen und Anforderungen, für obligatorische Angabe der Anwendungsbedingungen und Warnhinweise auf der Etikettierung. Solche Einschränkungen sind zum Beispiel:

● Nur in Mitteln, die nach Gebrauch sofort ausgespült werden.

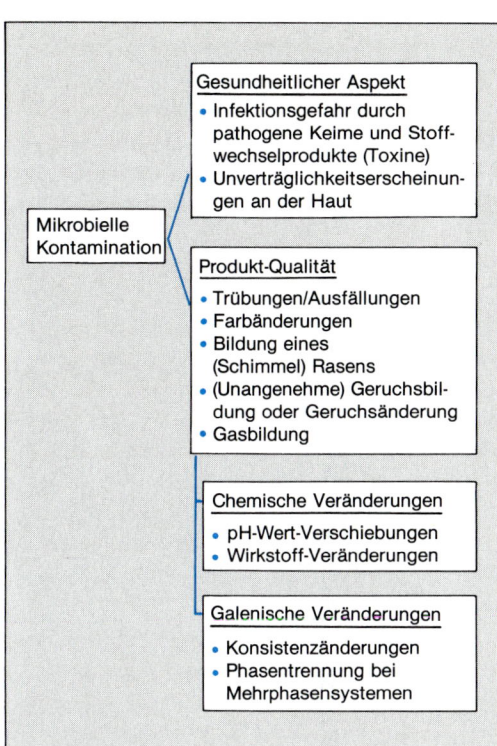

Abb. 2.12: Auswirkungen einer mikrobiellen Kontamination

● Verboten in Erzeugnissen, die mit den Schleimhäuten in Berührung kommen.
● Nicht in Mitteln für Kinder unter 3 Jahren verwenden.
● In Aerosolpackungen (Sprays) verboten.
● In Mitteln für die Intimhygiene verboten.
● Verboten in Mundpflegemitteln.
Und andere.

Die Anzahl der Konservierungsstoffe wurde durch Änderungsverordnungen zur KVO stark eingeschränkt. Der prozentuale Anteil der am häufigsten eingesetzten Stoffe beträgt knapp 90% (Tab. 2.12). Die Spitzenreiter sind die Parabene, gefolgt von dem häufig damit kombinierten Imidazolidinylharnstoff. Die Parabene werden meistens in Mischung eingesetzt, vorzugsweise

in der Kombination 0,18% Methylparaben und 0,02% Propylparaben.

Es wird unterschieden zwischen **mikrobizider** (abtötender) und **mikrobistatischer** (hemmender) Wirkung. Die Wirkungsweise ist von dem Wirkstoff selbst, der eingesetzten Konzentration, der Kontaktzeit, dem pH-Wert, der Temperatur sowie sonstigen Milieufaktoren abhängig. Das **Wirksamkeitsspektrum** ist die Breite der Wirksamkeit gegen unterschiedliche Mikroorganismen.

Außer den genannten gesetzlichen Auflagen ergeben sich noch weitere Einschränkungen auf Grund galenischer, kosmetischer und zumeist unbedeutender ökonomischer Aspekte. Bei der Auswahl eines Konservierungsstoffes müssen eine Reihe von Kriterien berücksichtigt werden (Tab. 2.13). Bei Anlegung eines strengen Maßstabes bleiben für die Konservierung eines gewünschten Präparates nur wenig interessante Stoffe.

Bei einer mikrobistatischen Wirkung sterben die vorhandenen Keime nach einiger Zeit ab. Der Zeitfaktor spielt bei den kosmetischen Präparaten keine wesentliche Rolle, da zwischen Produktion und An-

Tab. 2.12 Die wichtigsten Konservierungsstoffe, geordnet nach der Häufigkeit ihrer Verwendung

● Methylparaben
● Propylparaben
● Imidazolidinylharnstoff (Germall® 115)
● Dowicil® 200 (Quaternium 15)
● Formaldehyd / Paraformaldehyd
● Sorbinsäure
● Bronopol (2-Brom-2-nitro-1,3-propandiol)
● Dehydracetsäure
● Benzylalkohol

Tab. 2.13 Auswahlkriterien für einen Konservierungsstoff

- Geringe Toxizität und damit physiologische Verträglichkeit
- Einschränkung der Sensibilisierungsmöglichkeit
- Breites Wirkungsspektrum gegen Bakterien, Pilze und Hefen
- Hohe Wirksamkeit, dadurch niedrige Einsatzkonzentration
- Ausreichende Löslichkeit in der Wasserphase
- Bekanntheit der Wirkungsweise
- Verträglichkeit mit anderen Wirk- und Hilfsstoffen
- Verträglichkeit mit der Primärverpackung
- Eigene chemische Stabilität (gegen Licht und Luft, gegen erhöhte Temperaturen, pH-Bereich)
- pH-Abhängigkeit der Wirkung
- Weitgehend indifferenter Geruch

wendung durch den Verbraucher Wochen, wenn nicht gar Monate liegen.

Die Anfälligkeit des Fertigpräparates gegen Mikrobenbefall hängt im wesentlichen ab von der Zusammensetzung, dem Emulsionstyp und dem pH-Wert.

Eingesetzte Rohstoffe können bereits mit Mikroorganismen belastet sein. Besonders kritisch sind aufbereitetes Wasser, Feststoffe mit großer Oberfläche (z. B. Pigmente) und Stoffe natürlicher Herkunft. Durch diese Vorbelastung wird ein Teil der dem Endprodukt zugesetzten Konservierungsstoffe verbraucht und steht bei späterer Keimbelastung nicht mehr zur Verfügung. Stoffe wie Proteine und Aminosäuren begünstigen das Bakterienwachstum, während Hefen und Schimmelpilze sich rascher bei Vorhandensein von Kohlenhydraten vermehren. Allgemein gilt, daß komplex zusammengesetzte Produkte schwieriger zu

konservieren sind als einfacher aufgebaute.

Bekannt ist die inhibierende Wirkung von nichtionogenen Emulgatoren und Makromolekülen auf verschiedene Konservierungsmittel (z. B. PHB-Ester).

Etherische Öle können sich positiv durch eigene konservierende Wirkung bemerkbar machen, andererseits können sie die Konservierungsstoffe (aus der wäßrigen Phase) extrahieren.

Präparatetypen: Die Anwesenheit von Wasser ist für die Vermehrung der Mikroorganismen eine notwendige Voraussetzung. Wasserfreie Präparate (z. B. Hautöle) bedürfen zumindest theoretisch keines konservierenden Zusatzes. Bei den wasserhaltigen Zubereitungen wie Emulsionen und Lotionen ist der Zusatz dagegen unumgänglich. Dies gilt (trotz gegenteiliger Meinungen) auch für die meisten W/O-Emulsionen. Eine ausreichende Konservierung ist auch für Shampoos und Schaumbäder notwendig.

Der pH-Wert der Zubereitung bestimmt die Aktivität vieler Konservierungsstoffe (Sorbinsäure). Andere Stoffe sind dagegen pH-unabhängig (Formaldehyd).

Zu berücksichtigen ist (vor allem bei längerer Lagerung), daß zur Lipophilie neigende Konservierungsstoffe nach der Einarbeitung in die Rezeptur teilweise aus der Wasser- in die Fettphase diffundieren und somit ihrer eigentlichen Aufgabe entzogen werden.

Herstellung und Verpackung: Bei der (großtechnischen) Herstellung und Abfüllung kann eine Kontamination nicht ausgeschlossen werden. Auch die Verpackungsmaterialien (besonders Polymere) sind oftmals nicht absolut keimfrei. Mangelnde Betriebssauberkeit sollte aber nicht dazu verleiten, die Produkte übermäßig zu konservieren (**„Overkill-Effekt"**). Eine GMP-gerechte Produktion ist nicht nur Voraussetzung, sondern kann auch helfen, Konservierungsstoffe einzusparen. Ein stark verkeimter Ansatz läßt sich durch spätere Zugabe von Konservierungsstoffen kaum „retten", da auch dann noch die toten Mikroorganismen und ihre Stoffwechselprodukte im Ansatz enthalten sind.

Auch wenig empfindliche Keime können auftreten **("Hospitalismus")**. Häufig handelt es sich um gramnegative Bakterien (Pseudomonaden). Während bei der Produktion der Rezeptur die Gefahr einer Verkeimung nicht so hoch liegt, sind die Abfüllanlagen in der Konfektionierung besonders gefährdet.

Liegt zwischen Fertigung und Abfüllung ein längerer Zeitraum, so ist der Lagerbehälter besonders zu schützen: Durch kühle Lagerung, Abdecken (bei Tankpaletten) mit isopropanol-getränkter Folie oder durch Aufbringen eines Schutzgases (Stickstoff).

Die einzelnen Konservierungsstoffe können durch die verschiedenen Rezepturbestandteile in ihrer Wirksamkeit beeinflußt werden. In der Praxis ist daher immer ein **Konservierungsbelastungstest** durchzuführen. Damit wird bereits in der Entwicklungsphase unter Einsatz von Prüfkeimen getestet, ob das jeweilige Präparat im Endbehälter ausreichend konserviert ist.

Prüfkeime: Staphylococcus aureus (für grampositive Bakterien), Escherichia coli und Pseudomonas aeruginosa (für gramnegative Bakterien), Candida albicans (für Hefen), Aspergillus niger (für Schimmelpilze).

Diese Prüfung sollte wegen des möglichen Einflusses der Verpackung, besonders bei Kunststoffen, in der Endverpackung durchgeführt werden. Auch angefallene kontaminierte Chargen (mit resistenten Mikroorganismen) können im Test mitlaufen. Der Belastungstest wird nach einer Lagerungszeit von 6, 12 und 24 Mon. wiederholt, um Aussagen über die Stabilität des Konservierungsstoffes während dieses Zeitraums (Lagerfähigkeit) machen zu können. Durch den Belastungstest ist es mög-

lich, Schwachstellen der Konservierung aufzufinden und durch Variation der Konzentration oder deren Wechsel ihre Qualität zu verbessern. Es kommt hinzu, daß ein analytisch nachgewiesener Konservierungsmittelgehalt nicht immer mit dem bioverfügbaren Anteil identisch sein muß.

2.5.5.2 Antioxidantien

In der Kosmetik spielen Fette und fette Öle eine eminente Rolle. Reine Fette sind geruchlos (und geschmackfrei). Unter bestimmten Bedingungen erleiden sie jedoch eine Hydrolyse zu Glycerol und Fettsäuren **(Fettspaltung)**. Somit besitzen fast alle Fette nur eine begrenzte Lagerfähigkeit, die entweder auf einen biologisch bedingten Fettverderb oder auf einen chemischen Verderb durch Autoxidation zurückzuführen ist.

Der biologisch bedingte Fettverderb kann ausgelöst werden durch Mikroorganismen oder durch Fermente.

Durch die Tätigkeit von Mikroorganismen werden in Gegenwart von Feuchtigkeit (emulgierte Fette) aus den freigesetzten Fettsäuren Aldehyde und Ketone gebildet, die sich geruchlich unangenehm bemerkbar machen. Vorbeugend werden deshalb Konservierungsstoffe zur Bekämpfung der Keime eingesetzt.

Durch fettspaltende Enzyme **(Lipasen)** werden in Verbindung mit Feuchtigkeit die Fette in Glycerol und Fettsäuren aufgespalten **(Lipolyse)**. Die Lipasen lassen sich im allgemeinen durch Erwärmen auf 70 °C in Gegenwart von Feuchtigkeit inaktivieren.

Der chemische Verderb durch Autoxidation erfolgt bei längerem Lagern unter Zutritt von Licht und Luft durch oxidativen Abbau der Fettsäuren zu unangenehm riechenden Substanzen, zumeist Methylketonen **(Ranzigkeit)**. Diese Autoxidation findet an ungesättigten Fettsäuren und deren Derivaten statt und kann durch verschiedene Faktoren wie Licht und Wärme sowie Schwermetallspuren beschleunigt werden. Zum Schutz dienen als Hemmstoffe des Autoxidationsvorganges die **Antioxidantien (Oxidationsinhibitoren, Antioxigene).** Es handelt sich um organische Verbindungen von sehr unterschiedlichem Aufbau.

Die Wirkung der Antioxidantien beruht auf zwei Mechanismen: Sie fungieren als Radikalfänger für die bei der Autoxidation auftretenden freien Radikale. Sie reduzieren aber auch einen großen Teil der entstandenen Hydroperoxide zu den Hydroxyverbindungen. In Fetten einmal begonnene Autoxidationsvorgänge katalysieren sich selbst und laufen mit steigender Geschwindigkeit in einer Kettenreaktion ab. Diese beginnt mit der Bildung von freien Radikalen und kann so lange erfolgen, bis das Substrat oxidiert ist oder so lange Sauerstoff zur Verfügung steht.

Da die Oxidation von Fetten sehr komplex vor sich geht, muß eine Entscheidung über den optimalen Einsatz von Antioxidantien daher oft auf Grund empirischer Versuche getroffen werden, wobei teilweise schwer erklärbare Widersprüche zu beobachten sind.

Oft werden Antioxidantien in Verbindung mit Synergisten und/oder Stabilisatoren (z. B. Komplexbildnern) eingesetzt, um die Lagerstabilität zu erhöhen.

Die Einsatzkonzentration ist im allgemeinen gering. Sie liegt z. B. für Butylhydroxyanisol (BHA) bei 0,01–0,02%, für Gallate bei 0,005–0,01% und für Ascorbinsäure bei 0,05%. Bei zu hohen Einsatzkonzentrationen kann eine Wirkungsumkehr **(Inversion)** auftreten.

Natürlich vorkommende Antioxidantien
● **Tocopherole.** Bei der Gewinnung von Fetten aus Pflanzen werden Tocopherole mitisoliert, von denen ausreichende Konzentrationen auch die Raffination überstehen und somit die Stabilität des Fertigproduktes garantieren.

Die antioxidative Wirksamkeit der Toco-pherole steigt in der Reihe $\alpha \to \delta$ und verhält sich somit umgekehrt zur Vitamin-E-Aktivität. Für Vitamin A wird allgemein auch α-Tocopherol als Stabilisator verwendet.

● **Carotinoide.** Die einzelnen Carotinoide zeigen eine unterschiedliche Wirkung.
● **Nordihydroguajaretsäure (NDGA).** Ein Brenzkatechinderivat, das aus den Blättern des Creosotstrauches isoliert wird.
● **Ascorbinsäure.** Wegen ihrer Wasserlöslichkeit wird zur Stabilisierung der Fettphase die fettlösliche Form, das Ascorbylpalmitat, verwendet. Es besitzt allerdings den Nachteil, daß es sich in Fetten und Ölen erst bei 105–110 °C löst. Bei 113 °C liegt aber bereits der Schmelzpunkt und bei Anwesenheit von Sauerstoff der Zersetzungspunkt.

Ascorbinsäure besitzt eine große Affinität zu Sauerstoff. Die Reaktion verläuft bis zur Dehydroascorbinsäure reversibel. Erst nach Öffnung des Lactonringes ist der Vorgang irreversibel.
● **Lecithine.** Eine zusätzliche Verwendung kann von Vorteil sein.

Synthetische Antioxidantien
Viele natürlich vorkommende Antioxidantien sind
● schwer zu isolieren
● stehen nur in begrenzten Mengen zur Verfügung
● sind für ihren Einsatz zu kostspielig
● sind oft nur von spezifischer oder geringer Wirksamkeit.

Die synthetischen Antioxidantien entfalten dagegen z. T. eine beträchtliche Wirksamkeit und können breit eingesetzt werden.
● **Butylhydroxyanisol (BHA)** ist eine Mischung aus zwei Isomeren und hat die Eigenschaft, daß die antioxigene Wirksamkeit des stabilisierten Fettes auch beim Erhitzen erhalten bleibt („Carry-through-effect".
● **Butylhydroxytoluol (BHT)** übertrifft BHA noch an Wirksamkeit.

● **Propyl-, Octyl- und Dodecyl-Gallat**
● **Ethoxyquin (TBHQ)**

In Kombination sind BHA und BHT wirksamer als die Einzelstoffe. Im Handel befinden sich Kombinationspräparate, z. T. mit Synergisten.

Synergisten sind Substanzen, die die Wirkung der Antioxidantien verstärken, ohne selbst (oder nur begrenzt) antioxidativ zu wirken. Sie regenerieren meist die verbrauchten Antioxidantien, die dann erneut in die Reaktion eingreifen können. Gute Synergisten sind di- oder mehrbasische anorganische oder organische Säuren wie Citronensäure, Phosphorsäure, Citraconsäure, Fumarsäure u. a. Hierher gehören auch Verbindungen, die Schwermetalle komplex binden können **(Chelatbildner)**.

Die Prüfung der Wirksamkeit. Der Autoxidationszustand eines Fettes wird durch die **Peroxidzahl (POZ)** angegeben. Diese ist ein Maß für den Gehalt an peroxidisch gebundenem Sauerstoff (Peroxidverbindungen). Bei Werten unter 10 kann bei Fetten noch eine Stabilisierung mit Antioxidantien möglich sein, während bei Werten über 10 eine Wirkung nicht mehr zu erwarten ist.

2.5.5.3 Farbstoffe

Neben den Positivlisten für „Konservierungsstoffe" und „UV-Filter" sind nur die Farbstoffe in Form einer solchen Liste geregelt. Dies geschieht durch den § 3 der KVO, nach dem nur die in der Anlage 3 aufgeführten Farbstoffe verwendet werden dürfen.

Die Anlage enthält die Farbstoffe geordnet nach ihrer Colour-Index-Nummer in aufsteigender Reihenfolge. Die Aufteilung erfolgte in „Teil A" endgültig zugelassen und „Teil B" vorläufig zugelassen. Außerdem sind die Färbemittel (je nach zugelassenem Anwendungsbereich) mit der Ziffer 1–4 versehen:

1 Farbstoffe, die für alle kosmetischen Mittel zugelassen sind (99).
2 Farbstoffe, die für alle kosmetischen Mittel zugelassen sind, mit Ausnahme derjenigen kosmetischen Mittel, die in der Nähe der Augen aufgetragen werden, namentlich der Schmink- und Abschminkmittel für die Augen (6).
3 Farbstoffe, die nur in kosmetischen Mitteln verwendet werden dürfen, welche nicht mit Schleimhäuten in Berührung kommen sollen (17).
4 Farbstoffe, die nur in kosmetischen Mitteln verwendet werden dürfen, welche nur kurz mit der Haut in Berührung kommen sollen (40).

Die in Klammern angegebenen Zahlen zeigen die Aufteilung der 162 endgültig zugelassenen Färbemittel auf die vier Anwendungsbereiche.

Weitere 18 Färbemittel wurden bis zum Vorliegen weiterer wissenschaftlicher Unterlagen vorläufig zugelassen.

Als Grundlage dieser Bestimmungen diente die Ausarbeitung „Kosmetische Färbemittel" der Farbstoffkommission der Deutschen Forschungsgemeinschaft.

Die Zulassung der Farbstoffe ist also sehr präzise geregelt, wenn man noch weitere Einschränkungen wie Höchstmengen und Reinheitsanforderungen einbezieht.

Die dekorative Kosmetik ist gewissermaßen „farbenfroh", was für die pflegende Kosmetik im allgemeinen nicht zutrifft. Stillschweigend wird vorausgesetzt, daß eine Hautcreme weiß sein muß. Weiß bedeutet Reinheit, es vermittelt Erfrischung und steril-desinfizierende Wirkung.

Nur wenige Ausnahmen bestätigen auch hier die Regel: In jedem Fall werden zarte Pastelltöne verwendet. So spricht zartrosa für eine romantische Weichheit und Sanftheit, helleres blau bewirkt ein Gefühl von Frische und hygienischer Sauberkeit.

Bade- und Duschpräparate sind intensiver gefärbt. Diese Farbkonzentration ist notwendig, um im Badewasser durch die

Verdünnung nicht eine farblose Trübung, sondern eine angenehme Färbung zu erreichen (Assoziation zu Meer, Seen oder Schwimmbädern).

Während früher fast ausschließlich natürlich vorkommende Farbstoffe benutzt wurden, sind diese aus wirtschaftlichen und verarbeitungstechnischen Gründen heute fast vollständig durch synthetische Stoffe ersetzt worden.

2.5.5.4 Parfumierung

Der Mensch erlebt seine Umwelt vorrangig optisch und akustisch und diese Eindrücke werden ganz bewußt registriert. Der Geruchssinn ist dagegen vergleichsweise degeneriert, die Wahrnehmungen werden eher unbewußt aufgenommen. Nichtsdestoweniger haben sie einen bedeutenden Einfluß auf unseren psychischen Zustand.

Die Parfumierung kosmetischer Produkte dient folgenden Zwecken:
● Psychologische Gründe: Ein spezieller Duft ermöglicht einer Frau, ihre persönliche Note zu unterstreichen.
● Zur Kaschierung körpereigener Gerüche.
● Zur Überdeckung des Eigengeruchs der Grundlage oder einzelner Bestandteile. Sie werden „maskiert".

Die Parfumierung unterscheidet sich von den meisten anderen in einem Präparat vorhandenen Eigenschaften durch zwei Besonderheiten:
● seine Wahrnehmung geschieht sofort
● seine Bewertung kann von jedem Verwender individuell vorgenommen werden.

Da sich der Käufer naturgemäß gern an das Kriterium hält, das er kontrollieren kann, müssen die parfumistischen Eigenschaften eines Kosmetikums besonders sorgfältig gestaltet werden. Sie können sich positiv, aber auch negativ auf die Kaufent-

scheidung auswirken. Parfumierungen können dem Produkt oder einer ganzen Präparate-Linie eine individuelle Note verleihen. Der Duft sollte jedoch auf die bezweckte Funktion abgestimmt sein. Zweifelsohne wird ein Schaumbad oder Mundwasser anders duften müssen als ein Sonnenschutzmittel, ein Lippenstift anders als ein Haarspray.

Der Name eines Produktes, die Gestaltung der Verpackung in Form und Farbe und die Parfumierung sollten eine Einheit bilden. Oftmals erkennt man am Geruch bereits die Firmenmarke. Ein Hautpflegepräparat wirkt um so „wertvoller", je anspruchsvoller es parfumiert wurde.

Zur Parfumierung eingesetzt werden können sowohl etherische Öle als auch synthetische Riechstoffe, manchmal in Kombination.

2.5.5.5 Kollagen

Kollagen ist das am meisten im menschlichen Organismus vorhandene Protein (in Knochen, Sehnen, Blutbahnen, Lederhaut u. a.). Es zählt zu den Faserproteinen, die das Bindegewebe stützen (Gerüsteiweiß).

In der Haut macht das Kollagen mit etwa 70% den größten Teil des Gewebes aus. Das Kollagenmolekül wird durch die **Fibroblasten** der Lederhaut als **Prokollagen** synthetisiert und in den extrazellulären Raum abgegeben. Es erfolgt eine Zusammenlagerung zu Fibrillen, aus denen sich Faserbündel bilden, die durch kovalente Bindungen miteinander vernetzt sind. Schließlich sind im Kollagen drei schraubenförmige Polypeptidketten zusammen zu einer **Tripel-Helix** verdrillt. Am Aufbau des Kollagens sind 19 Aminosäuren beteiligt. Die Anteile an Glycin, Prolin und Hydroxyprolin sind besonders hoch. Das Molekulargewicht liegt bei etwa 300 000.

Junges Bindegewebe enthält vorwiegend unvernetztes Kollagen, wodurch seine Moleküle gegeneinender verschiebbar sind. Dieses lösliche Kollagen hat ein gutes Wasseraufnahmevermögen. Solche nativen, löslichen Kollagene werden auch allgemein als **Tropokollagen** bezeichnet. Durch intermolekulare **Quervernetzung** innerhalb der Fibrillen wird es mit zunehmendem Alter unlöslich und bewirkt damit ein unelastisches Bindegewebe mit geringer Quellfähigkeit. Das bedeutet für die Haut eine verminderte Spannung oder gar Schrumpfung mit sichtbarer Runzel- und Fältchenbildung.

Zwischen dem Gehalt an löslichem Kollagen im Gewebe und der Hautalterung besteht ein klarer Zusammenhang: Der Schwund an löslichem Kollagen ist ein physiologischer Prozeß, der zum Alterungsvorgang gehört („Der Mensch ist so alt wie sein Bindegewebe"). Unter dem Einfluß von UV-Licht bildet sich ebenfalls ein vernetztes Kollagen, wie es sonst nur in der Altershaut vorkommt. Das Altern der Haut ist zum einen ein genetisch programmierter Vorgang, zum andern ist er durch chronische Lichtexposition und andere exogene Einwirkungen bedingt.

Zur Wirkung: Da mit der Hautalterung sowohl eine Quervernetzung als auch ein Schwund an löslichem Kollagen einhergeht, war es naheliegend, durch Versorgung der Haut mit jungem Kollagen das Absinken aufzuhalten bzw. den Verlust zu kompensieren. Auch eine Stimulierung der Fibroblasten zur Neubildung von Kollagen wäre denkbar.

Der Kollagenwirkung wird entgegengehalten, daß eine tiefere Penetration auf Grund des großen Molekulargewichtes und der Moleküllänge nicht möglich sei. Allgemein nimmt man als Grenze für das Eindringen in tiefere Schichten ein Molekulargewicht von ca. 50 000 an. Andererseits wäre ein Einschleusen des Kollagens z. B.

über die Schweißdrüsen-Ausführungsgänge denkbar.

Die Beeinflussung der Oberflächenstruktur und vor allem die hydratisierende Wirkung auf die Hornschicht sind jedoch unbestritten. Auch eine verbesserte Elastizität der Haut wurde festgestellt.

Wenn Kollagen an der Haut bei topischer Applikation einen Effekt zeigen soll, muß es in jedem Fall in nativer Form und in genügend hoher Dosierung vorliegen.

Zum Wirkstoff „Kollagen": Das zur Anwendung kommende „native lösliche Kollagen" wird mittels eines schonenden Verfahrens durch Extraktion mit verdünnten Säuren aus Häuten von jungen, gesunden Tieren gewonnen, wobei die natürliche Kollagenstruktur erhalten bleibt.

Noch fließbare Kollagenprodukte sind nur bis etwa 2% herstellbar, sie sollten etwa 0,6–1,0% enthalten. Die Lösungen sind opaleszierend mit hoher Viskosität.

Kollagen ist thermolabil und denaturiert oberhalb 36 °C, wodurch die Viskosität stark abfällt. Es ist wasserlöslich, unlöslich in Fetten und fetten Ölen.

Die im Molekül mit 13–14% vorkommende Aminosäure **Hydroxyprolin** ist für Kollagen charakteristisch und analytisch leicht zu bestimmen. Kollagen flockt aus Lösungen bei Zugabe von 3–5% Natriumchlorid aus.

Zur Galenik: Auf Grund der Thermolabilität sollte Kollagen erst (nach der Emulgierung) bei Temperaturen unter 35 °C eingearbeitet werden. Durch die Möglichkeit der Bildung von **Schiffschen Basen** sind Stoffe mit Aldehydgruppen in der Rezeptur zu vermeiden (Formaldehyd oder formaldehydabspaltende Konservierungsstoffe, Riechstoffe). Ein saurer pH-Wert sollte eingestellt werden. Mittel, die Proteine denaturieren können, sind auszuschließen.

Kollagen-Abbau-Produkte: Durch thermischen oder chemischen Abbau von Kollagen erhält man die klar wasserlösliche **Ge-**

latine, die chemisch ein undefinierbares Gemisch darstellt.

Kollagen-Hydrolysate erhält man durch vollständige Hydrolyse bis zu niederen Peptiden und Aminosäuren aus kollagenhaltigem Material oder aus Gelatine. Trotz eventuell hohem Hydroxyprolingehalt stellen sie kein natives Kollagen mehr dar, eine Kollagenwirkung ist nicht zu erwarten. Die Hydrolysate werden als Hautschutzfaktoren und Schutzkolloide verwendet.

Die drei Begriffe Kollagen, Gelatine und Kollagen-Hydrolysate werden sprachlich oft verwechselt oder mißbräuchlich benutzt.

2.5.5.6 Elastin

Die elastischen Fasern des Bindegewebes verdanken ihren Namen der gummiartigen Elastizität. Sie bilden in der Lederhaut ein Netz aus stark hydrophoben Peptidketten, die durch Aminosäurebrücken miteinander verknüpft sind. Das wesentliche Protein der elastischen Fasern ist das Elastin. Gesichts- und Kopfhaut enthalten mehr Elastin als andere Hautteile.

Elastin wird in den Bindegewebszellen als **Proelastin** synthetisiert und in den extrazellulären Raum abgegeben. Das dort entstehende Elastin verbindet sich mit Kollagen und anderen Bestandteilen der Grundsubstanz. Elastin ermöglicht die starke Verformbarkeit und Elastizität des Gewebes.

Im Laufe des Alterungsprozesses der Haut verdicken sich die Elastinfasern durch Anlagerung von Lipiden (Cholesterin) und werden brüchig, wobei sie ihre gummiartigen Eigenschaften verlieren. Das gleiche gilt auch für die lichtgeschädigte Haut.

Im Bindegewebe kommt Elastin nur zu 2–4% vor, während Sehnen und Bänder reich daran sind.

Zur kosmetischen Anwendung kommen Hydrolysate oder Partialhydrolysate, da das native Elastin unlöslich ist. Ausgangsmaterial für die Hydrolyse ist das Rindernackenband (**Ligamentum nuchae**, mit einem Elastingehalt von etwa 80%). Dabei ist sichergestellt, daß elastintypische Proteinstrukturen erhalten bleiben.

Im Gegensatz zum großmolekularen Kollagen hat Elastin nur ein Molekulargewicht von etwa 70 000. Spezifisch für Elastin sind die Aminosäuren **Desmosin** und **Isodesmosin,** während es nur geringe Mengen an Hydroxyprolin enthält.

Das durch Kochen mit Oxalsäure oder Alkali oder auch biochemisch durch das Enzym **Elastase** erhaltene Hydrolysat ist wasserlöslich und hitzebeständig. In Emulsionen kann es problemlos verarbeitet werden.

Eingesetzt wird Elastin, oft in Verbindung mit Kollagen und/oder dem Repair-Komplex, zur Behandlung der Altershaut, wobei die Bildung neuer, junger elastischer Fasern angeregt werden soll.

2.5.5.7 Plazenta-Extrakte

Die Plazenta (Mutterkuchen) steuert die Entwicklung des ungeborenen Lebens als Bindeglied zwischen Mutter und werdendem Kind. Sie sammelt und produziert zahlreiche Wirkstoffe.

Im allgemeinen werden **wasserlösliche** Plazenta-Extrakte verarbeitet. Sie sind u. a. reich an Enzymen, Aminosäuren, Vitaminen, Kohlehydraten, Phospholipiden, Steroiden, Spurenelementen und Nukleinsäuren. Auch Kollagene werden gefunden. Die Extrakte müssen frei von Stoffen mit östrogener Wirkung sein.

Öllösliche Extrakte enthalten Lipide, Sterine, Phospholipide und Vitamin E.

Die Gewinnung der Extrakte erfolgt aus frischen tierischen Plazenten von Rindern und Schweinen des dritten und vierten Trächtigkeitsmonats, da die Plazenten während dieser Zeit besonders wirkstoffreich sind. Je nach Tierart, Trächtigkeitsmonat und Herstellungsverfahren sind die Extrakte von unterschiedlicher Qualität.

Als Nachweis der schonenden Herstellung wird die Bestimmung der **alkalischen Phosphatase** durchgeführt.

Wäßrige Plazenta-Extrakte bewirken eine verstärkte Durchblutung der Gefäße, eine Stimulierung des Hautstoffwechsels und eine Verbesserung der Elastizität des Bindegewebes. Sie werden insbesondere gegen alternde und zur Faltenbildung neigende Haut eingesetzt.

Plazenta-Extrakte sind wärmeempfindlich. Die Dosierung im Fertigprodukt liegt bei 3–5%.

2.5.5.8 Repair-Komplex

Licht und Sonne sind kausale Faktoren einer vorzeitigen Hautalterung. Es kommt dabei zu einer Dimerisierung zweier Pyrimidinbausteine (Thymidin und Uracil) innerhalb eines DNS-Doppelstranges des Zellkerns. Ein zelleigenes enzymatisch gesteuertes Exzisions-Repair-System **(Dark-Repair)** ist in der Lage, derartige Schäden zu reparieren **(Repair-Mechanismus),** solange die Schadenshäufigkeit die physiologische Reparaturkapazität nicht übersteigt. Möglicherweise sind chronische Lichtschäden die Folge der ständigen Überforderung dieses Systems. Ein nicht behobener Schaden führt zur Abtötung der Zelle oder wird im Verlauf der Zellteilung als Defekt weitergegeben.

Dies kann zur Atrophie oder anderen epidermalen Veränderungen (Aktinische Elastose) führen. Das Reparaturvermögen ist bei älteren Menschen schwächer ausgeprägt als bei jungen. Das bedeutet, daß Hautschäden durch Sonneneinwirkung mit dem Alter zunehmen.

Durch externe Zufuhr des Repair-Komplexes soll es in den UV-geschädigten Zellen zu einer Steigerung der DNS-Reparaturrate kommen. Der Wirkstoff dient damit zur Vorbeugung von lichtinduzierten Schädigungen der DNS von Hautzellen.

Der zur Anwendung kommende Repair-Komplex wird aus Kulturen von Bakterien der Bifidusgruppe gewonnen, die im Verlauf des Herstellungsverfahrens inaktiviert werden.

Zur kosmetischen Anwendung kommt der Komplex in Sonnenschutz- und After-Sun-Präparaten. Ein Sonnenschutz ist durch ihren Einsatz nicht gegeben. Die Präparate sollten sauer eingestellt werden, Dosierung 5–10%.

2.5.5.9 Mucopolysaccharide

Die interzellulare Grundsubstanz **(Matrix)** der Lederhaut bildet eine gelförmige Masse mit großem Wasserbindevermögen. Die wichtigsten Bestandteile dieser Grundsubstanz sind die makromolekularen **Mucopolysaccharide (= Glykosaminoglykane),** insbesondere **Hyaluronsäure** und ihre Salze, **Chondroitinsulfate, Dermatansulfat, Heparansulfat** und **Heparin.**

Ausgangsmaterial für ihre Gewinnung sind verschiedene tierische Organe (Bindegewebe, Glaskörperflüssigkeit des Auges u. a.). Den größten Anteil bildet das Chondroitinsulfat.

Mucopolysaccharide bilden Lösungen hoher Viskosität mit guten Gleiteigenschaften. Sie sind wegen ihrer polaren Hydroxyl-, Carboxyl- und Sulfatgruppen stark hydrophil. Maßgebend sind sie beteiligt an der Aufrechterhaltung des Wasser- und Elektrolythaushaltes im Bindegewebe. Damit haben sie entscheidenden Einfluß auf den Turgor und die Straffheit der Haut. Auf der Haut geben sie ein Gefühl der Weichheit, Glätte und Geschmeidig-

Haut/Pflege

2

keit. Sie werden als Gemische oder auch als Monosubstanzen angeboten.

2.5.5.10 Vitamine

Vitamine und ihre Derivate werden in der Kosmetik nicht nur wegen ihrer biologischen und physiologischen Wirkung eingesetzt. Sie werden auch als Antioxidantien, Stabilisatoren, Feuchthaltemittel, Weichmacher oder als Farbstoffe verwendet. Die Aufnahme von Vitaminen durch die Haut ist nachweisbar.

Vitamin A (Retinol, Ephithelschutzfaktor):
In Hautpflegepräparaten werden das Vitamin-A-Palmitat und das **-Acetat** eingesetzt. Letzteres penetriert leichter, ist dafür aber weniger stabil.

Bewirkt wird eine Steigerung der Mitose und der Enzymaktivität, eine Verdickung der Epidermis und eine Hautglättung. Dadurch ist Vitamin A für den Einsatz in Präparaten für die alternde Haut geeignet.

Die **Vitamin-A-Säure (Retinsäure)** wird als Keratolytikum in der Akne-Therapie verwendet. Die für die Kosmetik zugelassene Konzentration von 0,001% kann jedoch nur einen vorbeugenden Effekt besitzen (bei abnormalen Verhornungsprozessen).

Vitamin E (Tocopherol):
Das freie α-Tocopherol allein oder in Kombination wird als Antioxidans (für ungesättigte Fettsäuren, Carotinoide und Retinol) sowie als Stabilisator für Vitamin A benötigt.

α-**Tocopherolacetat** kann in höheren Dosen als Wirkstoff vielseitig verwendet werden:
● Verbesserung des Hautoberflächenreliefs
● Feuchthalteeffekt
● Entzündungshemmend
● Biochemischer Schutzeffekt durch Ab-

fangen **„freier Radikale"**, die zu Zellschädigungen führen
● Reduktion der Lipoperoxidbildung. Letztere können ebenfalls freie Radikale freisetzen (vorzeitige Hautalterung).

Panthenol:
Das Provitamin der Pantothensäure ist das in der Kosmetik meist eingesetzte Vitamin. Es dient zur Linderung von Hautreizungen und Rötungen, zur Pflege von spröder und rissiger Haut, präventiv in Sonnenschutzpräparaten und zur Verminderung des Sonnenbrandes in After-Sun-Produkten. Es besitzt sehr gutes Feuchthaltevermögen. Es vermag in die Haut durch kleine Molekülgröße und unpolare Struktur einzudringen.

2.5.5.11 Silicone

Die in letzter Zeit vermehrt eingesetzten Silicone sind synthetische polymere organische Siliciumverbindungen. Sie können kettenförmige, verzweigte oder ringförmige Struktur besitzen. Je nach Polymerisationsgrad sind sie flüssig bis wachsförmig.

Silicone sind oberflächenaktiv, zeigen ein gutes Spreitvermögen, sind weitgehend chemisch inert und thermostabil. Sie sind ausgezeichnet hautverträglich. Die auf der Haut resultierenden Filme sind gas- und wasserdampfdurchlässig und stellen somit keine Behinderung für die Hautatmung dar.

Besondere Bedeutung haben die niedermolekularen cyclischen Verbindungen als sog. **„Flüchtige Silicone"** erlangt. Sie sind flüchtige Trägersubstanzen für Wirkstoffe aller Art und geben Pflegeprodukten ein sehr weiches, trockenes und elegantes Gefühl.

In der Kosmetik werden die Silicone vorwiegend zu folgenden Zwecken eingesetzt:
● Als Prozeßhilfe zur Entschäumung bei

der Herstellung von Emulsionen (0,1 bis 0,5%). Die gleiche Einsatzmenge verhindert das „Weißeln" beim Auftragen von Emulsionen mit mittlerem Tensidanteil auf die Haut.

● Besonders die niedrigviskosen flüchtigen Silicone geben ein sehr leichtes „trockenes" und gleitendes Hautgefühl.

● Durch eine niedrige Oberflächenspannung und ein sehr großes Spreitvermögen können Silicone auf der Haut einen gleichmäßigen wasserabweisenden Film bilden (wasserfeste Sonnenschutzpräparate, Handschutzpräparate).

● Sie dienen auch als Hautreinigungsmittel durch Entfernen von lipidhaltigen Stoffen.

2.5.5.12 Die Liposomen

Liposomen bilden sich spontan durch Vermischen von **Phospholipiden** mit wäßrigen Lösungen, wobei mikroskopisch kleine Fettkügelchen von etwa 25nm bis mehrere μm mit eingeschlossener Wasserphase entstehen **(Vesikel).** Je nach Herstellbedingungen besteht der Vesikel aus einer oder mehreren konzentrisch angeordneten Lipid-Doppelmembranen (Doppelschicht-Membran, **Bilayer-Membrane BLM**). Dabei orientieren sich die lipophilen Reste der Doppelmembranstrukturen nach außen und die hydrophilen Molekülteile nach innen (Abb. 2.13).

Nach Aufbau und Größe werden bei den Vesikeln unterschieden:

● einschichtige Vesikel (unilamellare Vesikel, UV). Diese unterteilt man nochmals in kleine (small) und große (large) Vesikel:
SUV bis 50 nm
LUV über 50 nm

● mehrschichtige Vesikel (multilamellare Vesikel, MLV) ab 100 nm. Diese sind zwiebelschalenartig aus mehreren Schichten aufgebaut (Abb. 2.14).

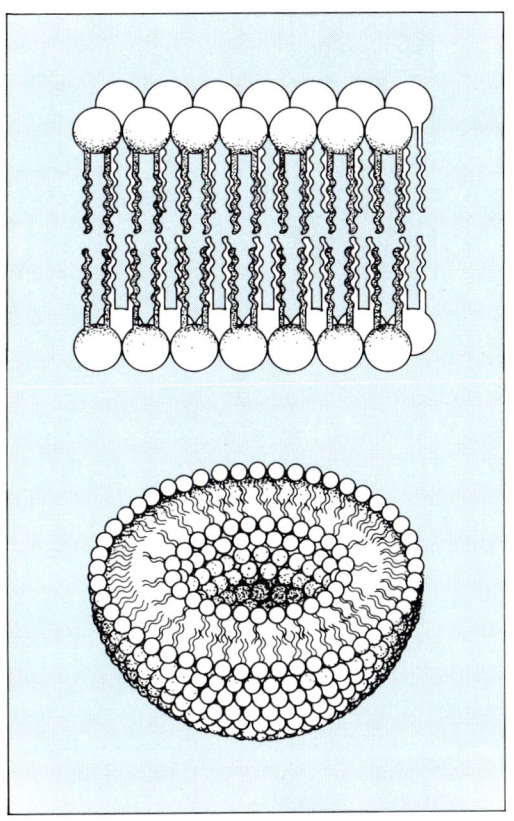

Abb. 2.13: Schema der Doppelschicht-Membran eines Liposomen

Bei den unilamellaren Vesikeln umschließt eine einzige Doppelmembran einen mit Flüssigkeit gefüllten Hohlraum, während die multilamellaren Vesikel aus mehreren, jeweils durch Flüssigkeit voneinander getrennten Bilayer-membranen bestehen.

In den wäßrigen Innenraum der Liposomen lassen sich hydrophile Wirkstoffe einbauen, während fettlösliche Wirkstoffe in der Lipidhülle Aufnahme finden. So lassen sich wasserlösliche Substanzen auch durch lipophile Hautzonen transportieren. Die Eigenschaften der Wirkstoffe spielen bei der Tiefenwirkung (Penetration) keine Rolle, da die Eindringtiefe und der Zielort

Haut/Pflege

2

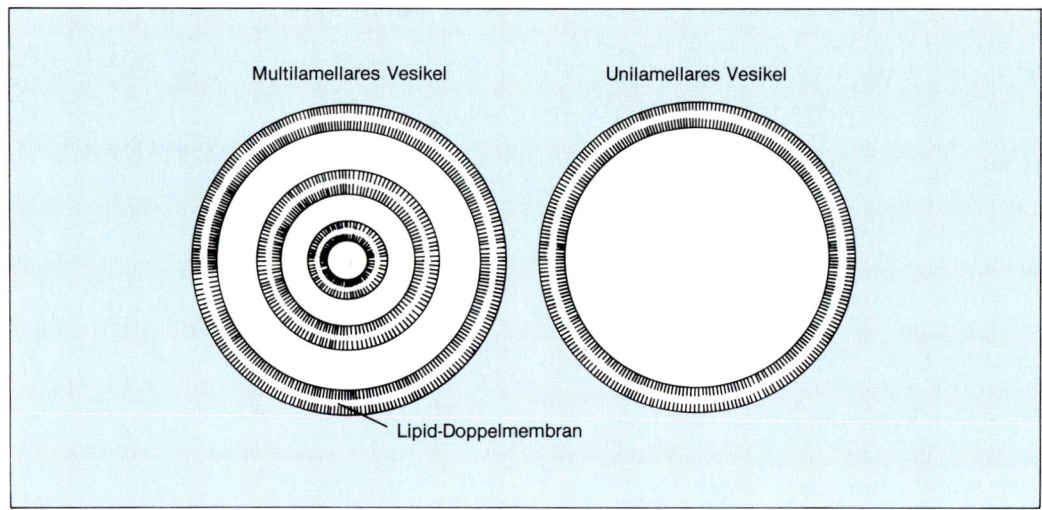

Multilamellares Vesikel   Unilamellares Vesikel

Lipid-Doppelmembran

Abb. 2.14: Struktur der Liposomen

nur durch die Liposomen bestimmt werden.

Die Liposomen als Wirkstoffträger gelangen durch ihre minimale Größe bis in tiefere Hautschichten. Am Zielort finden verschiedene Mechanismen der Wirkstoff-Freigabe statt (Abb. 2.15). Die Zusammensetzung der Bilayer-Membran steuert diesen Vorgang, während die Größe der Liposomen die Penetrationsfähigkeit beeinflußt. Sie sollten kleiner als 250 nm sein.

Am Prinzip ändert sich auch nichts, wenn das relativ unbeständige Lecithin als Ausgangsmaterial der Phospholipide durch stabile synthetische Lipide ersetzt wird. Die aus synthetischen Lipiden gebildeten stabileren Vesikel werden **Niosome** genannt.

Der Kosmetik bieten sich durch den Einsatz der Liposome neue Möglichkeiten und Zielsetzungen:

● Die Phospholipide der Liposomen sind mit der Struktur der Zellmembranen identisch. Ein biologischer Fusionsprozeß ist daher denkbar, zumal die Hautalterung von einer Verhärtung der Zellmembranen begleitet wird.

● Liposomen als Transportmittel sichern auch empfindliche Wirkstoffe (z. B. gegen Luftsauerstoff und Enzyme) vor ihrem vorzeitigen Abbau.

● Die Vesikel können die gesamte Hornschicht gleichmäßig durchdringen.

● Es kann angenommen werden, daß die Vesikel sich in der Haut zu Lipidschichten umlagern und damit die Barrierefunktion verstärken können.

● Eingeschlossene Feuchthaltefaktoren zeigen sich weitaus wirksamer als in Emulsionen verwendete.

● Durch die leichte Verformbarkeit der Vesikel können Liposome gut in die Zwischenräume der Hornschicht eindringen.

● Auf Grund der Ähnlichkeit zu den Zellmembranen wirken sie nicht toxisch.

● Liposome können vor ihrem Zielort nicht verdünnt oder abgebaut werden.

● Durch das „Beladen" der Liposome wird der Einsatz von Wirkstoffen möglich, die bisher nicht verwendet werden konnten.

● Die Möglichkeiten eines „Depot-Effektes".

● Eine größere Wirksamkeit bei gleicher Wirkstoffkonzentration, bzw. eine ge-

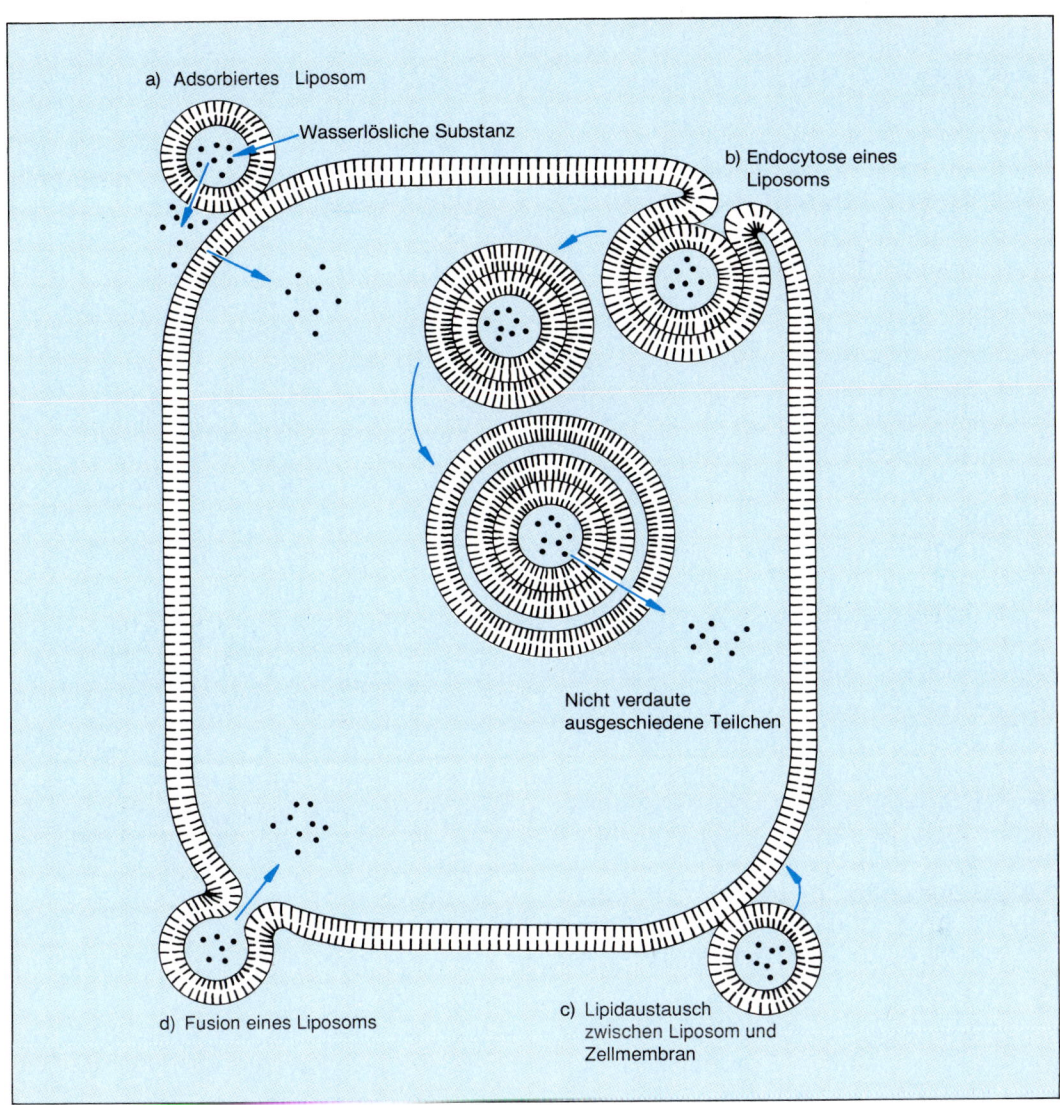

a) Adsorbiertes Liposom

Wasserlösliche Substanz

b) Endocytose eines Liposoms

Nicht verdaute ausgeschiedene Teilchen

d) Fusion eines Liposoms

c) Lipidaustausch zwischen Liposom und Zellmembran

Abb. 2.15: Schema der Wechselwirkung zwischen Liposomen und Zelle

ringere Menge bei gleicher Wirkung ist denkbar.

● Auch an die Reduzierung von möglichen Nebenwirkungen kann gedacht werden.

Trotz aller Euphorie über den neuen Trägerstoff mit seinen Möglichkeiten gibt es jedoch auch noch eine ganze Anzahl ungelöster Probleme. Wenn auch die Entdek-

kung der Liposomen seit 1961 datiert, so sind sie doch für die Kosmetik mit allen Konsequenzen ein neues Gebiet. Neben wissenschaftlichen Fragen wie

● in welche Schichten der Haut dringen die Vesikel ein?

● wie ist ihre Verteilung, welche Form nehmen sie in diesen Schichten an?

● Abklärung des Wirkungsmechanismus

Tab. 2.14 Praktische Hinweise zur Allergie

- Frauen neigen eher zu allergischen Reaktionen als Männer.

- Ausgeprägt schlanke Menschen (Astheniker) sind häufiger anfällig als Vollschlanke (Pykniker).

- Vererbung einer Neigung zur Allergie ist vorhanden (ausgesprochene „Allergiker-Familien").

- Geistig angestrengt arbeitende Menschen sind leichter zu sensibilisieren (seelische Streßsituation) als körperlich arbeitende.

- Allergische Unverträglichkeiten sind nicht bei allen Menschen möglich.

- Im Frühjahr und im Herbst tritt eine Zunahme der Allergieempfindlichkeit auf, ferner bei Wetterumstellungen.

- Eine als Allergen wirksame Substanz muß eine bestimmte Molekülgröße besitzen. Große Moleküle wirken besonders gut, während kleine erst im Körper an Eiweiße gebunden werden müssen.

- Die Konzentration der Allergene spielt ebenfalls eine Rolle (Überschreitung der Grenzkonzentration).

- Allergische Reaktionen werden am Abend am stärksten empfunden, bedingt durch die wesentlich angehobene Histaminempfindlichkeit der kleinen Blutgefäße.

- Speziell in der Kosmetik: Produkte mit guter Hautverträglichkeit haben eine schwächere allergene Wirksamkeit als solche Produkte, die die Haut irritieren.

- Einigen in der Kosmetik eingesetzten Stoffen (Lanolin und andere Wollwachsderivate, Konservierungsstoffe, etherische Öle und Parfums, Farbstoffe) werden allergene Eigenschaften nachgesagt, ein Vorwurf, der sich weitgehend nicht bestätigt.

- welche kosmetischen (oder sogar therapeutischen) Wirkungen können erzielt werden?

sind auch eine Reihe von galenisch/technischen Fragen zu klären, z. B.

- Stabilitätsprobleme der Vesikel nach Einarbeitung

- Diffusionsvorgänge
- Einfluß von Emulgatoren auf die Beständigkeit

und viele mehr. Noch ist vieles Theorie oder Hypothese.

2.6 Entwicklung eines Kosmetikums

2.6.1 Entwicklungsablauf

Am Anfang jeder Entwicklung eines neuen Kosmetikums steht die „Idee". Wie es zu einer solchen Ideen-Findung kommen kann, dafür gibt es eine Anzahl von Möglichkeiten:
- Literatur-Studium (nur bedingt).
- Gespräche mit Besuchern, z.B. Lieferanten.
- Gespräche mit interessierten Dermatologen und anderen Naturwissenschaftlern.
- Kontakte zu Medien-Angehörigen oder Verbraucherverbänden.
- Gespräche mit Außendienstmitarbeitern der eigenen Firma.
- Gespräche zwischen Marketing- und Entwicklungsabteilung.

Oft ergibt sich die Frage: Was war zuerst da – ein neues Präparat oder neue Verbraucherwünsche und/oder -Gewohnheiten? Immerhin: 20% der Produkte, die heute auf dem Markt sind, gab es vor fünf Jahren noch nicht.

Wichtig ist die Trendfindung, denn wehe dem, der am Markt vorbei entwickelt. So ist das Entstehen neuer Kosmetika kein Zufall. Sie sind das Ergebnis intensiver Marktforschung und basieren auf der genauen Kenntnis der Verbraucherwünsche und der Konsumgewohnheiten. Vorausgesetzt werden muß ein hoher Anteil an Kreativität und technischem Know-how.

Bereits bei der Beschlußfassung sollte man genaue Vorgaben für das Produkt haben: Präparatetyp, Monoprodukt oder Produktlinie (maßgebend auch für die Parfumierung), Verpackung usw. Unterlassene Festlegungen kosten unter Umständen viel Zeit und Geld. Abzuwägen ist ebenfalls die Verwendung von Tuben oder Tiegeln

(Tab. 2.15). Die Kosmetikchemiker in der Entwicklung besitzen heute ein umfangreiches Wissen über die möglicherweise zum Einsatz kommenden Stoffe, ihre Wirkungen und ihre Verträglichkeit. Sie sind über Naturstoffe ebenso gut informiert wie über chemisch-technische oder der Natur nachempfundene oder naturidentische Rohstoffe.

Jahrhunderte alte Erfahrungen verbinden sich mit den modernen wissenschaftlichen Erkenntnissen.

Auf Grund der Aufgabenstellung tritt sicher das Studium der Inhaltsstoffe an den Anfang (welche Wirkstoffe stehen mir zur Verfügung? Wie sind ihre Wirkungen? Hat man Erfahrungen mit diesen Stoffen?). Aber auch die Präparategrundlagen sind ebenso interessant: Kann man auf bewährte Rezepturen zurückgreifen oder fängt man quasi vom „Nullpunkt" an?

In Reihenversuchen werden nunmehr die günstigsten Rezepturen ermittelt, die zunächst weitgehend visuell ausgewählt werden. Immer wieder werden diese Rezepturen bis zum Optimum weiter verbessert. Diese Phase der Entwicklungsarbeit benötigt unter Umständen viel Zeit, zumal großer Wert auf die Lagerbeständigkeit gelegt werden muß.

Die Verträglichkeit des Präparates muß ferner mit dem Material der Innenverpackung im Lagertest geprüft werden (evtl. zur Vorsicht mit mehreren Materialien gleichzeitig), selbstverständlich auch bei Wärmebedingungen. Immerhin steht der Inhalt in ständiger Wechselwirkung mit dem Behältnismaterial (Weichmacher bei Kunststoffen oder Alkali bei Glas). Aber das Produkt steht auch (besonders bei Kunststoffen) in ständigem Austausch mit der Umwelt: Entweichen von Wasser oder leicht

Tab. 2.15 Gegenüberstellung der Verpackung in Tuben oder Tiegeln

	Vorteile	Nachteile
Tuben aus Metall und Plastik	Kleine Öffnung schützt vor Verkeimung und Luft. Leicht im Gewicht. Plastiktuben sind ansehnlich bis zur Rest-Entleerung. Plastiktuben sind „modisch".	**Metalltube:** Verformung, z. B. beim Transport oder durch Sturz. Verformung bei Entleerung: Eingedellt, plattgedrückt, aufgerollt. Beim Aufrollen: Abplatzen des Lacks und Verschwinden des Drucks. **Plastiktube:** Rücksaugen von Inhalt und Einsaugen von Luft (und Keimen). **Metall- und Plastiktube:** Entnahme manchmal schwierig. Kleiner Verschluß: Fällt weg, geht verloren. Umständliches Aufschrauben. Gewinde verschmiert oder verklebt.
Tiegel/ Dose	Einfache Entnahme. Standfestigkeit. Verschluß einfach und schnell. Leerer Behälter bleibt ansehnlich. Man sieht, was man hat. Möglichkeit zum Durchmischen „per Hand". Bei der Dose: Große Werbefläche.	Einschleppen und „Züchten" von Keimen möglich, besonders bei Mehr-Personen-Gebrauch. Bei „vorsorglicher" Überkonservierung Möglichkeit von Irritationen. Auf Grund großer Oberfläche Zersetzung durch Luft und Wärme. Bei W/O-Emulsionen kriecht Ölfilm zwischen Folie und Deckel. Verwendung von O/W-Emulsionen nur bedingt möglich (Abdampfgefahr). Bei Dosen lästige Abdeckfolie, auch wenn verschweißt.

flüchtigen Stoffen wie Parfumölen, aber auch Zutritt von Luft und damit Sauerstoff, Einfall von Licht usw., um nur einige Beispiele zu nennen.

Zunächst denkt man bei der Innenverpackung an Glas, Metall (Weißblech, Aluminium), Aerosoldosen und Kunststoffe. Allein die Festlegung „Kunststoff" oder „Plastik" genügt jedoch nicht, da für diesen Oberbegriff zumindest folgende Stoffe zur Verfügung stehen:

● Hochdruck- und Niederdruck-Polyethylen
● Polyvinylchlorid (PVC)
● Polyamid
● Polycarbonat
● Polyester
● Polystyrol

Die Werkstoffe sind im allgemeinen bestimmten Verpackungsformen vorbehalten (Tab. 2.16).

Tab. 2.16 Verpackungsmaterialien und ihre Einsatzmöglichkeiten

Materialien	Einsatzmöglichkeiten
Glas	Tiegel Flaschen Aerosolflaschen
Metall (Weißblech und Aluminium)	Tuben Dosen Aerosoldosen (auch Ventil-Teller) Abdeckfolien
Kunststoffe	Tuben Flaschen Dosen Verschlüsse Folien Dichtungen Kappen Aerosolventile und -sprühköpfe

Geteset werden die Präparate (mit Innenverpackung) besonders auf mechanische Belastbarkeit und Thermostabilität, da sie auch in der Praxis großen Temperaturschwankungen unterworfen sein können.

Und schließlich müssen sie laut Gesetz eine Lagerzeit ohne Beeinträchtigung der Qualität von 30 Monaten „überleben", es sei denn, das Verfalldatum wird angegeben. Bewährt hat sich, ein Präparat über sechs Monate bei $+35-40\,°C$ und bei $-10\,°C$ im Kurzzeittest zu halten. Ferner werden Proben einem sog. „Schaukeltest" unterworfen, in dem man sie im Intervallrhythmus einer Belastung z. B. zwischen $+35\,°C$/ $-10\,°C$ aussetzt (für W/O-Emulsionen ist das ein Härtetest). Eine für die Tropen bestimmte Rezeptur wird noch härter geprüft.

In Bezug auf ihre Neigung zur Trennung überprüft man die Emulsionen in einer Zentrifuge, auf ihre mechanische Belastbarkeit auf einem Schütteltisch.

Eine besondere Bedeutung kommt der Parfumierung auch in den Lagertests zu (Veränderungen der Duftnote und Verfärbung der Grundlage).

Während die Entwicklung bisher chemisch-technischer Art war, erfolgt anschließend die biologische Überprüfung für die Anwendung in der Praxis.

Einen besonderen Stellenwert hat die **Konservierung** des Produktes. Man unterscheidet zwischen einer „**Keimzahlbestimmung**", d. h. einer Auszählung evtl. vorhandener Mikroorganismen im Präparat, und dem „**Konservierungsbelastungstest**" aussagt, wie weit eine Konservierung auch dann als einwandfrei bezeichnet werden kann, wenn sie zusätzlich durch Mikroorganismen verunreinigt wird.

Zwischenzeitlich werden mehrmals Hauttests im kleinen Kreis, wie z. B. im Labor oder an freiwilligen Versuchspersonen des Betriebes, durchgeführt. Ist man seiner Sache sicher, erfolgt die (klinische) Überprüfung, wobei zumindest auf **Haut- und Schleimhautverträglichkeit** getestet

Tab. 2.17 Anforderungen an ein gutes Kosmetikum

- Zweckgebundene Wirkung
- Keine Nebenwirkungen
- Haut- und Schleimhautverträglichkeit
- Angenehm in der Anwendung
- Hervorragende Parfumierung (evtl. anwendungsbezogen)
- Ausreichende Konservierung
- Stabilität mindestens 30 Monate
- Temperaturstabil
- Ansprechende Aufmachung, visuell einwandfrei
- Verpackungskonform
- Preisgünstige Kalkulation
- Den nationalen (und ggf. internationalen) Gesetzen entsprechend

wird. Nach einer solchen Absicherung erfolgen **Anwendungstests** auf breiter Basis unter Praxisbedingungen, da nur unter solchen Voraussetzungen positive und auch negative Erfahrungen gesammelt werden können – allein im Hinblick auf die Zahl der Probanden und unterschiedlicher individueller Anwendungen. Die statistische Auswertung der Einzelprotokolle ergibt schließlich den Gebrauchswert eines Präparates. Daß das entwickelte Produkt auch dem kaufmännisch/wirtschaftlichen Aspekt entsprechen muß, sei nur am Rande erwähnt. Somit werden an ein gutes Kosmetikum hohe Anforderungen gestellt (Tab. 2.17).

2.6.2 Entwicklung einer Rezeptur

Oft findet man in kosmetischen Lehrbüchern einige mehr oder weniger ausgereifte Rezeptur-Beispiele. Bei den angeführten Rezepturen kann es sich aber nur um Anregungen und Vorschläge handeln, die man auch in jedem Prospekt einer Lieferfirma findet **(Rahmenrezepturen).** Diese sind jedoch meist keine verkaufsfähigen Zubereitungen und zwingen zur weiteren Entwicklung, Ergänzung oder Vervollkommnung. Rahmenrezepturen brauchen keine Rücksicht zu nehmen auf Mikrobiologie (Konservierung), auf die Parfumierung, auf spezielle Wirkstoffe und auf Hautverträglichkeit, um nur einige Beispiele zu nennen. Die Konsistenz und das Verhalten eines Präparates ändern sich bei Zugabe anderer, gewünschter Inhaltsstoffe aber oft sehr schnell und gravierend. Die Wechselwirkungen mit der Primärverpackung kann ebenfalls nicht vorprogrammiert werden. Ebenso spielen Technologie und Maschinenpark des Betriebes eine wesentliche Rolle. Die Lieferfirmen versuchen natür-

Tab. 2.18 Schema einer kosmetischen Grundrezeptur (Emulsion)

A Fettphase
Emulgator
Fette / Wachse
Öllösliche Wirkstoffe
Antioxidantien
Stabilisatoren

B Wasserphase
Wasser (destilliert oder entmineralisiert)
Feuchthaltemittel
Wärmestabilisatoren
Wasserlösliche Wirkstoffe

C Konservierungsmittel
Wasser

D Farbstoffe
Wasser

E Wärmeempfindliche Stoffe

F Parfumöle

lich auch, möglichst viele Rohstoffe ihrer Palette in die jeweiligen Rezepturen einzubauen.

Die Rahmenrezepturen bleiben ein Hilfsmittel, eine Orientierungshilfe, derer man sich bedienen kann. Wichtig ist der grundsätzliche Aufbau einer Rezeptur – was muß und was kann eingesetzt werden (Tab. 2.18).

Eine Emulsion stellt im allgemeinen die höchsten Anforderungen. Öl- und wasserlösliche Stoffe werden in der entsprechenden Phase mitgelöst. Kleine Rohstoffmengen oder schwer lösliche Stoffe werden getrennt vorgelöst und der Phase zugegeben. Substanzen, die auf Grund ihrer Empfindlichkeit (Eiweiße, auch Kollagen) oder Flüchtigkeit (Parfumöle) dem Emulgiervorgang nicht ausgesetzt werden sollen, gibt man nach Abkühlung der Emulsion auf 35 °C möglichst spät zu.

2.6.3 Probleme bei der Entwicklung

Der Personenkreis (und dessen Ausbildungsstand und Vorbildung), der sich ganz oder teilweise mit der Kosmetik befaßt, ist sehr vielschichtig. Dementsprechend sind auch die Probleme und die Sprachschwierigkeiten (Kommunikation) untereinander:
- Chemiker (Analytiker, Biochemiker, Organiker)
- Pharmazeuten
- Mediziner (Dermatologen, Toxikologen, Physiologen, Zahnmediziner)
- Mikrobiologen
- Parfumeure, Laboranten/-innen
- Kosmetikerinnen
- Friseure/-innen
- Drogisten/-innen
- Rohstofflieferanten
- Hersteller von Verpackungsmaterialien
- Hersteller von Produktionsanlagen
- Lohnabfüller
- Produktionsfachleute
- Marketing- und Produktmanager
- Werbefachleute
- Vertriebsfachleute

Wesentliche Schwierigkeiten bestehen sicher darin, daß die Reaktionen im Fertigpräparat schleichend und in kaum vorhersehbarer Weise als Langzeitreaktionen verlaufen. Die eingesetzten Rohstoffe sind selten Monosubstanzen, sondern fast immer Gemische und enthalten noch dazu wechselnde Mengen an Begleitsubstanzen. Dies gilt vor allem für Naturprodukte und für Parfumöle. Viele dieser Inhaltsstoffe sind zudem sehr reaktionsfähig (Alkohole, Aldehyde, Ketone, Säuren, ungesättigte Verbindungen . . .).

Solche Probleme können sich zeigen als Konsistenzänderungen, Phasentrennung, Farb- und Duftänderungen, Ranzidität, pH-Verschiebungen, Auskristallisation u. a.

Von der Herstellung, Zwischenlagerung und Lagerung im Versand, im Groß- und Einzelhandel und schließlich beim Verbraucher vergehen unter Umständen erhebliche Zeitspannen mit großen Temperaturschwankungen, die in Kosmetika die genannten Veränderungen geruchlicher, farblicher und auch struktureller Art bewirken können.

Da viele dieser Wirkungen nicht vorausschaubar und nicht berechenbar sind, müssen zwangsläufig umfangreiche Langzeittests und geraffte Kurzzeittests unter Härtebedingungen durchgeführt werden.

2.7 Produktion (Technologie)

Während wäßrige oder alkoholische Lösungen sowie Öle meist keine Schwierigkeiten bereiten, sind Emulsionen auch technisch oft „Sorgenkinder". Andererseits hängt von der angewandten Verfahrenstechnik die Qualität einer Emulsion in hohem Maße ab. Die Herstellung einer Creme im Labormaßstab weicht stark ab von den technischen Möglichkeiten und Gegebenheiten der Produktion in großem Maßstab – vielleicht in der Dimension von Gewichtstonnen.

Je kleiner der Ansatz, desto größer ist die Energie, die in Form von Scherkräften dem Emulsionssystem zugeführt wird. Auch liegen ganz andere Verhältnisse zwischen der Oberfläche der Rührwerkzeuge zur Emulsionsmasse oder im Verhältnis von Wärme- bzw. Kühlfläche der Behälterwand zum Inhalt vor.

Es empfiehlt sich daher, die Übertragung des Maßstabs in mehreren Schritten zu gehen **(Scaling-up)**, zumindest vom Labormaßstab zum Technikum (soweit vorhanden). In der Praxis hat sich dabei das Verhältnis von 1:10 bestens bewährt: Laborcharge (1 kg) – Technikumsansatz (10 kg) – kleinere Betriebscharge (100 kg) – Produktion (1000 kg). Hieraus sind Korrekturen im Rezept, in der Reihenfolge der Zugabe von Rohstoffen oder z. B. in der Temperaturführung möglich.

Überspringt man die Zwischenstufen und der Betriebsansatz geht schief, so bedeutet das nicht nur einen finanziellen Verlust (zumindest der Rohstoffe), sondern bedingt auch eine aufwendige Beseitigung des Ansatzes. Dabei sind O/W-Cremes manchmal noch durch Aufarbeitung zu „retten", während W/O-Cremes trotz Wiedererwärmung und Korrekturen kaum reparabel sind.

Drei Schritte sind im allgemeinen bei der Verfahrenstechnik notwendig:
– **Emulgieren:**
Bildung einer Grundemulsion aus Emulgatoren, Fett- und Wasserphase.
– **Homogenisieren:**
Zerkleinerung der Grundemulsion durch Zerschlagen der Tröpfchen der inneren Phase auf 10 bis 20 μm mittels **Homogenisatoren.**
– **Egalisieren:**
Verfeinerung der bereits homogenisierten Teilchen auf ein einheitliches Maß von etwa 6 ± 2 μm mittels Homogenisatoren mit Zwangsdurchlauf.

Emulgieren: Fett- und Wasserphase werden getrennt auf 70–80 °C erwärmt, wobei die Wasserphase stets 5 °C höher eingestellt wird als die Fettphase. Letztere wird meist

vorgelegt und die Wasserphase unter intensivem Rühren zugegeben. Es entsteht eine „Grundemulsion".

Homogenisieren: Die Zerkleinerung der Tröpfchengröße in der Grundemulsion wird nach Abkühlung auf etwa 50–60 °C je nach Emulsionsform mittels Homogenisatoren durchgeführt. In diesem Temperaturbereich liegt die Erstarrungsphase der meisten verwendeten Fettstoffe, wodurch ein optimaler Homogenisiereffekt erreicht wird. Die entstandene weiße Emulsion ist oft höher viskos als die Grundemulsion. Nach dem Zufügen des Parfums und anderer wärmeempfindlicher Stoffe bei 35 °C wird die Emulsion auf Raumtemperatur herunter gekühlt.

Egalisieren: Die kaltgerührte Emulsion wird sofort oder am nächsten Tag mit einem „Homogenisator mit Zwangsdurchlauf" egalisiert. Hierzu bieten sich Stator-Rotor-Geräte oder Kolloid- bzw. Zahnkolloidmühlen an. Bei manchen W/O-Emulsionen wird man auf einen Dreiwalzenstuhl nicht verzichten können.

Bei der **Kaltemulgierung** erfolgt der Einsatz beider Phasen bei Raumtemperatur. Hierzu muß auch die Fettphase bei Raumtemperatur in flüssiger, gelöster Form vorliegen. Das Verfahren bedeutet eine erhebliche Einsparung an Zeit und Energie (Erwärmen und Abkühlen entfällt) und damit eine beträchtliche Kostensenkung. Leider lassen sich jedoch die meisten Emulsionen nicht auf diesem Wege herstellen, da hochschmelzende Emulgatoren, Wachse und Fette sehr oft unentbehrlich sind.

Geschlossene, druck- und vakuumfeste Rührwerksbehälter sollten Stand der Technik sein. Ob stufenlos regelbare Planeten- oder Ankerrührwerke mit Strömungsbrechern eingesetzt werden sollen, ist oftmals eine Preisfrage.

Von der Präparatepalette hängt es ab, ob die Produktion im „kontinuierlichen Verfahren" oder im „Chargenverfahren" durchgeführt werden soll.

Beim **kontinuierlichen Verfahren** sind die Rüst- und Umstellzeiten von einem Präparat auf das andere relativ groß, so daß sich die Herstellung kleiner Mengen auf diesen Anlagen nicht lohnen. Erst ab etwa 20 t **eines** Produktes kann das kontinuierliche Verfahren als wirtschaftlich angesehen werden.

Bei der Vielzahl der flüssigen Emulsionen und der Cremes einer modernen Kosmetik-Palette bietet sich deshalb die Fertigung in **Chargen** an. Durch dieses „klassische" Verfahren sind große Wendigkeit, kurze Fertigungszeiten und unkomplizierte Herstellungsweise gegeben.

Eine Chargenanlage besteht aus einem geschlossenen heiz- und kühlbaren Rührbehälter, einem stufenlos regelbaren Rühr-

werk mit geeignetem Rührwerkzeug, einem eingebauten Homogenisator, einer Vakuumpumpe und einem weiteren Homogenisator mit Zwangsdurchlauf außerhalb des Ansatzkessels. Schließlich ist noch ein kleinerer Rührkessel für die Bereitstellung der warmen Wasserphase notwendig. Die maximale Ansatzgröße sollte 1000 kg nicht überschreiten, da sonst die Kühldauer zu lang wird.

Alle gewünschten Techniken lassen sich weitgehend programmieren. Dies betrifft Funktionen wie Rühren, Drehzahlen, Temperaturen und Homogenisiervorgänge in Abhängigkeit von der Zeit. Auch können über Schreiber die Abläufe kontrolliert und auch belegt werden.

2.8 Produktsicherheit

Die sachverständige Prüfung der gesundheitlichen Unbedenklichkeit von kosmetischen Grundstoffen und Fertigpräparaten beruht auf deren sorgfältiger Testung im Tierversuch und am Menschen (Tab. 2.19). Die Prüfung obliegt dem Hersteller der Grundstoffe bzw. des kosmetischen Mittels. Behauptungen, daß Inhaltsstoffe von Kosmetika nicht auf diese Weise getestet werden, sind einfach falsch.

Eine **Nutzen-Risiko-Analyse** kann nicht heißen „Null-Risiko", sondern muß heißen: Minimierung des Risikos unter Beachtung des Nutzens (z. B. Sonnenschutz – Hautkrebs, Konservierungsmittel – Verhinderung pathogener Keime).

Manchmal werden Parallelen zwischen der toxikologischen Überprüfung von Arzneimitteln und von Kosmetika gezogen. Dies ist nur teilweise gerechtfertigt.

Bei Pharmazeutika handelt es sich im allgemeinen um Präparate, die aktiv und systematisch in die Regulation des Organismus eingreifen. Dies soll gerade bei Inhaltsstoffen von Kosmetika nicht der Fall sein. Andererseits werden Arzneimittel in der Regel immer nur von einem vergleichsweise kleinen Teil der Bevölkerung (unter ärztlicher Aufsicht) angewendet, während Kosmetika sehr weit gestreut sein können.

Sicherheit wird als die Risikofreiheit definiert, die nach dem jeweiligen Stand der Wissenschaft und Technik unter Einbeziehung der Unzulänglichkeiten des Menschen erreicht werden kann. Die stellt strenge Anforderungen an die Hersteller. Aber auch Verbraucher, Aufsichtsbehörden und Publizisten können auf unterschiedliche Weise ihren Beitrag leisten. Gesetzliche Regelungen zur Sicherheit von

Tab. 2.19 Prüfungen auf Verträglichkeit von Kosmetika bzw. deren Inhaltsstoffen

Toxikologische Prüfungen
● Akute Toxidität
● Subakute bzw. subchronische Toxidität
● Chronische Toxidität
● Kanzerogenität
● Kutane Resorption
● Embryotoxidität
● Mutagenität
Dermatologische Prüfungen
● Hautreizung
● Schleimhautreizung
● Sensibilisierungsfähigkeit
● Phototoxidität
● Photoallerginität
● Aknegenität
Anwendungsprüfungen
● Verbrauchertest
● Spezielle Teste

Kosmetika können sich immer nur auf Einzelaspekte beziehen, sie ersetzen kein generelles Konzept und kein eigenverantwortliches Handeln. Kaum in einem anderen Land der Welt gibt es eine so abgesicherte Kosmetik. Die Situation ist am durchsichtigsten, am übersichtlichsten und wird am schärfsten gehandhabt.

3 Kosmetischer Sonnenschutz

3.1 Einleitung

Wie bei vielen Dingen und Problemen gibt es auch beim kosmetischen Sonnenschutz im wahrsten Sinne des Wortes Licht und Schatten. Zwei Aussprüche sollen deshalb an den Anfang gestellt werden, frei nach „Pro und kontra":

Pro:
„Wer im Leben erfolgreich sein will, muß täglich früh aufstehen und das ganze Jahr über braun sein und wenn man braun ist, hat man überall Kredit"
(Aristoteles Onassis)

Kontra:
„Bräune ist der verzweifelte Versuch der Haut, das Körperinnere vor einer Schädigung durch die Sonne zu schützen"
(Dermatologische Auslegung)

Diese beiden Aussprüche sind also eine Gegenüberstellung von (zur Zeit gültigem) Nutzen und (zur Zeit bekanntem) Schaden.

Es gibt 5 Möglichkeiten, eine Bräune der Haut zu erreichen:
1. Durch die Sonne
2. Durch selbstbräunende Kosmetika
3. Durch Solarien
4. Durch Make-up
5. Durch orale Präparate (Arzneimittel)

Die Bräunung durch die Sonne ist zwar möglicherweise die gefährlichste, aber zugleich auch die häufigste und beliebteste Methode, nicht zuletzt auch wegen der positiven Wirkung der Sonnenstrahlen verbunden oft mit dem Freizeitgefühl.

Bräune gilt allgemein als Symbol für Sportlichkeit, Gesundheit und Jugend und weist darüber hinaus auf einen besseren gesellschaftlichen Status hin. Wer braun ist, hat größeres Selbstvertrauen und Selbstbewußtsein – und damit mehr Erfolg.

Das war nicht immer so. Jahrhundertelang galt die vornehme Blässe als Inbegriff der Schönheit, besonders bei Frauen. Marmorn bleich war die Ägypterin zur Zeit der Pharaonen. Im alten Rom schwärmte *OVID* vom „schneeweißem Fleisch". Und *Othello* war hingerissen vom Alabasterleib der Desdemona. Selbst Queen *Elizabeth I.* benutzte noch Arsen- und Quecksilberkompressen, um nur ja bleich zu bleiben.

Noch um die Jahrhundertwende war blaß modern. Das war sicher eine soziale Frage, denn braun war nur das körperlich arbeitende Volk: Landarbeiter, Straßenarbeiter, Seeleute. Die vornehme Gesellschaft pflegte sich peinlichst zu schützen: Hut, Sonnenschirm und Handschuhe, wenn man schon an die frische Luft ging.

Der Erste Weltkrieg brachte die Wende. Mit dem Schwund von Privilegien ging es auch abwärts mit der aristokratischen Blässe. Daß nun braun der Mehrzahl als

„schön" gilt und galt, ist mithin keine ästhetische, sondern eine soziale Entscheidung. Blässe wird nunmehr mit Büro- und Fabrikarbeit assoziiert. Wenigstens einige Wochen im Jahr wollen die Werktätigen so aussehen, als sei ihr Leben eitel Müßiggang und Freizeit. So gilt den Sonnenfreunden eine Reise als total mißlungen, wenn der rote Fixstern sich hinter Wolken verborgen hat und dem Sonnenfan die Bräune verweigert. Bräunen ist für viele der Hauptzweck des Urlaubs. Um braun zu sein, bedarf es wenig, die Sonne ist für alle da. Jedoch ist bedauernswert, daß die Sonne in unseren Breiten nicht so intensiv und ausdauernd strahlt, daß eine Ganzjahresbräune zu erzielen wäre. Dieser Umstand hält jedoch ganze Industriezweige und Branchen am Leben.

Abgesehen von der sozialen Umschichtung wurde die Bräune immer aktueller durch die länger werdende Freizeit und die Ausdehnung des Urlaubs, nicht zuletzt aber durch den sprunghaft angestiegenen Ferntourismus, der das Erreichen südlicher Zonen innerhalb kurzer Zeit ermöglichte. Viele Länder wären bereits zahlungsunfähig, zögen nicht Millionen bleicher Nordmenschen der Sonne entgegen. Unterstützt wird dieser heiße Flirt mit der Sonne durch die weitverbreitete Überzeugung, ein Mensch könne niemals zu reich, zu schlank oder zu braun sein.

Seit den „goldenen zwanziger Jahren" gelten in den sonnenarmen Ländern der westlichen Welt, wo die meisten überreich zu essen haben, der schlanke Leib und ein brauner Teint als schön. Vorher, und anderswo immer noch, war es genau umgekehrt. Viele dunkelhäutige Bewohner des Planeten Erde versuchen möglichst hellhäutig auszusehen. Freiwillig oder gar barhäuptig gehen sie überhaupt nicht in die Sonne.

Ein Überangebot an Sonne brachte aber auch seine Probleme für die menschliche Haut mit sich. So wurde der Sonnenschutz zu einem der wichtigsten Anliegen der Kosmetik.

3.2 Die Sonne

Das Licht entstand vor mehr als 15 Milliarden Jahren als Folge einer gewaltigen Explosion, dem **„Urknall"**. Die daraus hervorgegangenen Lichtteilchen bestehen aus reiner Energie, weisen aber keine Ladung auf. Sie zeigen wellenartige Formen, besitzen jedoch keine Materie und bewegen sich mit einer Geschwindigkeit von 300 000 km/s.

Die Geschichte des Lebens ist untrennbar mit dem Begriff „Licht" verbunden. Aus Licht gingen die Materie und das Leben hervor. Doch zugleich sind die Strahlen der Sonne auch eine Gefahr für Menschen, Tiere und Pflanzen. Erbarmungslos können sie blühende Natur in Wüste wandeln. Licht und Schatten liegen auch hier in übertragenem Sinne dicht beieinander.

Im gigantischen Feuerball der Sonne werden in jeder Sekunde 564 Mio Tonnen Wasserstoff durch thermonukleare Vorgänge bei 20 Mio °C in 560 Mio Tonnen Helium umgewandelt. Der Verlust von 4 Mio Tonnen/s erzeugt reine Strahlungsenergie, von der glücklicherweise nur ein kleiner Bruchteil die Erdoberfläche erreicht. Diese Strahlung weist ein Spektrum der unterschiedlichsten Wellenlängen auf.

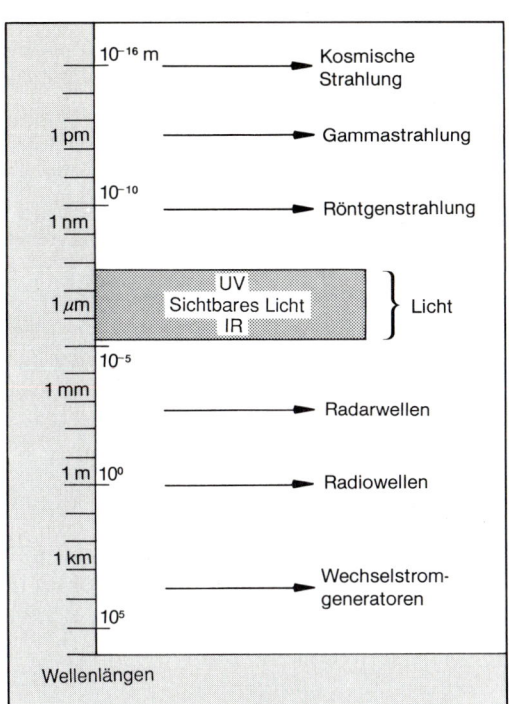

Die linke Skala zeigt Wellenlängen von 10^{-16} m bis 10^5:

- 10^{-16} m — Kosmische Strahlung
- 1 pm — Gammastrahlung
- 10^{-10} — 1 nm — Röntgenstrahlung
- 1 μm — UV / Sichtbares Licht / IR } Licht
- 10^{-5} — 1 mm — Radarwellen
- 1 m — 10^0 — Radiowellen
- 1 km — Wechselstrom-generatoren
- 10^5

Wellenlängen

Abb. 3.1: Elektromagnetisches Wellenspektrum

Beim Auftreffen auf die Erdatmosphäre wird das Licht durch Streuung und Absorption erheblich geschwächt. So werden die Infrarotstrahlen vom Wasserdampf, die kurzwelligeren UV-Strahlen von Sauerstoff und Ozon weitgehend aufgesogen.

Innerhalb der **elektromagnetischen Wellen** wird der Wellenlängenbereich zwischen 1 mm und 1nm (Nanometer) im **physikali-** schen Sinne als Licht bezeichnet. Ungefähr im Zentrum dieses Bereichs liegt als vergleichsweise schmaler Streifen das **Licht im physiologischen Sinne** (VIS), als das (für den Menschen) sichtbare Licht zwischen 400 und 800 nm. Längerwellig ist das unsichtbare **Infrarot** (IR, Ultrarot, Wärmestrahlung), kurzwelliger ist das ebenfalls nicht sichtbare, aber kalte Ultraviolett (UV). Dieser Bereich ist für den Sonnenschutz primär der interessanteste (Abb.3.1).

Auf Grund von unterschiedlichen physiologischen Realitäten und biologischen Wirkungen unterscheidet man drei Bereiche des Ultraviolett (Tab. 3.1).
UV-C 200–285 nm
UV-B 285–320 nm
UV-A 320–400 nm
Je kürzer die Wellenlänge der UV-Strahlen, desto energiereicher sind sie (die Energie ist umgekehrt proportional der Wellenlänge).

Das UV-C: Die Strahlen des UV-C werden glücklicherweise durch die Filterwirkung der Atmosphäre (**Ozongürtel**) absorbiert und treffen somit nicht auf die Erdoberfläche auf, wo sie ansonsten vernichtende Wirkungen auf den menschlichen Organismus zeigen würden. Diskutiert wird eine Schädigung der Ozonschicht durch Überschallflugzeuge und Raketen, ferner durch die Fluorchlorkohlenwasserstoffe. Die modernen Höhensonnen und

Tab. 3.1 Spektralbereich des Sonnenlichts auf der Erde

	Wellenbereich (nm)	Anteil am Sonnenlicht (in ca. %)
Ultraviolett (UV)	200 – 400	
UV-C	200 – 285	0
UV-B	285 – 320	0,04
UV-A	320 – 400	4,9
Sichtbares Licht (VIS)	400 – 800	39
Infrarot (IR)	800 – 3000	56

Tab. 3.2 Wirkungen der Ultraviolett-A-Strahlen

> **Gesicherte Wirkungen:**
> - Direkte Pigmentierung.
> - Penetration bis in die Cutis.
> - Auslösung eines „Wärmeerythems" als Folge hoher Energieeinstrahlung.
> - Auslösung phototoxischer und photoallergischer Reaktionen.
>
> **Wahrscheinliche Wirkungen:**
> - Synergistische bzw. potenzierende Wirkung mit UV-B-Strahlen (Photoaugmentation).
> - Verstärkung oder Auslösung der aktinischen Elastose (Bindegewebsdegeneration) als Basis der lichtbedingten Hautalterung.

Solarien senden kein UV-C Licht mehr aus.

Das UV-B: Der UV-B-Bereich ist für den Sonnenschutz das interessanteste Gebiet. Bei ungeschützter Haut führt das UV-B mehr oder weniger schnell zum **Sonnenbrand (Erythema solare, Dermatitis sola-**ris). Eine Folgeerscheinung ist ebenfalls die **„sekundäre oder indirekte Pigmentierung",** die erstrebte Bräune. Bei chronischer Einwirkung kann UV-B Hautkrebs hervorrufen.

Das UV-A: Das UV-A bewirkt die **„direkte Pigmentierung"** ohne Sonnenbrand. Es wird vermutet, daß langfristig durch UV-A eine Schädigung des Bindegewebes und damit eine vorzeitige Hautalterung eintritt (Tab. 3.2).

Die auf die Erde auftreffende Strahlung ist aber nur teilweise direkte Sonneneinstrahlung. Ein großer Teil gelangt nach Streuung in den Schichten der Erdatmosphäre „indirekt" auf die Erde. Je kürzer die Wellenlänge, desto größer ist der Anteil an gestreutem Licht. Die Summe von direkter Sonnenstrahlung und Streulicht der Atmosphäre **(Himmelsstrahlung)** bezeichnet man als **Globalstrahlung.**

Unter Idealbedingungen setzt sich das Sonnenspektrum auf der Erde wie folgt zusammen:

UV-B	0,4%
UV-A	3,9%
VIS	51,8%
IR	43,9%

3.3 Haut und Sonne

Während der Bezugspunkt in der pflegenden Kosmetik im wesentlichen die Gesichtshaut darstellt, tritt beim Sonnenschutz die gesamte Hautoberfläche in den Mittelpunkt der Betrachtungen. Eine Sonderstellung nimmt die Epidermis durch ihre Abwehrmechanismen ein, aber auch die Cutis ist von Interesse, da in ihr Lichtschäden möglicherweise manifest werden.

Ultraviolette Strahlen dringen je nach Wellenlänge unterschiedlich tief in die Haut ein (Tab. 3.3).

> Je kürzer die Wellenlänge, desto energiereicher ist sie.
> Umgekehrt dringen Strahlen mit längerer Wellenlänge tiefer in die Haut ein.

Tab. 3.3 Eindringtiefe der Strahlen in die Haut

Hautschicht	UV-B		UV-A	Infrarot	
	280 nm	300 nm	400 nm	500 nm	1500 nm
Keimschicht (Epidermis)	19%	34%	80%	85%	30%
Cutis	11%	16%	57%	73%	20%
Subcutis	0%	0%	1%	4%	7%

Träfen UV-C-Strahlen auf die Haut, so würden sie deren Oberfläche verbrennen. Die Angst vor einer Zerstörung der Ozonschicht ist damit begründet. Das UV-B erreicht die lebenden Zellen der Epidermis und kann somit den Sonnenbrand auslösen. Das UV-A dringt tiefer bis in das Bindegewebe der Cutis ein und ist nach der klassischen Lehrmeinung mitverantwortlich für die vorzeitige Hautalterung.

Je weniger Lichtquanten in die tieferen Hautschichten gelangen, desto stärkere photochemische Reaktionen laufen an der Oberhaut ab. Die Absorption im toten Material der Hornschicht bleibt ohne biologische Wirkung und wird in Wärme umgesetzt. Mit der Invasion in tiefere Schichten werden biochemische Prozesse in Gang gesetzt.

3.4 Natürliche Schutzmechanismen der Haut

Die Haut ist im wesentlichen ein Schutzorgan, wobei beim Sonnenschutz die Schutzfunktion gegen physikalische Schäden (ultraviolettes Licht) im Vordergrund steht.

Zum Schutz des Körpers vor der UV-Einstrahlung besitzt die Haut eine Reihe von Abwehrmechanismen:
● Ausbildung einer Lichtschwiele
● Ausbildung der Pigmentierung
● Enzymaktivierung (Dark-Repair-Mechanismus)
● Schwitzen (Urocaninsäure)

3.4.1 Die Lichtschwiele

Durch das UV-Licht (ebenso wie durch einen mechanischen Reiz) steigert sich die Zellteilungsrate der Keimschicht, wodurch es zu einer Verdickung der Epidermis kommt. Diese Zunahme, insbesondere der Hornschicht, stellt einen deutlichen Abwehreffekt dar. Die Lichtschwiele bietet durch ihre Filterwirkung einen Schutz für die darunter liegenden lebenden Epidermiszellen und kann mit Recht als „Sonnenschirm" für die Epidermis bezeichnet werden. Durch die Hornschicht erfolgt außer der Filterung noch eine Reflexion und eine Streuung der einfallenden Strahlen.

Die Ausbildung der Lichtschwiele erfolgt ausschließlich durch das UV-B, umgekehrt schützt die ausgebildete Schwiele besonders die Haut vor diesem Wellenbereich. Die UV-A-Strahlen und somit auch die UV-A ausstrahlenden Solarien sind dazu nicht in der Lage.

Der Vorgang der Schwielenbildung ist nach zwei bis drei Wochen abgeschlossen. Eine ausgeprägte Lichtschwiele schützt die Haut viermal stärker als eine nicht so geschützte Haut. Durch starke Schwielenbildung zeigen Handteller und Fußsohlen nie einen Sonnenbrand.

Die Hornschichtdicke ist umso wichtiger in ihrer Abwehrfunktion, je weniger Pigmentierung der Mensch besitzt. Umgekehrt kann ein Neger trotz seiner guten Pigmentierung nach längerem Aufenthalt in sonnenarmen Ländern (durch Fehlen der Lichtschwiele) nach Rückkehr in intensive Sonnenzonen einen Sonnenbrand bekommen.

Auch der Feuchtigkeitszustand der Hornschicht spielt eine Rolle: Eine nasse Hornschicht läßt mehr UV-Licht durch als eine trockene.

Aus der Verdickung der Oberhaut erklärt sich die bekannte Erscheinung der Vergröberung der Gesichtszüge stärker gebräunter Menschen. Denn hier läßt die dicke Hornschicht die normalen Unebenheiten der Haut stärker und kontrastreicher hervortreten.

3.4.2 Pigmentierung

In der Keimschicht der Epidermis liegen die Basalzellen. Zwischen ihnen finden sich die **Melanozyten** (pigmentbildende Zellen). Diese haben als **Dendriten** bezeichnete, zipflige Ausläufer, in denen das von ihnen produzierte **Melanin** zu den Keratinozyten in der Epidermis transportiert wird. Man spricht von einer **epidermalen Melanineinheit,** wobei ein Melanozyt 36 umliegende Keratinozyten mit Pigmentgranula versorgt.

Charakteristisch für die Melanozyten sind die **Melanosomen,** die die kleinsten Bausteine der Melaninpigmentierung der Haut darstellen. Die ausgereiften Melano-

somen sind es auch, die auf die Keratinozyten übertragen werden. In den Keratinozyten ordnet sich das Melanin kappenförmig als Schutzschild um die Zellkerne, um das dort gespeicherte genetische Material gegen das Bombardement der UV-Strahlen zu schützen.

Der Vorgang der **Melaninsynthese** erfolgt in komplizierten Schritten. Die natürliche Ausgangssubstanz ist die Aminosäure **Tyrosin,** die durch das spezifische Enzym **Tyrosinase** oxidiert wird. Als Zwischenprodukt entsteht Dihydroxyphenylalanin (DOPA), weshalb auch die Bezeichnung **DOPA-Reaktion** zu finden ist. Sie verläuft weiter bis zum Dopachinon. Der Ablauf bis hierher ist vergleichsweise einfach und unbestritten, verläuft jedoch dann ohne Enzymtätigkeit in einer großen Anzahl von Schritten weiter und endet schließlich in der Bildung des verbreitetsten menschlichen Pigments, dem schwarzbraunen **Eu-Melanin** und dem noch wenig untersuchten gelbroten **Phäo-Melanin.**

Die Bildung des Melanins stellt die wirksamste Schutzreaktion gegen die Einwirkung der UV-Strahlen dar. Die Zahl der Melanozyten schwankt in den verschiedenen Körperregionen. Sie ist vergleichsweise hoch im Gesicht, geringer an den Innenflächen von Armen und Beinen.

Die Pigmentierung wirkt auch gegen das längerwellige UV-A und stellt somit ebenfalls einen Schutzschild für das tiefer gelegene Bindegewebe mit seinen empfindlichen elastischen und kollagenen Fasern dar.

Im Erscheinungsbild der Hautfarbe eines Menschen spielen Art, Menge und Verteilung des Melanins eine wichtige Rolle. Schwarze und Weiße besitzen zwar die gleiche Anzahl von Melanozyten, die Unterschiede bestehen in der Größe und der Anordnung der Melaninkörnchen, an deren Oberfläche eine verschieden starke Streuung der Strahlen stattfindet. Bei weißen, nordischen Menschen enthalten die

Keratinozyten meist nur kleine Melanosomen in minimalen Gruppen abgeordnet. Bei den Negern sind die Melanosomenkomplexe größer und erscheinen als kompakte Masse.

Eine weitere wichtige Funktion des Melanins liegt in der Wärmeregulation, die beim stark pigmentierten Neger besonders gut funktioniert. Das Melanin absorbiert fast vollständig das gesamte sichtbare und infrarote Licht. Die Wärme wird dabei unmittelbar an die Außenwelt abgegeben. Durch den fehlenden oder schwachen Pigmentschutz beim Weißen erwärmen sich die Blutkapillaren der Cutis, so daß durch den Rücktransport des Blutes auch eine Erwärmung des Körperinnern erfolgt.

Dennoch bleibt die Schutzfunktion die wichtigste Aufgabe. Immerhin beträgt der Schutzfaktor des ausgebildeten Pigments mindestens zehn.

Die indirekte Pigmentierung

Unter der Einwirkung der UV-B-Strahlen kommt es zu einer Vermehrung der aktiven Melanozyten und zu einer Anregung des Enzyms Tyrosinase. Die verstärkt einsetzende Melaninneubildung ist eine Schutzreaktion der Haut und ergibt gleichzeitig die gewünschte Bräune, die allerdings verzögert einsetzt und erst nach Tagen ihr Maximum erreicht. Etwa 10 Tage nach Beginn der Lichtexposition läuft die Melaninproduktion auf Hochtouren – brauner wird die Haut dann nicht mehr.

Andererseits stehen der erwünschten Bräune aber die Verbrennungswirkungen der UV-B-Strahlen gegenüber. Eine Bräunung ist im Grunde nur über ein Erythem zu erreichen. Da die Bildung des Melanins jedoch schon bei Bestrahlungsdosen unter der Erythemschwelle einsetzt, kommt es in der Praxis darauf an, eine nicht spürbare unterschwellige Erythembildung durch genaue Dosierung zu erreichen. Hierbei helfen die Sonnenschutzmittel.

Die direkte Pigmentierung

Das UV-A-Licht bewirkt eine Oxidation und Nachdunklung farbloser Melaninvorstufen. Die Bräunung setzt sehr rasch ohne Erythem ein, ist aber wenig dauerhaft. Für den Mitteleuropäer spielt die direkte Pigmentierung nur eine untergeordnete Rolle, da sie allein zu schwach und zu unschön im Farbton ist.

Hornschichtverdickung und Pigmentbildung ergänzen sich somit zu einem Schutzsystem. Insgesamt kann sich innerhalb von drei Wochen der Eigenschutz der Haut durch die Pigmentierung um den Faktor zehn und durch die Lichtschwiele um den Faktor vier (also insgesamt um den Faktor vierzig) verstärken.

Im allgemeinen reichen diese Schutzmechanismen bei intensiver Bestrahlung jedoch nicht aus, da sie sich langsam ausbilden und somit erst eine Gewöhnung an das Sonnenlicht stattfinden muß. (Die Natur hatte nicht vorausberechnet, daß man morgens in Deutschland an einem trüben Tag in ein Flugzeug steigt und wenige Stunden später im Süden in der prallen Sonne liegt). Außerdem sind diese Schutzmechanismen sehr verschieden mit enormer Streuungsbreite ausgelegt, je nach Alter, Augen- und Haarfarbe, Geschlecht, Vorbestrahlung, Einnahme von Medikamenten und nicht zuletzt natürlich der Rasse. Die Weißen, die sog. „Kaukasische Rasse", tragen mit ihrer weißen Haut ein möglicherweise tödliches Gepäck mit sich herum.

3.4.3 Dark-Repair-Mechanismus

Hautveränderungen durch übermäßige Sonneneinwirkung sind unter anderem die Folge von strukturellen Schädigungen an der Kernsubstanz der Zellen, der **Desoxyribo-**

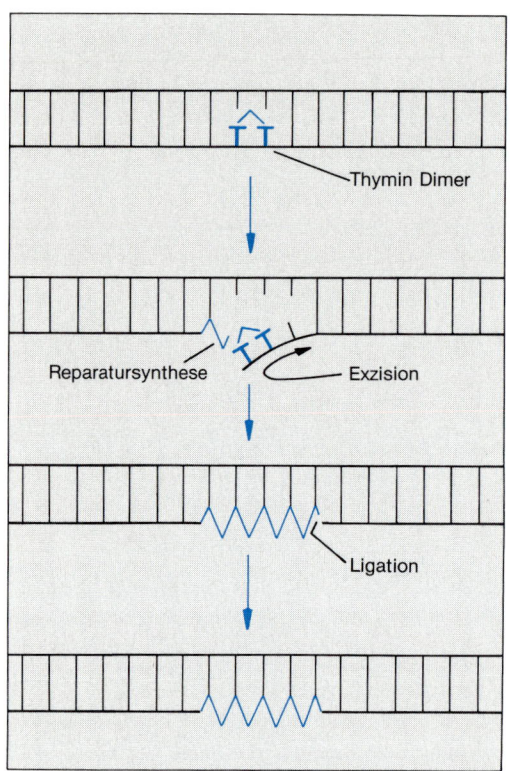

Abb. 3.2: Schema des enzymatisch gesteuerten Repair-Systems (Excisions- oder Dark-Repair)

nukleinsäure (DNS). Diese lichtinduzierten Schäden an der DNS können durch ein körpereigenes Reparatursystem behoben werden, solange die Schadenshäufigkeit die Reparaturkapazität nicht übersteigt. Eine immer wiederkehrende Überforderung der zellulären Reparatur ist die Ursache für chronische Lichtschäden der Haut.

Die Zelle besitzt ein in verschiedenen Schritten enzymatisch gesteuertes Repair-System **(Excisions- oder Dark-Repair),** durch das geschädigte Strukturteile aus dem Molekülstrang der DNS herausgeschnitten und durch ein bereitgestelltes, einwandfreies Teilstück ersetzt werden (Abb. 3.2). Eine Lichtschutzwirkung im Sinne eines Filters hat das System nicht.

Bei der sehr seltenen Erbkrankheit **Xeroderma pigmentosum** fehlt dieser Dark-Repair-Mechanismus vollständig. Schon im jugendlichen Alter treten bei den Betroffenen an lichtexponierten Stellen Präkanzerosen auf. Am Modell dieser Krankheit sind die wichtigsten wissenschaftlichen Erkenntnisse über die Zusammenhänge zwischen Sonnenlicht, Hautalterung und Hautkrebs gewonnen worden.

3.4.4 Schwitzen

Bei großer Hitze wirkt der Körper durch Schweißsekretion einem bedrohlichen Anstieg der Körper- bzw. Hauttemperatur entgegen. Auch dem Schwitzen kommt eine geringe Sonnenschutzwirkung zu. Hierbei ist die körpereigene Lichtschutzsubstanz **Urocaninsäure** (3-Imidazolyl-4-acrylsäure) erwähnenswert. Sie wird ausschließlich im Schweiß, nicht jedoch im Blut oder Harn, nachgewiesen. Im Schweiß von Afrikanern ist ihr Gehalt etwa dreimal so hoch wie bei Europäern.

3.5 Pigmentstörungen

3.5.1 Depigmentierungen

● **Vitiligo** (Weißfleckenkrankheit)
Ohne erkennbare Ursache und in jedem Lebensalter können weiße, runde oder unregelmäßige Flecken auf der Haut auftreten, wobei der Kontrast zur umliegenden Haut oft noch durch deren dunklere Verfärbung gesteigert wird.
Bevorzugt sind die Hand-Oberseiten, die Halspartien und das Gesicht. Die Größe der einzelnen Flecke ist ganz unterschiedlich. Eine Sonneneinwirkung als auslösende Ursache kann ausgeschlossen werden. Es liegt eine partielle Zerstörung der Melanozyten vor, so daß an bestimmten Körperstellen kein Pigment gebildet werden kann. Der Vitiligo-Befallene leidet vor allem psychisch unter dieser Störung.

● **Albinismus**
Unter Albinismus versteht man das völlige Fehlen des Melanins. Die Melanozyten sind zwar vorhanden, jedoch fehlt das notwendige Enzym, die Tyrosinase. Albinos entwickeln nur geringen Schutz gegen UV-Licht (nur Ausbildung der Lichtschwiele) und zeigen vorzeitig Lichtschäden. So bekommen selbst Negerkinder mit Albinismus in früher Kindheit Hautkrebse mit hoher Sterblichkeitsrate. Albinos müssen daher dauernd stark vor der Sonne geschützt werden.

3.5.2 Hyperpigmentierungen

● **Naevi (Muttermale, Pigmentmale).**
Angeborene oder erst später auftretende, scharf umschriebene Hautbräunungen, die fast bei jedem Menschen auftreten.

● **Chloasmen**
Weibliche Geschlechtshormone können die Pigmentbildung ankurbeln. Am bekanntesten sind solche kosmetisch unerwünschten Pigmentstörungen in der Schwangerschaft (meist an belichteten Hautstellen an Stirn, Wangen und Kinn). Nach der Beendigung der Schwangerschaft verschwinden diese Pigmentierungen entweder rasch oder blassen langsam ab. Die gleichen Veränderungen am Pigmentsystem können auch durch die „Pille" erfolgen.

● **Epheliden (Sommersprossen)**
Unter Sommersprossen versteht man runde, oft in großer Zahl auftretende, braune, melaninhaltige Flecken. Sie kommen ausschließlich an sonnenexponierter Haut vor. Medizinisch sind sie bedeutungslos, stellen für den Besitzer aber oft ein psychisches Problem dar. Die Zahl der Melanozyten ist in den Sommersprossen nicht erhöht, jedoch ist ihre Aktivität gesteigert. Auslösender Faktor ist das UV-B, das in zahlreichen kleinen Arealen die Pigmentbildung massiv anregt. An der blassen Winterhaut sind die Sommersprossen (Name!) meist schwer zu erkennen, treten aber mit Beginn der sonnenreichen Zeit wieder stark hervor. Die Veranlagung zu ihrer Bildung ist erblich bedingt, hellhäutige Personen sind prädestiniert.

● **Alterspigmentierungen (Altersflecken)**
Sie sind den Sommersprossen sehr ähnlich, unterscheiden sich aber durch ihren unterschiedlichen Farbton und hellen sich während der Wintermonate nicht auf. Bevorzugt sind Gesicht und Handrücken. Ihr Zusammenhang mit der Lichtexposition ist offensichtlich.

● **Lentigines (Leberflecke)**
Diese fleckförmige Hyperpigmentierung zeigt Veränderungen der Oberhaut (Ver-

dickung) und der Cutis. Beim klassischen Leberfleck besteht kein Zusammenhang zwischen Entstehung und Besonnung.

Leberflecke auf lichtexponierter Haut sind immer zu beobachten. Es besteht die Befürchtung der Entstehung eines bösartigen Leberflecks **(Lentigo maligna),** der unverzüglich entfernt (excidiert) werden muß. Anhaltspunkte sind stets Vergrößerungen und andersartige Veränderungen, auch kleine Blutungen.

● **Berloque Dermatitis**
Nach dem Gebrauch von gewissen Parfums oder von Kölnisch-Wasser entsteht unter dem Einfluß von Sonnenlicht die meist streifenförmige Überpigmentierung der Haut. Auslösende Ursachen sind gewisse Inhaltsstoffe **(Furocumarine),** wie sie besonders im Bergamottöl, aber auch in anderen Pflanzeninhaltsstoffen vorkommen. Wenn auch seitens der Hersteller diese photosensibilisierenden Substanzen entfernt werden, empfiehlt es sich doch vorsichtshalber, auf Parfums und Duftwässer vor dem Sonnenbad zu verzichten.

Beeinflussung der Hyperpigmentierungen (Bleichmittel)
Grundsätzlich könnte man in die Pigmentbildung eingreifen:
● Zerstörung der Melanozyten
● Blockierung der Melanosomenbildung
● Hemmung der Melaninbildung
● Bleichung des gebildeten Melanins

Leider sind dies Theorien und wenn überhaupt anwendbar, sind sie nicht Aufgabe der Kosmetik. Eine große Anzahl chemischer Substanzen wurden auf ihre Bleichwirkungen untersucht, jedoch mit negativem Ergebnis. Selbst die schwach wirkenden Quecksilberverbindungen sind wegen ihrer toxischen Nebenwirkungen verboten.

3.6 Haut und Wärmeregulation

Rasche und ungewohnte Umstellungen im Klima (hohe Temperaturen, hohe Luftfeuchtigkeit, geringe Luftbewegung, intensive Sonne) führen leicht zu Störungen im Wärmehaushalt des Körpers und der Haut. Besonders ältere Menschen, kreislauflabile Personen und solche mit geschwächtem Allgemeinzustand sollten übertriebene Sonnenbäder meiden.

● **Hitzekrämpfe**
Sie entstehen durch Flüssigkeits- und Salzverluste infolge zu starken Schwitzens. Ursache ist vor allem der Natrium-Verlust. Durch die Verdunstungskälte des Schweißes kommt es nicht zu einer Erhöhung der Körpertemperatur. Wichtigste Gegenmaß-nahme ist ausreichende Wasser- und Salzzufuhr.

● **Hitzekollaps**
Peripheres Kreislaufversagen. Um eine Temperaturregulierung herbeizuführen, versucht der Körper mit allen Mitteln, Wärme nach außen abzuführen. Durch die extreme Gefäßerweiterung erfolgt ein Abfall des Blutdrucks. Das Blut fließt nicht ausreichend zum Herz zurück, wodurch auch das Gehirn mit Sauerstoff unterversorgt wird. Die Körpertemperatur ist nur gering erhöht. Erste Gegenmaßnahme ist das Verbringen des Betroffenen an einen kühlen Ort. Die Beine sollen hochgelagert und leicht zum Herzen hin massiert werden.

● Hitzschlag

Beim Hitzschlag fehlt die Möglichkeit der Wärmeabgabe an die Außenwelt. Dies ist besonders der Fall bei Temperaturen, die höher liegen als die Körpertemperatur, bei stehender Luft und bei gesättigter Luftfeuchtigkeit. Die Abgabe wird möglicherweise noch durch beengende Kleidung behindert. So kommt es zu einem Wärmestau mit Körpertemperaturen bis 42 °C, mit Schwindel, Kopfschmerzen und Gefahr der Bewußtlosigkeit. Die Haut ist trocken und heiß. Die angestaute Wärme muß daher schnellstens abgeleitet werden. Das bedeutet Einbringung in kühle Umgebung und Entfernung ungeeigneter Bekleidung. Der Kopf ist hoch zu lagern und kaltfeuchte Umschläge sind zu machen. Fiebersenkende Mittel sind zwecklos, da es sich um einen Hitzestau handelt (dagegen ist Fieber ein vom Körper selbst erzeugter aktiver Abwehrmechanismus).

3.7 Akute Lichtschäden

Das Erythem

Geringe oder kurzfristige Sonnenbestrahlungen werden ohne spürbare Wirkung vertragen. Erst wenn eine gewisse Grenze (**Erythemschwelle**) erreicht oder überschritten wird, kommt es nach einer Latenzzeit von zwei bis fünf Stunden zu typischen Erscheinungsbildern einer Entzündung, dem **Sonnenbrand (Erythem).** Die Zeitspanne, in der sich die Haut selbst schützen kann, nennt man die **Eigenschutzzeit.** Für den Bräunungsprozeß darf nur solche Dosis an Sonnenlicht der Haut zur Verfügung stehen, welche zur Pigmentierung ausreicht, aber die Haut nicht verbrennt: Die **minimale Erythemdosis.** Zur richtigen Dosierung dienen die Sonnenschutzmittel, die zwar nicht die Sonnenintensität beeinflussen können, wohl aber die Eigenschutzzeit verlängern.

Das Erythem wird ausschließlich durch UV-B erzeugt und ist scharf auf denjenigen Teil der Haut begrenzt, der der Strahlung ausgesetzt war. Der Sonnenbrand äußert sich in Form von Rötung, Schwellung, Schmerz und Juckreiz und zeigt sich in verschiedenen Stadien, von leichter Rötung bis zum Zelltod, gewissermaßen eine „Verbrennung in Raten". Es erfolgt eine photochemische Schädigung der Zellkerne, des Zelleiweißes und der Zellmembranen. Der Abbau der Zelleiweiße wird gegenreguliert durch erhöhte Versorgung der oberen Hautschichten mit Blut – dem Sonnen-

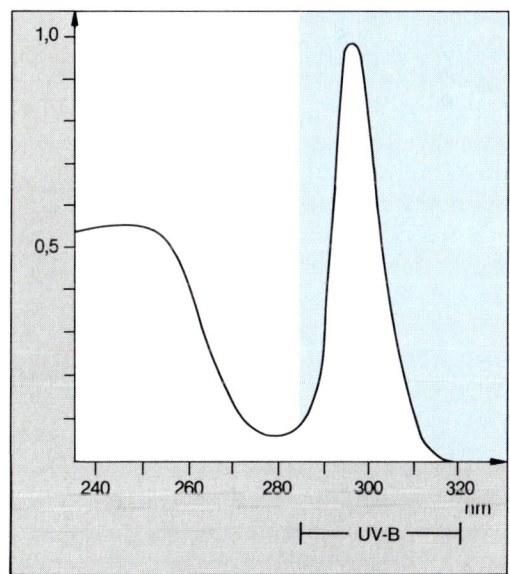

Abb. 3.3: Erythemwirksamkeitskurve

Kosmetischer Sonnenschutz

3

brand. Die zerstörten Zellen werden einige Tage später schuppig abgestoßen **(Sun burn cells).**

Die Wirksamkeit des Erythems verläuft in Form einer Kurve **(Erythemwirksamkeitskurve)** (Abb. 3.3), die ihr Maximum bei 308 nm besitzt.

Eine Folgeerscheinung ist die „sekundäre oder indirekte Pigmentierung". Ausschließlich über ein Erythem ist also die ersehnte Bräune zu erreichen. Das Erythem muß jedoch nicht sichtbar sein, sondern sollte durch kleine Lichtdosen unterschwellig verlaufen. Da die so entstandenen Suberytheme innerhalb von 24 Stunden abklingen, das Pigment sich aber summiert, ist es möglich, eine bleibende Bräune ohne Sonnenbrand zu erreichen.

Trotzdem darf man nicht vergessen, daß jeder Sonnenbrand eine Entzündung darstellt – die Haut vergißt nichts.

Das UV-B-Erythem fällt stärker aus, wenn vorher, zu gleicher Zeit oder nachher mit UV-A bestrahlt wird, wobei geringe Quantenzahlen genügen **(Phänomen der „Photoaugmentation").** Dies ist bei den Solarien interessant, da viele Geräte nicht nur hochdosiertes UV-A produzieren, sondern auch kleine Teile UV-B emittieren.

Der Sonnenbrand ist vorübergehender Natur, die Entzündungserscheinungen klingen ab. Aber er erfüllt auch eine Warnfunktion: Sie betrifft nicht nur die momentanen Schmerzen, sondern ist als Warnung vor Wiederholung aufzufassen, aus denen durch Summation die chronischen Lichtschäden entstehen können.

Wie schnell ein Sonnenbrand auftritt und welches Ausmaß er erreicht, hängt nicht allein von der UV-Strahlenmenge (Intensität und Dauer der Einstrahlung) ab, sondern auch von der „individuellen Empfindlichkeit".

Dies ist zum einen eine erblich bedingte Veranlagung. Blasse, hellhäutige Menschen mit blonden Haaren sind meist sehr sensibel – dunkelhäutige Menschen mit

dunklen Augen und Haaren dagegen weniger. Damit zusammenhängend wird die Empfindlichkeit bestimmt von der Dicke der Hornschicht und der Ausbildung der Pigmentierung.

Nach der Fähigkeit der menschlichen Haut, Pigmente zu bilden (und damit nach der Erythembereitschaft), unterscheiden wir sechs Hauttypen, die von ausschließlich Rötung ohne Bräunung bis zu dunkler Bräune ohne vorangegangene Rötung reichen (Tab. 3.4).

Die Typen I–IV gelten für Mitteleuropäer („Weiße" = **Kaukasier**) bei ungebräunter Haut und intensiver Sonne, während sich Typ V nur bei dunklen Mediterranen (z. B. dunkle Araber) und Typ VI bei schwarzen Rassen (afrikanische und amerikanische Neger, australische Ureinwohner – „Aborigines") findet.

Erstaunlich ist, daß besonders Risikotypen ausgesprochen sonnenhungrig sind. Wer die Sonne am schlechtesten verträgt, ist ihr oft am meisten verfallen, nahezu süchtig.

Die einzelnen Körperregionen sind unterschiedlich empfindlich. Keine Schutzschicht haben Nasenrücken und Lippen und sind daher besonders gefährdet. Auch vor ungewohntem Nacktsonnen (Brüste, Gesäß ...) muß gewarnt werden.

Eine vorübergehende, aber ausgeprägte Sonnenempfindlichkeit besteht nach Einnahme von manchen Medikamenten, bei frischer Epithelisierung nach Wundheilung und nach einem Peeling jeglicher Art (die Haut wird nicht nur der Hornschicht als Lichtfilter beraubt, sondern sie befindet sich auch in einer kritischen Heilungsphase).

Eine im Wasser gequollene Haut (Baden, Schwimmen) reagiert empfindlicher als normal. Hinzu kommt gegebenenfalls der „Brennglaseffekt" einzelner, auf der Haut aufliegender Wassertropfen. Daher sollte man sich erst nach dem Abtrocknen wieder der Sonne aussetzen.

Tab. 3.4 Hauttypisierung in Bezug auf Sonnenempfindlichkeit

Merkmale	Rasse	Verteilung in Mitteleuropa	Sonnenbrand und Pigmentierung
Typ I Haut: Sehr hell Haare: Rötlich Augen: Blau Brustwarzen: Sehr hell Sommersprossen	Keltischer Typ	ca. 2%	Immer und schweren Sonnenbrand Keine Pigmentierung

Typ II
Haut: Hell
Haare: Blond bis rötlich
Augen: Blau, grün
         (hellbraun)
Brustwarzen:
         Mäßig pigmentiert
	Europäer, hellhäutig	ca. 12%	Immer Sonnenbrand, dann leichte Pigmentierung

Typ III Haut: Hell bis hellbraun Haare: Dunkelblond Augen: Grau, braun Brustwarzen: Gut pigmentiert	Europäer, dunkelhäutig	ca. 78%	Manchmal Sonnenbrand nach starker Exposition Durchschnittliche Pigmentierung
Typ IV Haut: Hellbraun (oliv) Haare: Dunkelbraun Augen: Dunkel Brustwarzen: Dunkel pigmentiert	Mittelmeer-Typ	ca. 8%	Sehr selten Sonnenbrand Bräunt schnell und tief (Sofortbräunung)
Typ V Haut: Tiefbraun Haare: Dunkel Augen: Dunkel	Dunkle Mediterranen (z.B. Araber) Inder Indianer Mischlinge		Bräunt sehr schnell und tief Pigmentierung (Bräune) immer vorhanden
Typ VI Haut: Sehr dunkel (schwarz) Haare: Schwarz Augen: Schwarz	Neger		Niemals Sonnenbrand Starke Pigmentierung immer vorhanden

Kosmetischer Sonnenschutz

3

Neben der Gesamtdosis ist auch die Dosis pro Zeiteinheit von Interesse. Eine gleiche Dosis Ultraviolett in Mitteleuropa über mehrere Stunden verteilt ist eventuell weniger wirksam, als z. B. 20 Minuten intensiver Sonnenbestrahlung im Mittelmeerraum.

Mallorca-Akne
Bei der „Mallorca-Akne" handelt es sich um eine kombinierte Empfindlichkeit zwischen Fetten und/oder Emulgatoren der Sonnenschutzmittel und dem auslösenden UV-A. Typisch ist das Erscheinungsbild auf lichtungewohnter Haut an den ersten Expositionstagen in Form von roten Flekken und Knötchen mit starkem Juckreiz. Besonders befallen sind Dekolleté und Arme. Im vorliegenden Fall sind fett- und emulgatorfreie Sonnenschutzmittel zu empfehlen (Gele, alkoholische Lösungen).

Sonnenstich
Längere, direkte Sonneneinstrahlung auf den unbedeckten Kopf kann zu starken Beschwerden führen, wobei besonders Personen mit spärlichem oder fehlendem Haarwuchs gefährdet sind. Abgesehen von einem Erythem der Hautoberfläche durch

UV-B kommt es durch die Wärmestrahlung zu Kopfschmerzen, Schwindel, Gleichgewichtsstörungen sowie zu erhöhter Körpertemperatur. Diese Erscheinungen treten meist mit Verzögerung von Stunden auf, so daß Gegenmaßnahmen oft zu spät erfolgen.

Absolute Bettruhe ist geboten. Jede weitere Sonnen- und Hitzeeinwirkung ist zu meiden. Kalt-feuchte Umschläge verschaffen Erleichterung. In schweren Fällen sollte ein Arzt zugezogen werden.

Sonne und Augen
Um die Augen vor Schäden zu bewahren, sollten sie beim Sonnenbaden geschlossen oder durch eine Brille mit UV-absorbierenden Gläsern geschützt werden. Besonders wichtig ist dies bei stark reflektierenden Flächen (Schnee, Gletscher, Wasser). Einfache Sonnenbrillen (ohne UV-Absorption) bewirken das Gegenteil: Durch die Dunkelung der Gläser weiten sich die Pupillen und die UV-Strahlen können umso ungehinderter in die Augen eindringen. Auch das ständige „Zwinkern" in die Sonne ist unschön und fördert die Fältchenbildung.

3.8 Chronische Lichtschäden

3.8.1 Lichtalterung

An der Haut spielen sich Alterungsvorgänge der mannigfachsten Art ab. Abgesehen vom nicht aufzuhaltenden biologischen Zeitaltern lösen ultraviolette Strahlen das sog. „Lichtaltern" (vorzeitige Hautalterung) aus. Dieses ist aber durch äußere Maßnahmen beeinflußbar.

Alle Vorgänge der Alterung betreffen sowohl die Epidermis als auch die Cutis. Das Erscheinungsbild der „Altershaut" wird bemerkbar, wenn man unbedeckte Körperregionen (wie Stirn, Schläfen, Handrücken und Nacken) mit anderen Hautpartien vergleicht, die von der Kleidung dauernd geschützt sind (Gesäß). Die ungeschützten Stellen sind oft gekennzeichnet durch fleckige Pigmentierungen **(Alters-**

flecken). Wesentliche Prozesse spielen sich in den Bindegewebsstrukturen der Cutis ab, d.h. an den elastizitätsbestimmenden Skleroproteinen Elastin und Kollagen. Die Faserstrukturen werden in ihrer Funktion unbrauchbar, es kommt zur sog. **„Senilen Elastose"**. Die Haut verliert ihre Elastizität und ihr Wasserbindevermögen, es kommt zum Schrumpfen der Substanz mit Entstehung einer schlaffen Haut mit zahlreichen Falten und Runzeln.

Die vorzeitige Lichtalterung ist bedingt durch jahrelange Einwirkung einer mehr oder weniger intensiven Lichtexposition, oftmals begleitet von einer Vielzahl durchgestandener Sonnenbrände. Ständige, jahrelange Sonneinwirkung führt beim weißhäutigen Menschen zur Ausbildung der **„Seemanns- oder Landmannshaut"**. Diese Haut ist trocken und dünn, ihr Raster vergrößert sich sichtbar, insbesondere im Nakken. Erweiterte Adern, dicke Hornschichtauflagerungen, veränderte Pigmentierungen und Verminderung der Elastizität sind Zeichen dieser Degeneration.

Man ist geneigt, die Gefahren der Sonne nur beim gelegentlichen Sonnenbad oder während der Urlaubstage zu sehen. Kritisch ist aber das Quantum an Strahlung, das man täglich im Freien unbewußt erhält und das sich ständig summiert. So bekommt der menschliche Organismus während eines sonnenintensiven 14tägigen Urlaubs weniger an Strahlung als während des restlichen Jahres.

3.8.2 Hautkarzinome

Es besteht kein Zweifel, daß chronische Lichteinwirkung kanzerogen wirkt. Alle Hautkrebse lassen eine enge Beziehung zur UV-Exposition erkennen. Ihre Zahl wächst ständig, so daß Vorsicht und Aufmerksamkeit geboten sind.

Der Zusammenhang zwischen Sonnenlicht und Hautkrebs-Entstehung läßt sich wie folgt begründen:
● Durch den besseren Pigmentschutz weisen Angehörige dunkler Rassen seltener Karzinome auf. Auch werden lichtexponierte Stellen bei Schwarzen nicht bevorzugt befallen.
● Die Menschen der nordischen Rasse werden häufiger betroffen als die der romanischen Rasse. Ganz besonders lichtempfindlich sind Iren.
● Australien hat die höchste Hautkrebsrate der Welt. Die weiße Bevölkerung zeigt dort auffallend häufiger Hautkarzinome als in Gegenden mit geringerer Sonneneinstrahlung (z.B. in Mittel-Europa). Allein Australien verzeichnet 50% aller auf der Welt vorkommenden Hautkrebse, Texas immerhin noch 30%, ganz Afrika hingegen nur 1%!
● Etwa 95% aller Hautkrebse treten an lichtexponierten Körperpartien auf (Gesicht, Hals, Nacken).
● Menschen der weißen Rasse, die sich viel im Freien aufhalten (Landleute, Straßenarbeiter usw.), leiden signifikant häufiger an Hautkrebsen als z.B. Büroangestellte.

Für die Entstehung der Hautkarzinome sind Lichtquanten im Bereich zwischen 280 und 315 nm verantwortlich, einerlei, ob sie von der Sonne oder aus künstlichen Lichtquellen stammen. Somit decken sich die karzinogenen und die erythemauslösenden Strahlen des UV-B-Bereichs. Es gilt als sicher, daß in dieser Hinsicht dem UV-A keine Bedeutung zukommt.

Die Krebsentstehung ist zum einen abhängig von der Wellenlänge (UV-B), zum anderen von der kumulativen UV-Bestrahlung, die sich im Laufe von Jahren ergibt. Zwischen den entstandenen Schäden und der Manifestation des Krebses liegt eine lange Latenzzeit.

Nicht zufällig ist Australien das Land mit der höchsten Hautkrebsrate: Die überwie-

Kosmetischer Sonnenschutz

3

gend angelsächsischen und keltischen Einwanderer leben dort in einer extrem sonnenintensiven Region, für die sie eine denkbar ungünstige Haut besitzen. Im Gegensatz dazu wurde in den letzten 25 Jahren (seit Beginn des Vorsorgeprojektes) kein einziger Krebsfall unter den dunkelhäutigen Ureinwohnern (Aborigines) bekannt!

Daß Asiaten kaum an Hautkrebs erkranken, hängt neben ihrer starken Resistenz auch damit zusammen, daß Sie mit Bräunen wenig im Sinn haben: Dort gilt die helle Haut noch als erstrebenswert. Sonnenbaden ist beispielsweise in Japan kaum bekannt.

Die Prophylaxe des Hautkrebses und der vorzeitigen Hautalterung haben gemeinsam, daß es von Bedeutung ist, Lichtschäden zu vermeiden. Nach einer neueren amerikanischen Untersuchung erhöhen sechs Sonnenbrände während der gesamten Lebenszeit das Hautkrebsrisiko um das zweieinhalbfache.

Formen des Hautkrebses
Unter der Bezeichnung „Epitheliome" faßt man alle Karzinome der Haut zusammen. Im wesentlichen werden drei Formen unterschieden:

● **Basaliome** entstehen in den Basalzellen der Epidermis und wachsen sehr langsam. Fernmetastasen treten nicht auf. Basaliome entwickeln sich praktisch nur an lichtexponierten Stellen primär, d. h. nicht auf dem Boden von „Präkanzerosen". Die Heilungsquote beträgt bis zu 97%.
● **Spinaliome** entwickeln sich aus den Stachelzellen (stratum spinosum) der Epidermis. Sie wachsen rascher als Basiliome, eine Metastasierung ist möglich. Der häufig vorkommende Tumor hat aber bei rechtzeitiger Erkennung eine Heilungsquote von rund 95%. Spinaliome gehen oft von Präkanzerosen aus.
● **Melanome** können als einzige Epitheliome auch ohne ultravioletten Einfluß auftreten. Bei Schädigung durch Sonnenlicht besteht die Gefahr der Entstehung aus einer **Lentigo maligna** (bösartiger Leberfleck). Die meisten Melanome beginnen mit einer horizontalen Wachstumsphase, in der noch keine Metastasierung erfolgt. Hier muß die Früherkennung erfolgen. Denn schon rasch setzt das Wachstum in die Tiefe und die Fernabsiedlung von Tochtergeschwülsten ein. Das maligne Melanom, der „Schwarze Krebs", gilt als der wohl bösartigste Tumor überhaupt.

3.9 Positive Wirkung der Sonnenstrahlen

In dem Wunsch nach Sonne steckt nicht nur kosmetische Eitelkeit. Auch die positiven Wirkungen sind bekannt und geschätzt. Nach den trüben Wintermonaten führen bereits die ersten Sonnenstrahlen zu einem deutlichen Aufleben (Aktivierung und Vitalisierung des Organismus). Es entsteht der Wunsch nach einem Ausgleich des „Sonnendefizits".

Die Begründungen für die positiven Wirkungen sind teils wissenschaftlich bewiesen, teils einfach „empfunden":
● Die Einflüsse auf das Blut sind besonders eindrucksvoll (Steigerung der Zahl der roten Blutkörperchen und des Hämoglobins, verbesserter Austausch in der Lunge von Kohlendioxid und Sauerstoff).
● Erhöhung der Antikörper-Bildung, damit Steigerung der Infektionsabwehr.
● Intensivierung des Stoffwechsels.

● Wirkungen auf das Nervensystem (Verbesserung der Leitfähigkeit und der Reflexe).
● Anhebung der Lern- und Leistungsfähigkeit.
● Subjektive Folgen der Bestrahlung sind erhöhtes Wohlgefühl und gesteigerte Aktivität.

Am meisten wird jedoch die **Vitamin-D-Synthese** zitiert, da eine Aufnahme von Calcium ohne Vitamin D (**„Calciferole"**) nicht möglich ist.

Das Vitamin D wird im Körper aber ausschließlich unter dem Einfluß von UV-B aus Vorstufen gebildet. Ein Mangel an Calciferol führt insbesondere bei Kleinkindern zur Mangelerscheinung der **Rachitis** („Englische Krankheit"). UV-B-Bestrahlungen (ob natürlich oder künstlich erzeugt), die unter der Erythemschwelle liegen müssen, beugen also Rachitis vor oder heilen sie. Die Einnahme Calciferol-haltiger Medikamente schränkt die Bedeutung der Sonne in dieser Hinsicht ein.

Strahlendosis (Intensität und Dauer) sowie Zustand des Organismus entscheiden somit über eine positive, neutrale oder negative Wirkung des Sonnenlichts („benefit and risk"). Sozusagen nach *Paracelsus:* „Dosis sola facit venenum".

3.10 Lichtschutzfilter

Bereits 1801 entdeckte der Physiker Johann Wilhelm *Ritter* die ultravioletten Strahlen. Die Sternstunde des Sonnenschutzes kam allerdings erst zu Beginn der dreißiger Jahre dieses Jahrhunderts, als der Physiker *Merkel* und der Chemiker *Wiegand* (beide Mitarbeiter der damaligen Farbenfabriken *Bayer*) die Möglichkeiten des Einsatzes von UV-absorbierenden Substanzen in Sonnenschutzmitteln erkannten und realisierten. So entstand 1933 das erste auf diesem Prinzip basierende Sonnenschutzpräparat.

Ultraviolett-Filter (UV-Filter) sind Substanzen, die auf Grund ihrer chemischen Struktur in der Lage sind, UV-Strahlung zu absorbieren.

Treffen Lichtquanten auf eine Gruppe von Molekülen (an Oberflächen) so verhalten sie sich unterschiedlich. Sie können
● unverändert abprallen (**Reflexion**), dabei eine einheitliche Richtung einhalten (**Spiegelung**) oder auch bei rauheren Oberflächen unterschiedliche Richtungen einschlagen (**Remission**).
● unverändert passieren (**Transmission**).
● spurlos verschwinden, in dem ihre Energie von bestimmten Molekülen aufgenommen wird (**Absorption**).

Nur die absorbierte Strahlung kann photochemische und damit auch biologische Wirkung entfalten.

Wenn der Eigenschutz der Haut nicht ausreichend ist oder sich nicht schnell genug ausbildet, muß die Haut zusätzlich geschützt werden. Da bisher keine Mittel zur Verfügung stehen, um direkt in die biochemischen Vorgänge der Erythembildung und der Hautbräunung einzugreifen, bedient man sich der physikalischen Hilfsmittel der UV-Filter. Es wird gewissermaßen eine Filterschicht zwischen den Sender Sonne und den Empfänger Haut geschoben (Abb. 3.4). Je nach Beschaffenheit dieser Filterschicht wirkt sie als mehr oder weniger starke Strahlenbremse. Der Effekt der

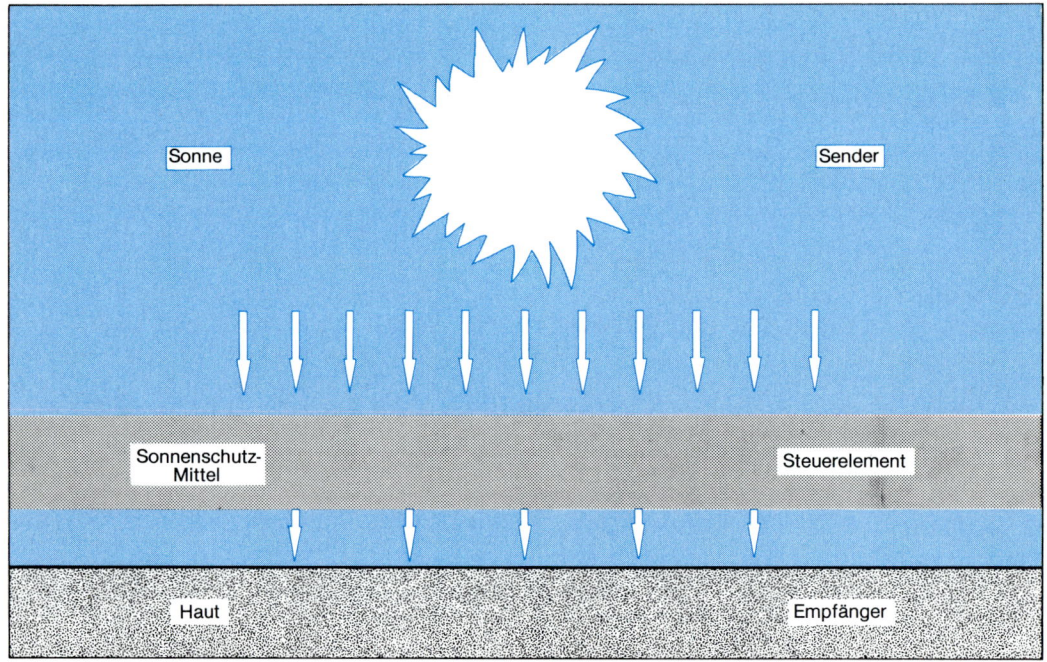

Sonne

Sender

Sonnenschutz-
Mittel

Steuerelement

Haut

Empfänger

Abb. 3.4: Sonnenschutzmittel als Steuerelement zwischen dem UV-Sender Sonne und dem UV-Empfänger Haut

UV-Filter ist primär physikalischer Natur, aber er verhindert weitgehend sekundär ablaufende biologische Prozesse.

Je nachdem, welche UV-Strahlung absorbiert wird, unterscheidet man UV-B-Filter, UV-A-Filter und als Summe dieser beiden die Breitband-Filter. Der vorgesehene Verwendungszweck bestimmt die Wahl.

● **UV-B-Filter.** Der Einsatz von UV-B-Filtern erfolgt in den herkömmlichen Sonnenschutzmitteln. Ihre Aufgabe ist es, die erythemauslösenden Strahlen weitgehend zu absorbieren, so daß noch ein unterschwelliges Erythem zur Ausbildung der Pigmentierung entstehen kann. Geeignete UV-B-Filter sind Substanzen mit einem breiten Absorptionsband über den gesamten UV-B-Bereich mit einem hohen Absorptionsmaximum bei 305 bis 310 nm, dem Maximum der Erythemwirksamkeit.

● **UV-A-Filter.** Bei einer Breite von 320 bis 400 nm sollten die Absorptionsmaxima bei 330 bis 360 nm liegen. Der Schutz vor UV-A-Licht wird wegen der möglichen Lichtalterung diskutiert. Weiterhin ist UV-A ein auslösender Faktor für eine Anzahl von Photodermatosen. Die UV-A-Strahlung repräsentiert jenen Bereich, durch den photoaktive Medikamente im Körper aktiviert werden, so daß es zu toxischen oder allergischen Reaktionen kommen kann. UV-A-Filter werden aus den genannten Gründen prophylaktisch eingesetzt.

● **Breitbandfilter.** Sie absorbieren sowohl im UV-B- als auch im UV-A-Bereich. Eine Breitbandwirkung kann durch eine chemisch einheitliche Substanz oder durch eine Kombination von A- und B-Filtern erreicht werden. Auch die Vermeidung der **Photoaugmentation** ist von Bedeutung, bei der die Wirkung der UV-B-Strahlen durch UV-A verstärkt wird.

Die Wirksamkeitsbestimmung eines UV-Filters

Aus der chemischen Struktur eines Stoffes kann nicht ohne weiteres abgeleitet werden, ob ein geeigneter UV-Filter vorliegt. Als Maß für die Wirksamkeit einer Lichtschutzsubstanz gilt die **Absorption.** Mit modernen UV-Spektrometern läßt sich die Eignung für die verschiedenen Wellenbereiche ermitteln und graphisch darstellen. Nach dem Auftragen von Absorption und Wellenlänge erhält man die bekannten Absorptionskurven mit Werten zwischen 0 und 100%. Es ist jedoch erforderlich, den ungenauen Bereich hoher Absorptionen zu entzerren. Die Grundlagen hierzu liefert das **LAMBERT-BEERsche Absorptionsgesetz,** aus dem eine der Konzentration und Schichtdicke proportionale Größe, die sog. **Extinktion,** resultiert (die Extinktion ist der Logarithmus des Kehrwertes der Durchlässigkeit). Um verschiedene Substanzen vergleichen zu können, werden die Extinktionswerte auf eine bestimmte Schichtdicke (1 cm) und Konzentration (1%) bezogen. Die abgeleitete praxisgerechte Größe ist die **spezifische Extinktion.**

Außer der Extinktion sind für die Auswahl eines UV-Filters für die Rezepturen noch andere Gesichtspunkte von Bedeutung:

● Die UV-Filter müssen durch die Kosmetik-Verordnung zugelassen sein.
● Die Löslichkeit der Filter in den Präparategrundlagen ist manchmal begrenzt.
● Höchste Wirksamkeiten erreicht man mit Kombinationen aus wasser- und öllöslichen Filtern.
● Öllösliche Filter erweisen sich in wasserfesten und schweißbeständigen Präparaten als wirksamer.
● Bei strahlenundurchlässigen Produkten müssen Pigmente zugesetzt werden.
● Flüssige UV-Filter verringern in der Fabrikation eine thermische Belastung (kein Lösungsvorgang) und mindern gleichzeitig die Rekristalisationsgefahr.
● Ökonomischer Aspekt nach der Faustregel: „Wieviel Extinktion bekommt man für wieviel Geld?"

Tab. 3.5 Liste der endgültig zugelassenen UV-Filter

Lfd. Nr.	Stoff	Zulässige Höchstkonzentration	Weitere Einschränkungen und Anforderungen	Obligatorische Angabe der Anwendungsbedingungen und Warnhinweise auf der Etikettierung
a	b	c	d	e
1	4-Aminobenzoesäure	5%		
2	3-(4'Trimethylammonium)benzyliden-bornan-2-on methyl sulfat	6%		
3	3,3,5-Trimethyl-cyclohexyl-salicylat (Homosalatum)	10%		
4	2-Hydroxy-4-methoxy-benzo-phenon (Oxybenzonum)	10%		Enthält Oxybenzon *)
5	3-Imidazol-4-yl-acrylsäure und ihr Ethylester	2% (in Säure ausgedrückt)		
6	2-Phenylbenzimidazol-5-sulfonsäure und ihre Kalium-, Natrium- und Triethanolaminsalze	8% (in Säure ausgedrückt)		

*) Nicht erforderlich, wenn die Konzentration 0,5% oder weniger beträgt und die Substanz nur zur Produktsicherung dient.

Tab. 3.6 Liste der bis zum 31. 12. 91 vorläufig zugelassenen UV-Filter

Lfd. Nr.	Stoff	Zulässige Höchstkonzentration	Weitere Einschränkungen und Anforderungen	Obligatorische Angabe der Anwendungsbedingungen und Warnhinweise auf der Etikettierung
a	b	c	d	e
1	Ethyl-4-bis-hydroxipropylamino-benzoat; Mischung von Isomeren	5%		
2	Ethoxilierte 4-Aminobenzoesäure	10%		
4	Glycerin-1-(4-aminobenzoat)	5%	Ausgenommen Benzocain (INN)	
5	2-Ethylhexyl-4-dimethylamino-benzoat	8%		
6	2-Ethylhexylsalicylat	5%		
12	4-Methoxyzimtsäureamylester; Mischung von Isomeren	10%		
13	2-Ethylhexyl-4-methoxycinnamat	10%		
16	Mexenonum (INN) 2-Hydroxy-4-methoxy-4'-methyl-benzophenon)	4%		Enthält Mexenon *)
17	Sulisobenzonum (INN) und Natriumsalz des Sulisobenzonums (INN) (2-Hydroxy-4-methoxybenzo-phenon-5-sulfonsäure)	5% (in Säure ausgedrückt)		
24	α-(2-Oxoborn-3-yliden)-toluen-4-sulfonsäure und ihre Salze (3-(4'-Sulfo)benzyliden-bornan-2-on)	6%		
25	3-(4-Methylbenzyliden)-bornan-2-on	6%		
26	3-Benzylidenbornan-2-on	6%		
28	1-p-Cumyl-3-phenylpropan-1,3-dion (1-(4'-Isopropylphenyl)-3-phenylpropan-1,3-dion)	5%		
29	4-Isopropylbenzylsalicylat	4%		
31	1-(4-tert-Butylphenyl)-3-(4-methoxyphenyl)-propan-1,3-dion	5%		
32	2,4,6-Trianilin-p-(carbo-2'-ethyl-hexyl-1'-oxi)-1,3,5-triazin	5%		

*) Nicht erforderlich, wenn die Konzentration 0,5% weniger beträgt und die Substanz nur zur Produktsicherung dient.

Regelung der UV-Filter durch die Kosmetik-Verordnung

Neben den Farbstoffen und den Konservierungsstoffen sind auch die UV-Filter durch die Kosmetik-Verordnung geregelt. Der § 3b definiert die Ultraviolett-Filter (UV-Filter) wie folgt:

„(1) UV-Filter im Sinne dieser Verordnung sind Stoffe und Zubereitungen, die kosmetischen Mitteln überwiegend zu dem Zweck hinzugefügt werden, Ultraviolett-Strahlen zu filtern, um die Haut vor bestimmten schädlichen Einwirkungen dieser Strahlen zu schützen.

(2) UV-Filter im Sinne dieser Verordnung sind auch Stoffe und Zubereitungen, die kosmetischen Mitteln nur

zum Schutz der Erzeugnisse gegen Ultraviolett-Strahlen zugesetzt werden.

(3) Bei dem gewerbsmäßigen Herstellen und Behandeln von kosmetischen Mitteln dürfen nur die in Anlage 7 aufgeführten UV-Filter verwendet werden. Dabei sind die in Spalte d genannten Einschränkungen einzuhalten . . ."

Die Anlage 7, Teil A, enthält zur Zeit 6 endgültig zugelassene Filter (Tab. 3.5). Der Teil B enthält die bis zum 31. 12. 91 vorläufig zugelassenen UV-Filter, zur Zeit 16 Substanzen (Tab. 3.6).

3.11 Sonnenschutzpräparate

Unter Berücksichtigung der physiologischen und soziologischen Aspekte gilt es beim Sonnenschutz einen Kompromiß zwischen Nutzen (Bräune, Wohlbefinden, Psyche) und Schaden (Verbrennungen, chronische Schäden) zu finden. Eine unentbehrliche Hilfe sind hierbei die Sonnenschutzmittel.

Der kosmetische Sonnenschutz ist unter zwei Gesichtspunkten zu sehen:
● Schutz vor akuten Lichtschäden (Schwergewicht: Sonnenschutzmittel)
● Schutz vor chronischen Lichtschäden (Schwergewicht: Pflegende Kosmetik mit eingearbeiteten UV-Filtern).

Sonnenschutzmittel
● unterstützen die körpereigenen Abwehrmechanismen
● setzen die Lichtempfindlichkeit herab
● helfen eine Überdosierung an Sonne zu vermeiden.

Die Gruppe der Sonnenschutzmittel kann man unterscheiden
● nach der Präparateform
● nach der Lichtschutzwirkung.

3.11.1 Präparateformen

Als praxisgerechte Präparate stehen alle galenischen Zubereitungen zur Verfügung.

Die Vielzahl der Produktformen ist begründet durch die Verbrauchergewohnheiten, die ihrerseits auch wieder vom Hauttyp abhängt. Auf Grund der Konsistenz verwendet man Creme meist für das Gesicht und Milch oder Öl für den Körper. Nach der Beliebtheit (und dem Umsatz) haben Milchzubereitungen die höchsten Zuwachsraten, die Cremes stagnieren, während die Öle stark abgefallen sind. Ein gewisses Come-back erfuhren die Öle allerdings durch die Einführung der **„Tropic-Produkte"**. Da die Tropicals aber meist keinen Filter eingearbeitet haben, sind sie gewissermaßen mehr Pflegepräparate.

Die Öle haben nur einen vergleichsweise niedrigen Sonnenschutzfaktor (LSF 2–3). Als negativ werden ihnen vor allem die Klebrigkeit und der „Speckschwartenglanz" angelastet. Ihre Vorteile sind Wasserfestigkeit, gute Verteilbarkeit und Unabhängigkeit vom Hauttyp. Ganz besonders interessant sind die Öle für
● Personen mit unempfindlicher Haut (Typ III oder IV).
● Verbraucher mit sonnengewöhnter oder vorgebräunter Haut.
● Zum Nachdunkeln brauner Haut („intensivbraun").
● Bei Vorliegen nicht sehr hoher Lichteinwirkung.

Die W/O-Emulsionen wirken fettend und

Tab. 3.7 Anforderungen an ein gutes Sonnenschutzpräparat auf grund von Verbrauchererwartungen

- **Der Lichtschutzfaktor**
  Er gibt Auskunft über die Schutzwirkung eines Produktes unabhängig von der Präparateform. Der Verbraucher kann selbst über den erforderlichen Schutz entscheiden.

- **Die Bräune**
  Ein Sonnenschutzpräparat kann keine Bräune geben. Die Haut bräunt vielmehr unter dem Einfluß der Sonne. Aber der Anwender kann die gewünschte Bräune mit Hilfe der Sonnenschutzmittel steuern.

- **Der Pflegeeffekt**
  Der gleichzeitigen Pflege kommt große Bedeutung zu, da die Haut beim Sonnenbaden besonders angegriffen wird.

- **Die Verpackung**
  Abgesehen von der Werbekraft und Werbeaussage sollte sie leicht zu handhaben sein.

- **Die Parfumierung**
  Sie besitzt bei den Sonnenschutzpräparaten durch ihre psychologische Wirkung starken Einfluß. Außer Frische sollte sie Assoziationen zu Urlaub, Freizeit und Entspannung vermitteln.

wasserabstoßend. Sie schützen vor Kälte und eignen sich für die trockene Haut. Als Emulsionsform sind sie auch für Präparate in Dosen und Tiegeln geeignet.

O/W-Emulsionen eignen sich für Tubeninhalte und als flüssige Zubereitungen für die Sonnenschutz-Milche.

Lippenschutz-Stifte sind besonders wichtig. Da das Lippenrot keinen Eigenschutz gegen UV-Licht (keine Hornschicht, keine Talgdrüsen und nur wenig Pigment) besitzt, sind Sprödigkeit und Rissigkeit oft die Folgen.

Die wasserfesten Präparate weisen eine mehr oder weniger ausgeprägte Beständigkeit gegen Abwaschen durch Wasser und gegen Schweiß auf. Für Wassersportler und für am/im Wasser spielende Kinder ist dies sicher von Vorteil. Bei den Wirksamkeitsprüfungen müssen solche Präparate auch auf ihre Wasserfestigkeit geprüft werden.

Die Sun-Blocker erlauben mit ihrem hohen Schutz selbst Überempfindlichen den Aufenthalt unter extremen Strahlungsbedingungen. Auch für weniger Empfindliche stellen sie Präparate mit hohem Sicherheitswert dar. Die Bräunung der Haut wird etwas verzögert.

Die Sonne ist eine feurige Göttin: „Freund oder Feind?" Positive oder negative Folgen der ultravioletten Strahlen des Sonnenlichts sind eine Frage der Dosis, deren Steuerung dank der modernen Kosmetologie möglich geworden ist (Tab. 3.7). Die Sonnenschutzmittel erlauben eine gefahrlose Entwicklung des Eigenschutzes der Haut und der erwünschten Bräune. Richtig angewendet, verhindern sie den akuten Lichtschaden (Erythem) und vermindern das Risiko chronischer Lichtschäden (Hautalterung, Hautkrebs). Letztendlich dienen sie damit der Gesundheit und sorgen für ein Mehr an Lebensqualität.

3.11.2 Bestimmung der Lichtschutzwirkung

Ein Sonnenschutzpräparat enthält einen oder mehrere UV-Filter, die in geeignete Grundlagen **(Vehikel)** eingebettet sind. Sowohl Filter als auch Vehikel bestimmen den Wert und die Wirkung eines Sonnenschutzmittels.

Die Effektivität von Sonnenschutzpräparaten ergibt sich aus
- UV-Filter, Art und Menge
- Präparategrundlage (Vehikel)

- Schichtdicke auf der Haut
- Einwirkungszeit auf die Haut
- Individuelle Empfindlichkeit

Während die Wirkung des UV-Filters durch die chemisch-physikalische Messung der Absorption (Extinktion) gemessen werden kann, ist eine solche Methode für das Fertigpräparat nicht mehr ausreichend. Einerseits spielen auf der Haut eine Vielzahl von Faktoren für die Wirksamkeit eine entscheidende Rolle (Hautfeuchtigkeit, Hauttyp, individuelle Empfindlichkeit...), andererseits ist der Effekt des Vehikels bestimmend (Verteilbarkeit, Präparatetyp, Eindringvermögen...). Aus diesem Grund müssen die Produkte im biologischen Test **auf** der (menschlichen) Haut selbst getestet werden. Das Maß für die Wirksamkeit des fertigen Präparates ist der sog. **„Lichtschutzfaktor" (LSF, auch SF)**. Er ist heute fester Bestandteil des Sonnenschutz-Verständnisses.

3.11.3 Bestimmung des Lichtschutzfaktors

Die Bestimmung des Lichtschutzfaktors ist als **DIN 67 501** verabschiedet („Experimentelle dermatologische Bewertung des Erythemschutzes von externen Sonnenschutzmitteln für die menschliche Haut").

Hierbei werden 20 Versuchspersonen unter gleichmäßiger Lichtexposition des Testbezirks mit OSRAM-Vitalux-Lampen bestrahlt. Die Bestimmung erfolgt an waagerechten Hautstreifen des Rückens, die durch lichtdichte Pflaster voneinander abgegrenzt sind (Abb. 3.5). Jedes der zu prüfenden Sonnenschutzmittel wird in einem horizontalen Feld praxisgerecht aufgetragen. Dabei ist ein als Standard dienendes Präparat mit zu verwenden. Ein

Feld bleibt als Kontrollstreifen unbehandelt. Während der Lichtexposition werden vertikal Streifen nach gesteigerten Zeiten lichtdicht abgedeckt. Nach Entfernung der Pflaster werden die Erythemschwellenzeiten 22–26 Stunden nach Beginn der Bestrahlung abgelesen. Der individuelle Schutzfaktor ist der Quotient aus den Erythemschwellenzeiten von behandelter und unbehandelter Haut:

$$\text{Lichtschutzfaktor} = \frac{\text{Erythemschwellendosis für die geschützte Haut}}{\text{Erythemschwellendosis für die ungeschützte Haut}}$$

Je größer die Schutzwirkung, desto höher ist der Lichtschutzfaktor. Er gibt an, wieviel mal länger die geschützte Haut im Vergleich zur ungeschützten der Sonne ausgesetzt werden kann. In der Praxis bedeutet dies, daß jemand bei Verwendung eines Sonnenschutzmittels mit dem LSF 6 sechsmal länger in der Sonne bleiben kann als bei ungeschützter Haut. Als Beispiel: Bei einer Eigenschutzzeit von 20 Minuten und Verwendung des LSF 6 können die Sonnenbäder ungestraft auf $6 \times 20 = 120$ Minuten ausgedehnt werden.

Der Lichtschutzfaktor ermöglicht ferner die Einstufung der Sonnenschutzmittel nach ihrer Schutzleistung **unabhängig** von der Präparateform. Ein Spray mit dem LSF 4 besitzt also dieselbe Schutzwirkung wie eine Lotion mit dem LSF 4.

Leider sind auf dem Markt Packungen (z.B. von US-Herstellern), deren Faktorenangaben bis zu doppelt so hoch liegen, wie sie der Norm entsprechen müßten. Dies führt nicht nur zur Verunsicherung des Verbrauchers, sondern kann sich auch unangenehm „schmerzlich" für ihn bemerkbar machen.

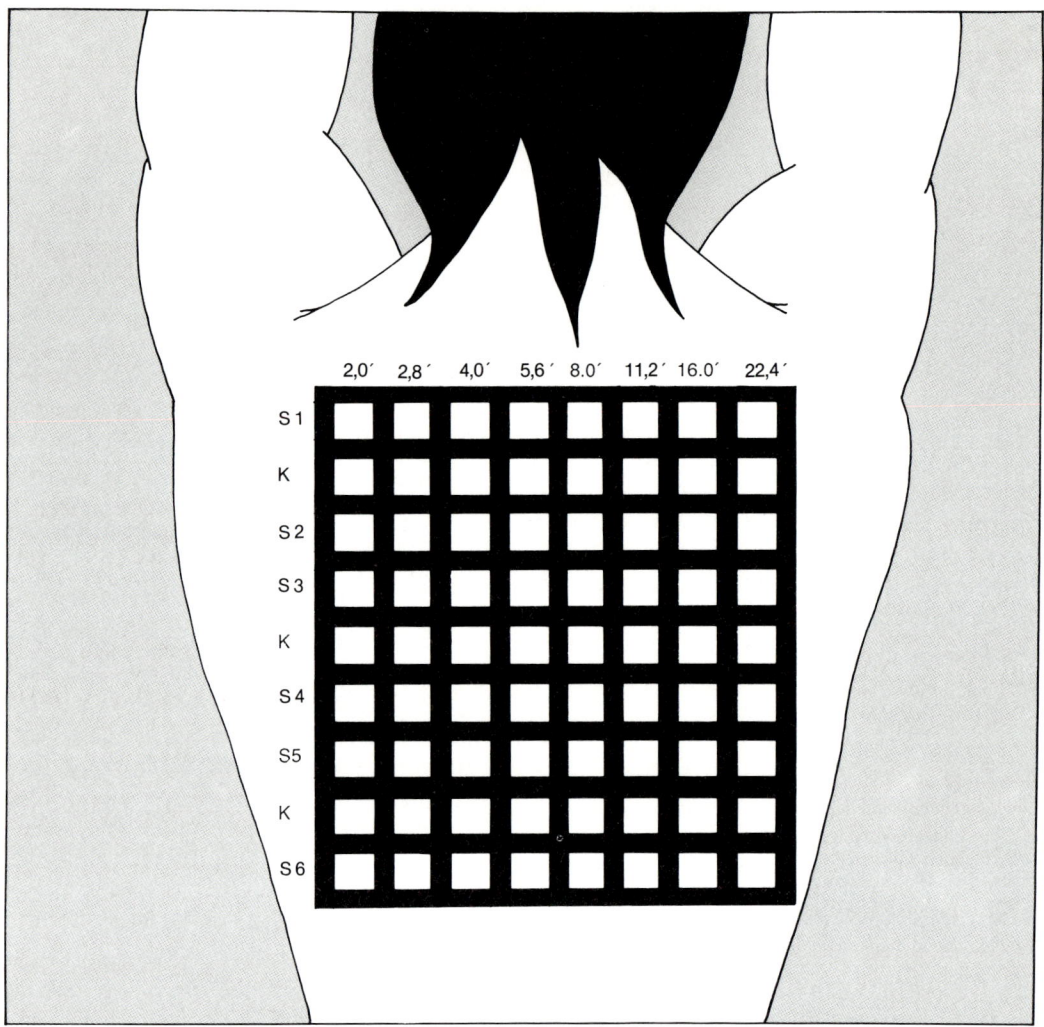

Abb. 3.5: Bestimmung des Lichtschutzfaktors nach DIN auf dem Rücken einer Testperson (K = Kontrolle, S 1 = Präparat 1, S 2 = Präparat 2, usw).

Auch die Präparategrundlagen haben einen Einfluß auf die Höhe des Faktors (Tab. 3.8). Ursache dürfte eine unterschiedliche Verteilung der UV-Filter auf bzw. in der Hornschicht sein. Damit sind außer der UV-Absorption auch der Verteilungskoeffizient zwischen Präparat und Hornschicht sowie die Wechselwirkung zwischen UV-Filter, Keratin und den wasser- und fettlöslichen Bestandteilen der Haut für die Wirksamkeit entscheidend.

3.11.4 Feld-Versuche zur praktischen Erprobung

Die Bestimmung und Überprüfung des LSF unter natürlichen Bedingungen sollte zumindest bei neuen oder neuartigen Präparaten erfolgen. Denn auch die Ermittlung des Lichtschutzfaktors ist eine Labormethode, bei der im Zeitraffer in Minuten das bestimmt wird, was unter natürlichen Son-

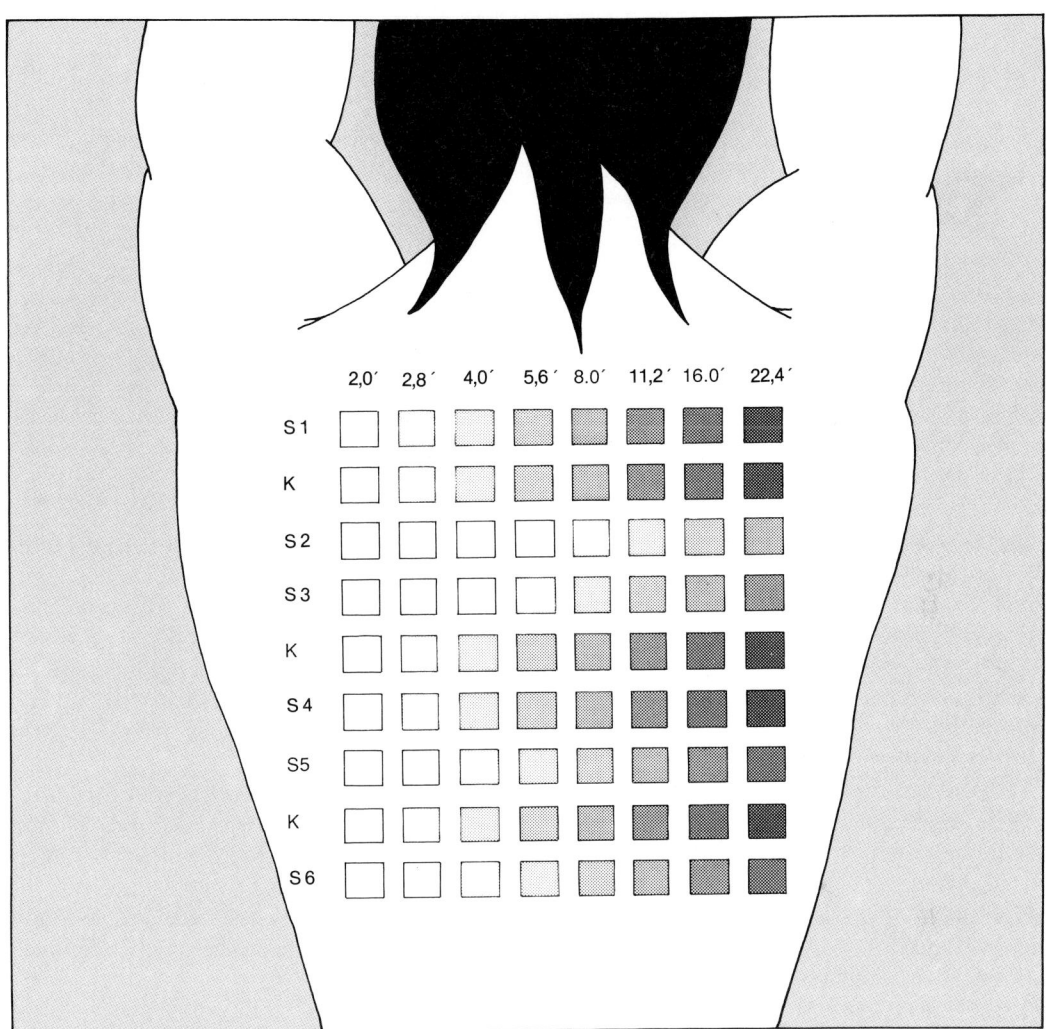

Abb. 3.5: Fortsetzung

nenbedingungen in Stunden vor sich geht. Die Haut hat keine Zeit, sich zu erholen und der natürliche Repairmechanismus kommt nicht zum Tragen. Das Kernproblem der Feldversuche ist andererseits die nur bedingt mögliche Standardisierung der Versuchsbedingungen (z. B. unterschiedlicher Sonnenstand mit wechselnder UV-Intensität, Dunst- oder Wolkenbildung, unterschiedlicher Einfallwinkel, Temperaturdifferenzen, mögliche Reflexion aus der Umgebung, hohe Kosten).

Die Bestimmung des Lichtschutzfaktors im UV-A-Bereich
Die Bestimmung eines UV-A-Faktors ist wenig gebräuchlich. Da die UV-A-Strahlen keine meßbare Wirkung auf der Haut hervorrufen, wird die Haut mit einem **Photosensibilisator (8-MOP, 8-Methoxypsoralen,** einem Furocumarin), vorbehandelt, worauf sie nun auch auf UV-A-Bestrahlung mit einem Erythem reagiert. Die Bestimmung erfolgt dann analog zu der des UV-B-Faktors.

Tab. 3.8 Einfluß der Präparate-Grundlagen auf die Höhe der Lichtschutzfaktoren

- Wasserfreie Präparate (Öle) besitzen nur niedrige Schutzfaktoren.
- O/W-Emulsionen ergeben in vielen Fällen höhere Faktoren als W/O-Emulsionen – besonders ausgeprägt bei höheren Filterkonzentrationen.
- Der Einsatz des Filters in der kontinuierlichen (äußeren) Emulsionsphase ist häufig erfolgreicher als in der inneren Phase. Das bedeutet, daß in O/W-Emulsionen wasserlösliche und in W/O-Emulsionen öllösliche Filter günstigere Ergebnisse bringen.

- Zur Realisierung hoher Schutzfaktoren sind Kombinationen von öl- und wasserlöslichen Filtern vorteilhaft.
- Hoher Wassergehalt der Präparate fördert die Lichtschutzwirkung.
- Extrem wirksame Lichtschutzsysteme ergeben sich durch die Kombinationen von wasser- und öllöslichen Filtern in O/W-Emulsionen mit hohem Wassergehalt.

3.12 Photosensibilisierung

Die Begriffe der Phototoxidität und der Photoallergie faßt man als Photosensibilisierung zusammen. Beide Reaktionen bewirken Lichtdermatosen, d. h. Hautkrankheiten, die durch die UV-Strahlung des Lichts ausgelöst werden. Diese photodynamischen Vorgänge können klar voneinander abgegrenzt werden.

Phototoxische Reaktionen sind konzentrationsabhängig, streng auf die Kontaktstelle begrenzt und äußern sich sonnenbrandartig als Pigmentwirkung (Furocumarine als Verursacher der **Berloque-Dermatitis**) oder unter Blasenbildung durch höhere Konzentrationen an **Psoralenen** (**Gräserdermatitis**). Solche Reaktionen können nicht nur durch Aufbringen von Substanzen auf die Haut, sondern auch bei oraler Einnahme von Medikamenten ausgelöst werden, z. B. Tetrazykline, Furocumarine, Antirheumatika, Sulfonamide, Phenothiazine u. a. Äußerlich wirken z. B. phototoxisch Farbstoffe, Teer und Teerbestandteile.

Photoallergische Reaktionen entsprechen dem Schema einer Allergie, jedoch sind zur Bildung des Allergens Strahlen bestimmter Wellenlänge notwendig. Photoallergien sind polymorph, streuen über die Kontaktstelle hinaus und haben ekzematösen Charakter.

3.13 Umwelteinflüsse auf die Intensität der Sonnenstrahlung

● **Jahreszeit und geographische Breite:**
In unseren mitteleuropäischen Breiten erreicht die Sonne ihren Höchststand und damit ihre maximale Intensität etwa Ende Juni (Sommersonnenwende). Sie steht dann über dem nördlichen Wendekreis (des Krebses). Ende Dezember liegt ein Minimum an UV-Strahlung vor (Wintersonnenwende, Wendekreis des Steinbocks). Die Temperatur unterliegen einem ähnlichen Rhythmus, die Maxima bzw. Minima werden jedoch später erreicht.

● **Tageszeit:**
Im Verlaufe eines Tages verändert die Sonne ihre Einstrahlungswinkel. Durch den kürzesten Weg ist die UV-Intensität mittags am größten. Mit zunehmender Wegstrecke nimmt die Stärke infolge Absorption ab. Der Temperaturverlauf ist ähnlich, nur wegen der langsameren Erwärmung der Luft zeitversetzt.

● **Höhenlage:**
Die UV-Strahlung nimmt infolge des kürzeren Weges durch die Atmosphäre um etwa 20% je 1000 m Höhenunterschied zu.

● **Wetterbedingungen:**
Bedeckter Himmel kann bis zu 50% Strahlung absorbieren. Auch der Smog mag in manchen Gegenden zu der Absorption beitragen (kritische Bemerkung: „Unser Sonnenschirm sind die Abgase!"). Bei Nebel sind Lichtstreuungen besonders tückisch. In den winzigen Wassertröpfchen wird die Strahlung gestreut und reflektiert.

● **Reflexion:**
So wie die sichtbare Strahlung von weißen Flächen (sie „blenden") wird auch das UV-Licht in erheblichem Maße reflektiert. Zu der direkten Einstrahlung kommt dann die indirekte, reflektierte Strahlung hinzu, wodurch sich deren Belastung stark erhöht. Schnee und Eis reflektieren bedeutend. Selbst heller Sand am Meer kann bis zu 80% der UV-Strahlung reflektieren. Bekannt ist die Reflexion des Wassers. Mul-

tiple Reflexion, z. B. zwischen einer Wolkendecke und einer Schneefläche, sind möglich.

● **Temperatur:**
Durch die Sonneneinstrahlung können große Temperaturunterschiede auftreten. So sind für einen Bergsteiger am gleichen Ort im Hochsommer Temperaturen von +30 °C denkbar, während der Skiläufer im Winter dort −30 °C antreffen kann (auch das müssen die Sonnenschutzemulsionen verkraften können!).

● **Wind:**
Der Wind ist häufig für das Austrocknen der Haut verantwortlich. Darüber hinaus kann der Fahrtwind bei einem Skiläufer zu einer weiteren Absenkung der Haut-Temperatur führen. Bei tiefen Temperaturen ist das manchmal kritisch und kann zu Erfrierungen führen.

● **Der Einfallwinkel:**
Auch der Winkel, den die verschiedenen menschlichen Körperteile zur Sonne einnehmen, ist von Bedeutung. Da nicht alle Stellen gleichmäßig erfaßt werden, kann es zu unvorhergesehenen Sonnenbränden kommen. Strahlung, die senkrecht einfällt (Maximum bei 90 °), zeigt stärkere Auswirkungen.

Die genannten Fakten zeigen, daß sehr unterschiedliche Anforderungen an kosmetische Sonnenschutzmittel zusätzlich zu stellen sind. Während im Sommer der UV-

Tab. 3.9 Tips für die Pflege und den Schutz der Haut im Winter-Urlaub

- Haut und Körper langsam an die veränderten Verhältnisse, vor allem an die Intensität der Strahlung, gewöhnen. Erreichen kann man dies durch langsames Erhöhen der Sonnenexpositionszeiten und/oder durch allmähliches Senken des anfangs verwendeten hohen Lichtschutzfaktors.

- Keine übertrieben langen Sonnenbäder, insbesondere nicht auf Gletschern oder Schneeflächen.

- Auch bei bedecktem Himmel ist Sonnenschutz erforderlich.

- Als Präparate sind Sonnenöle (wegen der geringen Schutzwirkung) und wasserhaltige Produkte (Milch, Gel, Feuchtigkeitscreme) nicht geeignet.

- Sonnenschutzmittel bereits im geheizten Raum sorgfältig auftragen. Das verstärkt die Schutzwirkung und erleichtert zudem das Auftragen.

- Außerhalb mitgeführte Sonnenschutzmittel sollten körpernah aufbewahrt werden, sie lassen sich dann beim Nachcremen angenehmer verwenden.

- Lippen (auch Nase und Ohren) besonders gut schützen.

- Zumindest bei Aufenthalt auf Gletschern oder Schneefeldern zusätzlich Augenschutz (Sonnenbrille, Gletscherbrille) und Kopfbedeckung tragen.

- Die sonnen-, kälte- und windstrapazierte Haut abends mit Après-Präparaten pflegen.

Schutz absolut im Vordergrund steht, gewinnt im Winter der Kälteschutz an Bedeutung (Tab. 3.9).

Beliebt sind in diesem Zusammenhang Übersichtstabellen, in denen die Licht-

schutzfaktoren der Urlaubsregion, der individuellen Empfindlichkeit, der Sonnenintensität usw. zugerechnet werden (cum grano salis).

3.14 After-sun Präparate

Ein in der Sonne verbrachter Tag stellt eine Belastung für den Gesamtorganismus und insbesondere für die Haut dar. Alles stürzte und stürmte auf die Kontaktfläche Haut ein:

Die Energie des UV-Lichts wird absorbiert und zum Teil in Wärme umgewandelt, verstärkt noch durch das Infrarot. Durch dessen Langwelligkeit werden alle Hautschichten betroffen und führen bei dieser Durchwärmung zu einer massiven Austrocknung.

Die verstärkte Schweißbildung hat die Hornschicht aufgelockert und das Eindringen der Strahlen erleichtert. Mit dem Schweiß gehen nicht nur Feuchtigkeit und Salze verloren, sondern es werden auch die Feuchthaltesubstanzen herausgelöst.

Im größten Kraftwerk des menschlichen Organismus, der Haut, werden in allen Schichten die Stoffwechselvorgänge beschleunigt (Pigmentierung, Repairmechanismus, Abtransport abgestorbener Zellen). Eine Erholungspause ist nunmehr

für die Haut das Wichtigste, zumal die Repairmechanismen Zeit benötigen.

Schon aus hygienischen Gründen ist Duschen oder Waschen notwendig, um den Körper von Schweiß und Schmutz (möglicherweise auch von Sonnenschutzmittel-Resten) zu befreien. Dies sollte allerdings schonend vor sich gehen, um nicht weitere Feuchtigkeitsverluste oder Reizungen zu riskieren.

Die wichtigste Pflegemaßnahme für die durch Sonne, Wind und (Salz)wasser gestreßte Haut ist die Wiederherstellung des Hydrolipidmantels und der Ausgleich des Feuchtigkeitsverlustes.

Diesen speziellen Aufgaben werden die **Après-Produkte (After-sun Präparate)** gerecht. Sie bewirken eine ausreichende Feuchtigkeitszufuhr (mit eingearbeiteten Feuchthaltesubstanzen) und besitzen eine entzündungshemmende Wirkung (Kamille, Azulen, Bisabolol, Hamamelis). Ferner werden Aloe, Allantoin, Panthenol, Repairkomplexe u. a. verwendet.

3.15 Andere Formen der Hautbräunung

Bei den kosmetischen Präparaten zur Hautbräunung sind zwei Gruppen zu unterscheiden:
● Präparate, die eine aktive Melaninbil-

dung ermöglichen und gleichzeitig die Haut vor unerwünschten Wirkungen schützen: Sonnenschutzmittel.
● Präparate, die passiv anfärben:

- durch rein physikalische Bindung: Make up, Camouflage
- durch Reaktion mit dem Keratin der Haut: Selbstbräunende Präparate (Selbstbräuner)

3.15.1 Make-up

Das Auftragen von Make-up-Präparaten (das **„Schminken"**) ist die einfachste Art, der Haut einen braunen Farbton zu verleihen. Diese Kunst ist schon Jahrtausende alt (stellvertretend: *Cleopatra*). „Make-up" ist die englische Bezeichnung für „Zurechtmachen". Auch das französisch abgeleitete Wort **„Maquillage"** ist gebräuchlich, wird jedoch zumeist für eine besonders auffällige Art der dekorativen Gestaltung verwendet. Sonderformen des Make-up sind „Laufstegschminken", „Faschingsschminken" sowie neuerdings das **„Body-painting"**.

Bei den Make-up-Präparaten werden Feststoffe in wasserfreie oder wasserhaltige Grundlagen eingearbeitet. Der Farbton wird durch Metalloxide bestimmt. Durch Zugabe von natürlichen oder synthetischen Farbstoffen läßt sich die Palette beliebig vergrößern und variieren.

Da es sich bei den Make-ups um rein physikalisch wirkende Tönungen handelt, färben sie bedauerlicherweise oft auf Textilien ab (Hemdkragen, Blusen).

Bei getönten Emulsionen, wie z. B. **„Getönten Tagescremes"**, überwiegt der Pflegecharakter.

3.15.2 Camouflage

Der Begriff „Camouflage" stammt aus dem Französischen und bedeutet „Tarnung". Im Gegensatz zu den modisch bedingten dekorativen Zwecken der Make-up-Präparate werden hierbei störende Farbveränderungen der Haut verdeckt, bzw. korrigiert (Vitiligo, Altersflecken, Sommersprossen, Feuermale, Narben). Die Präparate können mehrere Tage auf der Haut belassen werden.

Die Präparate müssen wasserfest (Regen, Schwimmen), schweißbeständig, sonnenresistent und auch lichtschützend sein. Da sie jedoch nicht abriebfest sind, müssen sie öfter erneuert werden. Die Camouflage dient psychologischen und ästhetischen Zwecken.

3.15.3 Selbstbräunende Präparate

Unter **„Selbstbräunern"** versteht man Zubereitungen, die der Haut ohne Einwirkung von natürlichen oder künstlichen Strahlen und ohne einen Gehalt an unlöslichen oder löslichen Farbstoffen ein gebräuntes Aussehen verleihen. Erst in Kontakt mit dem Keratin der menschlichen Haut bilden sie durch eine chemische Reaktion den gewünschten braunen Farbton. Die selbstbräunenden Präparate sind nicht reizend, nicht abwaschbar, sind lichtecht und leicht zu handhaben.

Als Wirkstoffe interessieren Substanzen mit einer benachbarten Keton-Alkohol- oder Aldehyd-Alkohol-Gruppe (Ketol- oder Aldol-Gruppierung), die teilweise zur Klasse der Zucker gehören. Der wichtigste Grundstoff ist das **Dihydroxyaceton (DHA),** ein auch im menschlichen Organismus vorkommender dreiwertiger Zucker. Das DHA reagiert mit den Proteinen und Aminosäuren der Hornschicht unter Braunfärbung. Sie verläuft im Sinne einer **MAILLARD**-Reaktion, indem die Aminogruppe der Aminosäuren mit der Ketogruppe des DHA reagiert. Hierbei kommt es über eine Kondensation und Polymerisation zum braunen Ton.

Die Bräunungsreaktion verläuft im Dunkeln wie bei Licht. Sauerstoff ist hierzu nicht notwendig. Die einzelnen Aminosäuren reagieren unterschiedlich.

Bei der Herstellung kosmetischer Zubereitungen ist die Reaktionsfreudigkeit des DHA zu beachten: Notwendigkeit der Pufferung in den Emulsionen, Abhängigkeit vom pH-Wert, die Beständigkeit der Parfumierung und die Haltbarkeit des Innenschutzlackes bei Aluminiumtuben.

Da es sich bei dem Vorgang lediglich um eine Braunfärbung der Hornschicht handelt, besitzen die Präparate keine Lichtschutzwirkung. Oftmals werden deshalb Sonnenschutzfilter zugesetzt. Ebenfalls bedingt durch die oberflächliche Färbung ist der leichte Abrieb, so daß es zum Anfärben von Textilien (Hemdkragen) kommen kann.

Die Färbung hält 3 bis 7 Tage an und verschwindet mit der Abschilferung der Hornschicht allmählich völlig (nach etwa 2 Wochen). Die Schleimhäute färben sich nicht, helle Haare werden jedoch nach Kontakt mit DHA deutlich dunkler.

Die Farbtiefe steht in deutlichem Zusammenhang mit der Dicke der Hornschicht: Handinnenflächen und Fußsohlen färben sich am intensivsten. Nach der Anwendung sollten daher die Hände gründlich gewaschen werden. Individuelle Farbvariationen sind groß. Die Haut von 10–15% aller Menschen bräunt überhaupt nicht. Bei Hellhäutigen mit schlecht durchbluteter Haut wirkt die DHA-Bräunung oft gelbstichig.

Wegen seiner Nachteile (Gelbstich, Fleckigkeit, Abrieb) und durch das Aufkommen der Solarien ist die Marktbedeutung der Selbstbräuner erheblich zurückgegangen.

Bräunungsverlängerer oder -intensiver sind Apres-Präparate, die mit einem geringen Anteil selbstbräunender Substanzen kombiniert sind.

Vorbräunungspräparate (Pre-Tan-Produkte) sollen die Haut auf die Bräunung durch die Sonne vorbereiten, bzw. die Bräunung beschleunigen. Als Wirkstoffe enthalten sie Aminosäuren wie z. B. Tyrosin, Tyrosin/Riboflavin, Tyrosin-Derivate u. a.

3.15.4 Solarien

Der Modetrend, das ganze Jahr über braun zu sein, hat zur Entwicklung der rein physikalisch wirkenden Ultraviolett-Strahler geführt. Moderne Bräunungsanlagen emittieren vorwiegend UV-A-Licht in hoher Dosierung, während UV-B nur noch in minimalen Mengen vorhanden ist oder ganz eliminiert werden konnte. Bei Fehlen des UV-B können Erytheme und Karzinome ganz ausgeschlossen werden. Dagegen bestehen Bedenken in Hinblick auf mögliche Langzeitschäden wie vorzeitige Hautalterung.

Die schon nach kurzer Zeit sichtbare Bräunungswirkung kann nicht allein damit erklärt werden, daß bereits vorhandene Melaninvorstufen nachdunkeln, etwa in Form der direkten Pigmentierung. Vielmehr muß neues Melanin in erheblichem Umfang und sehr schnell gebildet worden sein, ein Effekt, den man früher dem UV-A-Licht abgesprochen hatte. Dieser Vorgang wird mit **Spontan-Pigmentierung** bezeichnet.

Eine Solarien-Bestrahlung stellt (ebenso wie unter natürlicher Sonne) eine Belastung für den Kreislauf dar. Die Gefahr, daß Medikamente als Photosensibilisatoren wirken können, besteht auch hier. Das Risiko und die Gefahr liegen in der kritiklosen Übertreibung.

4 Haarpflege

4.1 Einleitung

Haare übten schon immer eine Faszination aus. Man verewigte ihre Schönheit und schrieb ihnen magische Stärke und Anziehungskraft in Märchen und Legenden zu (*Rapunzel* mit dem langen Haarschopf, die *Loreley* auf dem Rheinfelsen mit ihrer wallenden Mähne, *Samson,* der geschoren, seine Kraft verlor u. a.).

Seither versucht der Mensch, Haarfülle, -glanz, -farbe und -wellung zu erhalten und/oder der Mode der Zeit oder dem individuellen Wunsch anzupassen. Denn Haare (und Frisur) bestimmen das äußere Erscheinungsbild erheblich. Sie werden als ein Teil der Persönlichkeit gewertet.

Auch im sprachlichen Gebrauch spielen die Haare (oft unbewußt) eine bemerkenswerte Rolle: „Ein Haar in der Suppe finden", das ist „eine haarige Angelegenheit", „die Haare zu Berge stehen", „Haare auf den Zähnen haben", „Um Haaresbreite" . . .

Ursprünglich kam dem Haar eine Wärmeschutzfunktion (analog zum Tierfell) zu. Wegen der heute fehlenden physiologischen Bedeutung der Körperbehaarung (abgesehen vom Lichtschutz der behaarten Kopfhaut) sind die Haare, die Haarpflege und die Frisur weitgehend ein kosmetisches Problem geworden (Haarerkrankungen ausgenommen). Auch gerichtsmedizinisch sind die Haare interessant: Arsen- und Thalliumvergiftungen werden hier nachgewiesen.

Betrachtet man die Haare vom medizinischen Standpunkt, so sind sie leblose Anhangsgebilde der Haut. Aus sozial-ästhetischer Sicht sind sie Spiegel der Persönlichkeit, Instrument zur Selbstdarstellung und erotisches Signal.

Als Anhangsgebilde wachsen sie in Form von fadenartigen Horngebilden aus röhrenförmig in die Haut eingesenkten Haarfollikeln heraus. Sie sind über den ganzen Körper (mit Ausnahme der Handinnenflächen und Fußsohlen) in unterschiedlicher Länge und Dichte verteilt (Tab. 4.1). Am dichtesten wachsen die Haare auf dem Kopf. Verteilung, Dicke und Dichte der Haare sind individuell genetisch bedingt. Sie variieren mit dem Alter und mit der Rasse.

Folgende Haararten werden unterschieden:

- **Lanugo-Haare (Wollhaare, Flaumhaare)**
Behaarung des Ungeborenen. Kurze Haare mit geringer Pigmentierung.
- **Vellus-Haare,** Zwischenhaare, Haarkleid des Säuglings
- **Terminal-Haare** (Endhaare oder Dauerhaare)
Bilden sich erst während der Pubertät. Sie stehen schräg in der Haut mit ihren Wur-

Tab. 4.1 Daten zum Haar

Gesamtzahl der Haare	ca. 2 000 000
Anzahl der Kopfhaare Blonde Haare Braune Haare Brünette Haare Schwarze Haare Rote Haare	 ca. 150 000 ca. 120 000 ca. 110 000 ca. 100 000 ca. 85 000
Mittlere Haardichte	280 – 340 Haare/cm²
Haar-Durchmesser	0,03 – 0,12 mm
Haar-Wachstum	0,35 mm / Tag
Maximales Wachstum des Einzelhaares vor Ausfall	ca. 72 cm
Lebensdauer des Haares	4 – 6 Jahre
Haarfarbe	Festgelegt durch ab- gelagerte Pigmente in der Faserschicht
Haarsubstanz	90 % Keratin
Wassergehalt	Abhängig von der relativen Luft- feuchte
Physiologischer Haarausfall	50 – 70 Haare / Tag
Tragfähigkeit eines Haares	50 – 100 g
Dehnfähigkeit des Haares	40 % ohne Schaden, bei 70 % Abriß

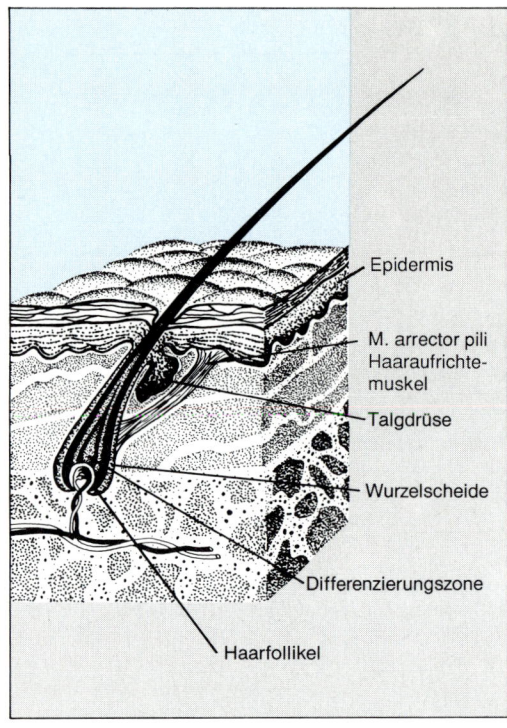

Abb. 4.1: Haar in der Kopfhaut (Schema)
(DAZ 41/1988, Suppl. 10)

zeln im Grenzbereich von Cutis zur Subcutis (Abb. 4.1). Unterteilt werden sie in

– **Langhaare:** Haare des Kopfes, des Bartes, der Achseln und der Schamgegend.
– **Borstenhaare:** Haare der Augenbrauen, Wimpern, Nasen und Ohren. Die Haare am Auge erfüllen eine Schutzfunktion gegen das Eindringen von Fremdkörpern, gegen Schweiß und bedingt gegen Blendwirkung.

Die Haare an Nase und Ohr haben die Aufgabe eines Grobfilters gegen Schmutz.

4.2 Struktur und Physiologie des Haares

Zum einzelnen Haar gehören (Abb. 4.2):
  In der Haut eingebettet: Die Haar-
wurzel
  Aus der Haut ragend: Der Haarschaft

4.2.1 Haarwurzel

Die Haarwurzel liegt im **Haarfollikel
(Haarbalg)** eingebettet. Der Follikel stellt
eine sackartige Röhre von der Hautoberfläche bis tief in die Lederhaut dar und endet
in einer zwiebelförmigen Verdickung
(**Haarzwiebel** oder **Bulbus**). In den Bulbus

stülpt sich von unten her das lockere Bindegewebe der dermalen **Papille** mit Gefäßen
und Nerven eiförmig ein (schmerzhaftes
Ausziehen eines Einzelhaares!). Die der
Papille als Versorgungszentrum anliegenden Zellen (Matrix-Zellen) stellen den
wichtigsten epithelialen Teil des Follikels,
die **Haar-Matrix,** dar. Sie liefern das Zell-
material für das Haar und die **Wurzelschei-
den.** Letztere dienen funktionell der festen
Verankerung des wachsenden Haares im
Follikel und bestimmen die Form des Haares. Dort befinden sich auch die **Melanozyten,** die das Melanin an die basalen Zellen
zur Einlagerung und damit zur Farbgebung
des Haares abgeben.

Haarpflege

4

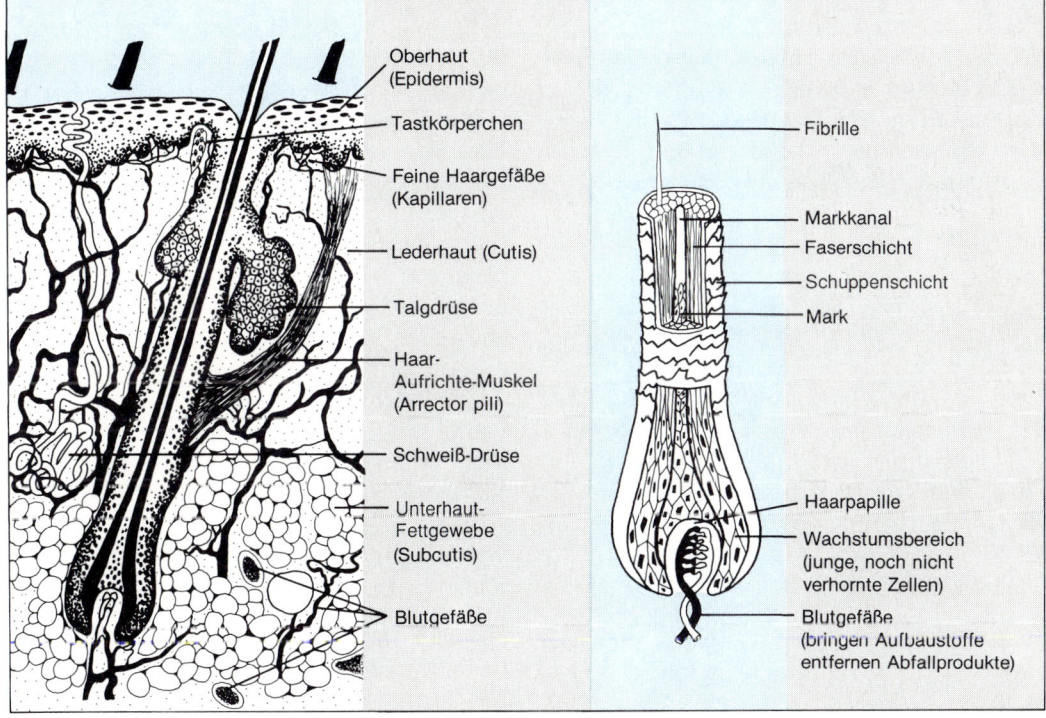

Abb. 4.2: Anatomischer Aufbau des Haares (Schema) (Fey/Otte, S. 109)

Wird die Haarpapille zerstört (z. B. durch Epilation), kann das Haar nicht mehr nachwachsen. Eine zeitweilige Unterversorgung oder eine nervöse Fehlsteuerung kann ebenfalls einen negativen Einfluß auf das Wachstum des Haares haben.

Die **„Kritische Ebene"** ist eine gedachte Linie am breitesten Teil der Haarzwiebel, die auch die Haarpapille teilt. In der unteren Zone spielen sich die Zellteilungen ab (jede Schädigung wird hier als irreversibel angenommen), in der oberen Zone differenzieren sich die neugebildeten Zellen.

Eine **Talgdrüse** mündet mit ihrem Ausführungsgang in den Follikelhals und hält mit ihrem Sekret das Haar geschmeidig und macht es wasserabweisend. Die Dichte der Talgdrüsen ist auf der Kopfhaut etwa fünfmal höher als am Körper.

Die Austrittsöffnung des Haares aus der Haut ist der **Follikelmund,** allgemein als **„Pore"** bezeichnet. Unrichtig ist die verbreitete Ansicht, daß die Hautatmung durch die Poren erfolgt.

Mit Hilfe des **Haaraufrichtemuskels (Musculus arrector pili)** können die Haare auf bestimmte Reize hin aufgerichtet werden **(Gänsehaut).** Auch hat der Muskel Einfluß auf die Talgsekretion.

4.2.2 Der Haarschaft

Der aus der Haut austretende Teil des Haares besitzt morphologisch drei Schichten, von außen nach innen betrachtet:
● Cuticula (Schuppenschicht)
● Cortex (Faserschicht)
● Medulla (Mark, Markkanal)

Die Cuticula stellt den Schutzmantel des Haares gegen Austrocknung und Eindringen von Fremdsubstanzen dar. Sie ist eine dünne, aus 5–10 Lagen bestehende, völlig verhornte, kernlose und durchsichtige Schicht aus dachziegelförmig sich überlap-

penden ringförmigen Manschetten. Die abgeflachten Schuppen sind durch eine interzelluläre, zementähnliche **Kittsubstanz** miteinander und mit ihrer Unterlage verklebt. Ein tannenzapfenartiges Bild ist (elektronen)mikroskopisch gut erkennbar. Die freien Ränder der Schuppen weisen zur Haarspitze hin. Bei langanhaltender Beanspruchung (Zöpfe, Pferdeschwanz) reibt sich die Schuppenschicht ab.

Die glänzende, farblose Cuticula sorgt für die Brillanz des Haar-Farbtons, solange die Schuppen fest anliegen und nicht aufgerauht sind.

Die Cortex besitzt einen fibrillären Aufbau. Im Schnitt ist sie mit einem Elektrokabel vergleichbar. Jede Fibrille **(Tonofibrille)** besteht aus einer Gruppe von **Mikrofibrillen (Filamenten),** die ihrerseits wiederum aus gebündelten **Protofilamenten** bestehen. Die Vorstellung von „Spindelzellen" ist heute nicht mehr haltbar. Die Fasern sind in eine amorphe, zusammenhängende Masse (fälschlich oft als „Matrix" bezeichnet) eingebettet, die den Zusammenhalt gewährleistet.

Die Cortex ist die stärkste Schicht des Haares, von ihr hängt Elastizität und Reißfestigkeit ab. Ihre Struktur bestimmt die Haarform, glatt, gewellt oder gekräuselt. In der Faserschicht spielen sich die wichtigsten chemischen Vorgänge bei der Verformung des Haares und bei der Haarfärbung ab. Auch das Haarpigment ist hier zum großen Teil enthalten.

Die Medulla bildet den inneren Zellstrang des Haares. Oft sind jedoch die Markzellen nicht mehr vorhanden oder der Markstrang ist durch Lufteinschlüsse oder Ablagerungen unterbrochen. Offenbar kommt dem Mark nur eine untergeordnete Rolle zu. In dünnen Haaren fehlt die Markmasse ganz.

4.2.3 Chemischer Aufbau

Bausteine des Haares sind physiologische Aminosäuren (besonders Cystin), die in der Haarwurzel zu Keratinketten aufgebaut werden. Die amidartige Verknüpfung der Aminosäuren ergibt den in Spiralen angeordneten Aufbau der Keratinfaser.

Die Möglichkeiten haarkosmetischer Prozesse werden durch die Eigenschaften des Keratins bzw. dessen chemischen Bindungen beeinflußt:

● **Amidbindungen:** Die resultierende Längenverknüpfung der Aminosäuren werden bei allen haarkosmetischen Vorgängen praktisch nicht angegriffen.

● **Disulfidbindungen:** Sie bewirken die inter- und intramolekulare Verknüpfung der Keratinketten. Die milde Öffnung und Schließung ergibt die Möglichkeit, den Wellungszustand des Haares zu ändern.

● **Wasserstoffbrückenbindungen:** Sie werden immer geöffnet, wenn Wasser zugegen ist. Festlegung der Form des trockenen Haares.

● **Salzbindungen:** Ihre Bedeutung für Form und Haltbarkeit der Frisur ist vergleichsweise gering.

4.2.4 Ernährung des Haares

Die Haare können nur über den Blutkreislauf durch Zufuhr der notwendigen Stoffe, vor allem schwefelhaltiger Aminosäuren, über die Papille ernährt werden. Dadurch wird erklärlich, daß Medikamente, Vitamin- oder Mineralstoffmangel sowie Fehlernährungen den Haarwuchs negativ beeinflussen können. Auf der anderen Seite ist für eine erfolgreiche Anwendung von Haaraufbaustoffen eine Penetration der extern zugeführten Substanzen in den Haarfollikel Voraussetzung.

4.2.5 Naturfarbe des Haares

Das einzelne Haar verdankt seine Farbe ausschließlich dem in seiner Faserschicht enthaltenen Pigment **Melanin,** gebildet durch die Melanozyten der den Follikelboden auskleidenden Zellschicht.

Wie in der Haut sind das schwarz-braune **Eumelanin** und das rot-gelbe **Phäomelanin** vorhanden. Die Farbe der Haare hängt von deren Qualität, der Quantität, der Haardichte und der prozentual unterschiedlichen Verteilung der beiden Pigmente ab.

Zwischen der Dichte des Kopfhaares und der natürlichen Haarfarbe besteht eine direkte Beziehung:

● **Blondes Haar** ist dünn und hat nur geringe Pigmenteinlagerungen. Es hat aber die größte Dichte, weshalb Blondinen meist eine große Haarfülle besitzen.

● **Rotes Haar** enthält nur Phäomelanine. Personen mit rötlichem Haar haben die geringste Dichte.

● **Schwarz-braunes Haar** besitzt viel Eumelanin in der Cortex (und Medulla). Die Haardichte liegt zwischen rotem und blondem Haar.

● **Weißes Haar** ist dünn und pigmentfrei. Die weiße Farbe entspricht der Eigenfarbe des Keratins und wird durch eingelagerte Luftbläschen verstärkt.

Das Ergrauen der Haare beruht auf einem Nachlassen der Funktionsfähigkeit der Melanozyten und auch in ihrem zahlenmäßigen Schwund. Die Melanozyten werden in das Kolbenhaar eingeschlossen und gehen mit dem ausfallenden Telogenhaar verloren. Ein als „grau" bezeichneter Kopf setzt sich aus normal pigmentierten und farblosen Haaren zusammen, wobei der Grauton durch das Mischungsverhältnis bestimmt wird. Eine Repigmentierung von „innen" ist nicht möglich. Farbveränderungen können auch durch Arzneimittel oder durch Haarwässer auftreten.

Während Sonnenstrahlen in der Haut die Pigmentbildung fördern, führen sie im Haar zur Ausbleichung des Melanins.

4.2.6 Haarwachstum

Faktoren, die das Wachstum steuern, sind wenig bekannt. Weitgehend wird es jedoch durch Hormone (vor allem Androgene) kontrolliert. Paradoxerweise sind Hirsutismus und Glatze eine Folge der Androgenwirkung.

Im Frontalbereich des Kopfes setzt frühzeitig eine rückläufige Entwicklung mit Ersatz von Terminalhaaren durch Vellushaare ein. Östrogene verlängern die Anagen- und die Telogenphase, wodurch in der Schwangerschaft bei Frauen das Haar besonders dicht und voll wird. Durch den sinkenden Östrogenspiegel zeigen die Wechseljahre den entgegengesetzten Effekt.

Selbst eine lokale Therapie mit Antiandrogenen oder Östrogenen ist aber beim Mann nur in Ausnahmefällen zulässig.

Das Wachstum der Haare schwankt auch jahreszeitlich mit einem Minimum im Januar und einem Maximum im Juli (Steigerung +50%).

Bei Frauen wächst das Kopfhaar schneller, das Körperhaar langsam. Bei Männern ist es genau umgekehrt.

Die Bildung der Haare ist ein mitotisch hochaktiver Vorgang. Die Haarmatrix übertrifft in dieser Hinsicht (abgesehen vom Knochenmark) alle anderen Gewebe. Bei einer Wachstumsrate von 0,35 mm/Tag und einem Bestand von 100 000 Haaren wachsen auf dem Kopf monatlich etwa 1000 m Haar! Jede Störung dieser Aktivität, auch psychischer Art, wirkt sich auf Haarqualität, Haarwachstum und -neubildung negativ aus.

4.2.7 Haarwechsel

Die Bildung der Haare in den Follikel erfolgt nicht kontinuierlich, sondern in jedem Follikel wechseln sich Phasen des Wachstums (der Entwicklung), der Ruhe und der Neuentwicklung in rhythmischer Folge ab. Jedes Haar hat zudem seinen individuellen, zu anderen Haaren verschobenen Rhythmus (im Gegensatz zu vielen Tieren, weshalb sich z.B. bei Haarwuchsmitteln im Tierversuch kein Rückschluß auf den Menschen ziehen läßt).

Alle Haare und Haararten haben nur eine begrenzte Lebensdauer. Ein Haarverlust durch Haarwechsel ist somit ein physiologischer Vorgang. Drei Phasen werden hierbei unterschieden (Abb. 4.3):
- **Anagenphase** (Wachstumsphase). Das „Papillenhaar" ist fest mit der Papille verbunden. Das Haar wächst.
- **Katagenphase** (Übergangsphase). Das Haar stellt das Wachstum ein, löst sich von der Papille und wandert im Follikel nach oben. Die Haarzwiebel nimmt Kolbenform an **(Kolbenhaar)**.
- **Telogenphase** (Ruhestadium). In Höhe der Talgdrüse verbleibt das Haar, bis es von einem nachrückenden Haar ausgestoßen wird.

Die Kopfhaare verweilen bis zu 6 Jahren in der Wachstumsphase, nur 14 Tage in der Übergangsphase und 3–4 Monate im Ruhezustand. Leicht ausziehbare Haare befinden sich im Ruhestadium. Beim normalen Haarausfall handelt es sich immer um Kolbenhaare.

4.2.8 Vermehrter Haarausfall (Effluvium)

Effluvien sind Vorgänge, die eine **Alopezie** (Haarlichtung bis zur völligen Kahlheit) zur Folge haben. Abgesehen vom natürlichen,

Papillenhaar	Übergangsphase	Telogenphase	Altes Haar vor dem Ausfallen
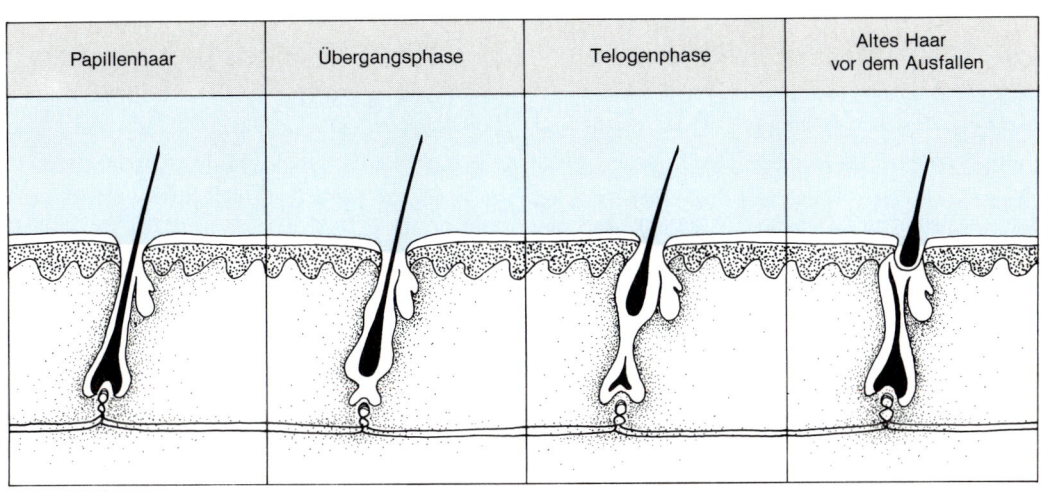

Abb. 4.3: Schema des Haarwechsels (Fey/Otte, S. 115)

physiologischen Haarwechsel findet man den irreversiblen und den reversiblen Ausfall.

Der irreversible Haarausfall

Die Haaranlagen fehlen oder wurden zerstört oder die Terminalhaare haben sich zu Lanugohaaren zurückgebildet (**Glatze,** Alopecia androgenetica vom männlichen Typ). Der Haarausfall, der an den **Geheimratsecken** und der Tonsurstelle in der Regel im Alter von 20–25 Jahren beginnt, schreitet nicht kontinuierlich, sondern in Schüben fort. Spätestens nach dem ersten Schub sollte man mit konsequenter Haarpflege beginnen. Voraussetzung für die Glatzenbildung sind eine erbliche Anlage, ein zu hoher Androgenspiegel (Eunuchen bekommen niemals eine Glatze) und ein entsprechendes Alter. Seborrhoe und Schuppenbildung scheinen den Haarausfall zu fördern.

Der reversible Haarausfall

Die Produktion von Haaren wird vorübergehend eingestellt. Der Ausfall der Haare kann nach Geburten und schweren Operationen, nach Vergiftungen, durch Mangelerscheinungen (hormoneller Art, Eisen), durch Chemotherapie usw. auftreten. Nach Beseitigung der Störung wachsen die Haare wieder. Als Beispiel dient die **Alopecia areata** mit plötzlichem kreisrunden Haarausfall.

Wirksame kosmetische **Mittel gegen Haarausfall** sind nicht bekannt. Manchmal trifft das Ende eines reversiblen Haarausfalls zufällig mit dem Beginn der Anwendung eines Haarwuchsmittels zusammen!

Zur Objektivierung eines Haarausfalls dient die Bestimmung des **Haarwurzelstatus (Trichogramm).** Es weist eventuell auf bestimmte Ursachen hin. Zur Bestimmung werden 50–80 Haare epiliert und das Verhältnis der 3 Phasen zueinander unter dem Mikroskop bestimmt. Normalerweise liegen vor: Anagenhaare 77%, Katagenhaare 1%, Telogenhaare bis 20%, dystrophische Haare bis 2%.

Haarpflege

4

4.2.9 Verstärkter Haar-wuchs

Als **Hypertrichose** bezeichnet man eine verstärkte, oft bei Frauen bestimmter Rassen (Kaukasier, Armenier) besonders hervortretende, örtlich begrenzte, aber noch weibliche Behaarung (Ursache können u. a. Medikamente oder ein bösartiger Tumor sein).

Beim **Hirsutismus** liegt die Ausbildung eines männlichen Haartypus der Frau als Folge eines Testosteron-Überschusses vor.

Der **Virilismus** zeigt weitere Merkmale der Vermännlichung.

4.2.10 Veränderungen des Haarschafts

Durch falsch angewendete haarkosmetische Maßnahmen, durch Sonnenlicht (UV zwischen 200–400 nm) und durch Krankheiten kann es zur Schädigung der Haarstruktur kommen. Besonders gegen alkalische Lösungen ist das Haar empfindlich: Die Cuticula spreizt sich und liegt nicht mehr eng an. Das Haar wird porös und glanzlos, es zeigt einen rauhen Griff und ist schwer frisierbar.

Auch angeborene Haarveränderungen sind bekannt: Gedrehte Haare (um die Längsachse), Spindelhaare, Ringelhaare usw.

Tab. 4.2 Probleme der Haare und der Kopfhaut

Problem	Grund	Behandlung	Zu vermeiden
Fettiges Haar	Überfunktion der Talgdrüsen (Erblich bedingt, verstärkt durch Streß)	So oft wie nötig und so mild wie möglich waschen. Fett-Absorption (Trocken-Shampoos) Beruhigung der Talgdrüsen Spezial-Shampoos	Intensives Kämmen und Bürsten (Verteilung des Fetts) Zu häufiges Waschen (steigert die Talgproduktion) Eng anliegende Frisuren (besser: pflegeleichte, kurze Frisur)
Trockenes Haars (Sprödes Haar)	Unterfunktion der Talgdrüsen Unsachgemäße Friseurtechniken Chemische oder mechanische Überbeanspruchung	Waschen mit Spezial-Shampoos Haarkuren Regelmäßiges Schneiden der Spitzen (Splißbildung)	Elektrische Trockenstäbe Heiße Föhnluft Intensives Sonnen ohne Kopfbedeckung
Schuppen	Gestörter Verhornungsrhythmus der Kopfhaut z. T. erblich bedingt Aggressive friseurtechnische Behandlung	Antischuppenpräparate (Shampoos)	Reizung der Kopfhaut

Die Form des Haarfollikels beeinflußt die Gestaltung des Haarschafts: Runder Haarschaft mit starkem geraden Haar, rechteckige Form mit gelocktem Haar (extrem bei Negroiden) und Ellipsenform.

Strapazierte Haare und Haarprobleme können sowohl funktionell als auch haartechnisch bedingt sein (Tab. 4.2). Im Gegensatz zur Haut kann sich das (tote) Haar nicht selbst helfen, so daß ein positiver Einfluß von außen notwendig ist.

4.3 Haarkosmetische Mittel

Die Aufgabe der Haarpflege ist die Erhaltung des physiologischen normalen Zustandes. Die entsprechenden Produkte beeinflussen unterschiedlich die Kopfhaut, das Einzelhaar und die Frisur. Ein Shampoo z.B. reinigt Kopfhaut und Einzelhaar, die Frisur jedoch fällt zusammen. Bei der Anwendung eines Trockenshampoos bleibt zwar die Frisur erhalten, jedoch ist die Reinigung von Kopfhaut und Haar unzureichend. Haarkosmetische Mittel sollen weitgehend nur an den gewünschten Zielpunkten wirken, was schwerlich vollständig zu erreichen ist. Dabei beeinflussen Temperatur, verwendete Menge und Einwirkungszeit oftmals das Ergebnis.

Mittel der kosmetischen Haarbehandlung dienen

● der Reinigung
● der Pflege
● der Erhaltung oder Änderung der Frisur
● der Verschönerung der Haarfarbe.

4.3.1 Shampoos

Die Shampoos (Haarwaschmittel) bezwecken die Entfernung von Talg und Schweißrückständen, von Staub, Schmutz, abgestorbenen Zellen, von Mikroorganismen und Resten von Haarkosmetika (z.B.

Haarsprays). Der entstehende Schaum begünstigt die Ablösung. Etwa 60 000 Tonnen Shampoo verbrauchen die Bundesbürger im Jahr, etwa 1 kg pro Person.

Als waschaktive Substanzen (WAS) dienen Fettalkoholsulfate oder Fettalkoholethersulfate, Amphotenside, Aminoxide, Sulfobernsteinsäureester, Fettsäuresarkosinate u.a. Fast immer sind sie kombiniert mit Fettsäurealkanolamiden, die schaumstabilisierend, verdickend und rückfettend wirken.

Der Trübungspunkt der WAS sollte niedrig liegen, da klare Shampoos sonst bei niedrigen Temperaturen ihre Transparenz verlieren. Der WAS-Gehalt von Shampoos liegt zwischen 10 und 35%. Die Zubereitungen können in transparenter oder opaker flüssiger Form oder auch als pastöse Creme-Form vorliegen.

Als Verdickungsmittel können insbesondere Alkylolamide verwendet werden. Opake und cremeförmige Shampoos verdickt man mit Polyethylenglykolen (z.B. PEG-400-monostearat).

Eine verdickende Wirkung üben auch die Elektrolyte in Konzentrationen von 1–4% aus (z.B. Kochsalz), insbesondere bei Alkylethersulfaten. Parfumöle können die Konsistenz erhöhen oder erniedrigen.

Als Überfettungsmittel können Stoffe wie Lanolin- oder Lecithin-Derivate ver-

Haarpflege

4

wendet werden. Auch die Alkylolamide wirken in dieser Richtung.

Eine Konservierung der Shampoos ist notwendig, da sie außer durch ihren Wassergehalt durch weitere Inhaltsstoffe (z. B. Aminosäuren, Eiweiße, Eipulver...) zum Befall neigen. Dies gilt besonders für Shampoos mit einem WAS-Gehalt unter 20%. Zu beachten ist, daß die sonst vielfach zur Konservierung verwendeten pHB-Ester gegen manche Bakterien (z. B. Pseudomonas) wenig wirksam sind und bei eingesetzten nichtionogenen Tensiden durch Komplexbildung inaktiviert werden.

Das Shamponieren soll individuell ausgerichtet sein. Eine trockene Kopfhaut sollte man weniger häufig waschen als eine fettig-ölige.

Zum Waschen der Haare sollten nur neutrale bis schwach saure Shampoos verwendet werden. Das Haar verträgt einen pH-Wert zwischen 5 und 7 ohne Strukturveränderungen.

Neben der Hautverträglichkeit ist vor allem eine gute Schleimhautverträglichkeit (Augen!) notwendig, was in verstärktem Maß bei Baby-Shampoos zu fordern ist.

Eine starke Schaumbildung ist nicht unbedingt ein Qualitätszeichen für die Reinigungswirkung.

Bei Zusätzen zu Shampoos muß bedacht werden, daß die Zeit der Einwirkung begrenzt ist.

4.3.2 Antischuppen-Shampoos

Unter der übermäßigen Bildung von Kopfschuppen (Pityriasis simplex capitis, angloamerikanisch: „dandruff") leiden bei der weißen Bevölkerung geschätzt etwa 18% der Frauen und 30% der Männer. Da den Haaren vom ästhetischen Standpunkt ein hoher Stellenwert zukommt, muß jede Störung als unangenehm empfunden wer-

den. Schuppen sind kein eigentliches Haar-, sondern primär ein Hautproblem. Tritt die natürliche Abschilferung der Hautoberfläche in höherem Grade auf und verkleben einzelne Blättchen durch Hautfett und Talg zu größeren Aggregaten, werden sie als „Kopfschuppen" mit bloßem Auge sichtbar. Sie bestehen aus bis zu 1000 Einzelzellen (Schüppchen).

Folgende Faktoren können für die Schuppenbildung verantwortlich gemacht werden oder begünstigen sie zumindest:
● Erhöhte Mitoserate der Epidermis
● Gesteigerte Talgdrüsensekretion
● Tätigkeit von Mikroorganismen (Haut-Bakterien und -Pilze)

Die überstürzte Neubildung von Zellen durch die gesteigerte Mitoseaktivität führt zu einer unvollständigen Keratinisierung, d. h. einer mangelnden Verhornung (**Parakeratose**), auch werden die resultierenden Schuppen größer. Die gesteigerte Talgdrüsensekretion trägt einerseits zum negativen äußeren Erscheingungsbild bei (Seborrhoe), andererseits schafft sie ein erhöhtes Nahrungsangebot für Mikroorganismen der Kopfhaut. Dies gilt insbesondere für den Kopfhautpilz **Pityrosporum ovale,** der eine hohe lipolytische Aktivität besitzt. Die Lipolyse führt zu einer Erhöhung des Anteils an freien Fettsäuren. In der daraus entstehenden Irritation ist möglicherweise eine der Ursachen für das häufig auftretende Kopfjucken zu suchen.

Kosmetische Antischuppenmittel können theoretisch auf verschiedene Art in die physiologischen Vorgänge eingreifen:
● Regulierung der erhöhten Zellteilungsrate
● Normalisierung der Talgdrüsensekretion
● Hemmung der mikrobiellen Aktivität, bzw. der Lipolyse
● Reinigung der Kopfhaut und der Haare (Entfernung von Talg und Schuppen).

Wenn auch einige Antischuppen-Wirkstoffe für einen kosmetischen Einsatz verboten sind (Selendisulfid, Cadmiumsulfid, Corticosteroide), so stehen doch wirksame Substanzen zur Verfügung: Zink- oder Magnesiumpyrithion, Octopirox[R], Climbazol[R], kolloidaler Schwefel, Salicylsäure, Undecylensäure-Derivate u. a. Die Antischuppen-Wirkstoffe haben einen fungistatischen und keinen zytostatischen Effekt, was aus toxikologischer Sicht beruhigend ist. Leider erscheint eine dauerhafte Beseitigung der Schuppen nicht möglich. Die Schuppenbildung kann zwar deutlich verringert, die Ursache aber nicht beseitigt werden.

Objektive und subjektive Methoden zur Wirksamkeitsbestimmung sind vorhanden.

Die Schuppenbildung ist auch abhängig vom Alter, denn sie ist bei Kindern nicht bekannt. Am stärksten betroffen sind die 20–40jährigen. Mit höherem Alter verringern sich die Schuppen. Jahreszeitlich verschieden treten sie im Winter verstärkt und im Sommer vermindert auf. Wahrscheinlich besteht auch ein Zusammenhang zwischen verstärkter Schuppenbildung und übermäßiger Fettproduktion einerseits und vorzeitigem Haarausfall andererseits.

Als unerwünschte Wirkung der Antischuppen-Wirkstoffe tritt oft ein starkes Nachfetten der Kopfhaut ein. Und zwar um so mehr, je stärker die Substanz wirkt.

Bei den Antischuppenpräparaten ist heute das Shampoo das Mittel der Wahl. Es folgen mit Abstand die Haarwässer und Spülungen. Von der Gesamtzahl der Shampoos entfallen immerhin 20–50% auf die Antischuppenshampoos.

4.3.3 Trocken-Shampoos

Es sind Haarentfettungsmittel in Form von fettaufsaugenden, austrocknenden Pudergrundlagen. Sie werden auf das Haar aufgetragen, frottiert und wieder gründlich ausgebürstet. Anorganische Substanzen dienen als Pudergrundlagen (kolloidale Kieselsäure, Talkum, Stärke, Magnesiumkarbonat u. a.).

4.3.4 Haarwässer

Haarwässer (Kopfwässer, Kopflotionen) sind wäßrig-alkoholische Lösungen mit einem Alkoholgehalt von 40–60%. Entsprechende Wirkstoffe können eingearbeitet sein wie z. B. Antischuppenmittel, Adstringentien, Kräuterextrakte, Vitamine, durchblutungsfördernde und kühlende Mittel usw. Viele Haarwässer dienen auch nur der Erfrischung und Duftgebung.

4.3.5 Haarspülungen

Ein Nachspülen nach dem Shampoonieren (vor allem bei häufiger Haarwäsche) ist oft unumgänglich. Spülungen ("Hair rinses") haben neben der verbesserten Kämmbarkeit vor allem die Aufgabe, die durch negative Einflüsse gespreizten Schuppen der Cuticula wieder anzulegen. Gleichzeitig findet eine Konditionierung statt.

Konditioniermittel sind Stoffe mit substantiven Eigenschaften, die auf Grund ihrer ausgeprägten Affinität zum Keratin aufziehen und dem Haar physikalische Eigenschaften wiedergeben: Fülle, Glanz und Griff. Diese Eigenschaften werden zusammen mit guter Trocken- und vor allem Naßkämmbarkeit und der Herabsetzung der elektrostatischen Aufladung als **Avivage** bezeichnet. Besonders gut haben sich Quats als Avivagemittel bewährt. Durch das Herabsetzen der elektrostatischen Aufladung wird auch das "Fliegen der Haare" vermindert.

Neben kationischen Verbindungen haben in letzter Zeit auch **Silicone** (Polydimethylsiloxane) als Konditionsmittel stark an Bedeutung gewonnen.

Avivage-Effekte werden zumeist im Halbseitenversuch am Kopf objektiviert. Ferner gibt es eine Reihe von Meßmethoden für den Glanz, die Reibungselektrizität, Kämmbarkeit, Reißfestigkeit, Dehnung, Elastizität usw.

Typische Indikationen für Haarspülungen nach dem Shampoonieren sind angegriffene Haare mit verschiedenen Ursachen: Dauerwelle, Blondierung, UV-Licht, Oxidationshaarfarben.

4.3.6 Haarkuren

Haarkurmittel sind meist als flüssige Emulsionen im Handel, seltener als Cremes oder Gele. Sie dienen zur Behandlung von Haar- und Kopfhautschäden als Folge von friseurtechnischen Maßnahmen, aber auch nach UV-Einwirkung, bei fettem oder sprödem Haar oder bei Schuppenbildung. Die wichtigsten Bestandteile sind die kationaktiven Substanzen, die sich an den überschüssigen sauren Gruppen der Aminosäureketten anlagern. Die modernen polymeren kationaktiven Verbindungen haften fest am Haar und überstehen drei bis vier Haarwäschen. Möglicherweise werden auch zugesetzte hydrophobe Substanzen dabei am Haar spülfest angelagert. Der Zusatz organischer Säuren unterstreicht die Wirkung.

4.3.7 Frisiercremes

Die Frisier- oder Haarcremes dienen als Frisierhilfen und Haarfestlegungsmittel. Sie kommen in beiden Emulsionsformen vor. Die bevorzugten O/W-Cremes sind besser auswaschbar.

Andere Frisierhilfen sind **Brillantinen** und **Pomaden.** Sie sind praktisch nur noch in südlichen Ländern (Afrika) anzutreffen. Es sind wasserfreie Produkte, oft gefärbte und parfumierte Vaseline. **Haaröle** dienen zum Fetten der Haare und der Kopfhaut. Sie bestehen aus parfumierten Mineral- oder Pflanzenölen und gegebenenfalls Fettsäureestern.

4.3.8 Haarsprays

Sie dienen als schnelltrocknende Festiger in Druckgaspackungen (Aerosole). Die Haarsprays (Haarlacke) verlängern die Haltbarkeit der Frisur und schützen sie vor Feuchtigkeit und evtl. auch vor Sonne. Als Filmbildner werden ausschließlich Kunstharze verwendet, meistens **Polyvinylpyrrolidon/Polyvinylacetat** (PVP/PVA) im Verhältnis 30/70. Das Problem der Treibgase entspricht dem der anderen Aerosole. Um eine Feinstverteilung zu erreichen, befriedigen Zerstäuberpumpen meist nicht. Zum Einsatz kommen Propan/Butan-Gemische oder Dimethylether, wobei letzterer die besseren Lösungseigenschaften besitzt. Zur Herabsetzung der Hygroskopizität verwendet man Squalen oder Siliconöle. Weichmacher erhöhen die Flexibilität. Ein guter Haarspray darf nicht klebrig sein, sollte eine kleine Partikelgröße besitzen und muß sich gut auswaschen lassen.

4.3.9 Haarfestiger

Die Haarfestiger dienen in erster Linie zur Frisurfestigung. Die festigenden Substanzen sind Kunstharze vom Typ Polyvinylpyrrolidon (PVP-VA). Als Lösungsmittel dienen Ethyl- oder Isopropylalkohol in 20–40%iger Lösung, mit organischen Säuren meist schwach sauer eingestellt. Auch substantiv wirkende kationaktive Verbindungen und andere antistatische Mittel werden verwendet. Das „Beschweren" des Haares geschieht z. B. mit Polyglykolen. **Farbfestiger** enthalten wasserlösliche Farbstoffe zur vorübergehenden Tönung.

der Naßkämmbarkeit und der Vermeidung des Austrocknens des Haares durch den warmen Luftstrom des Föns.

Wasserwelle und Fönwelle sind friseurtechnische Maßnahmen, die auch ohne Festiger durchgeführt werden können.

4.3.10 Wasserwelle

Bei dieser temporären Verformung der Haare werden durch Wasser und Wärme die Wasserstoffbrücken des Keratins geöffnet und die Salzbindungen geschwächt. Die durch Wickeln erzielte Lockung des Haares wird durch Trocknen fixiert, wobei sich die Wasserstoffbrücken und die elektrostatischen Salzbindungen zurückbilden. Haarfestiger machen die Frisur haltbarer.

4.3.11 Fönwelle

Ebenfalls um eine temporäre Haarverformung handelt es sich bei der Fönwelle. Wie die Wasserwelle beruht sie darauf, daß durch Wasser und Wärme die Wasserstoff- und Salzbrücken des Keratins geöffnet werden. Das Trocknen über der Rundbürste erfolgt jedoch mittels Fön. Bewirkt wird eine lockere und leichte Festigung des Haares. Im Gegensatz zur Formulierung der Haarfestiger, bei der stärker die frisurfestigende Wirkung im Vordergrund steht, sind die Formulierungen der Fönfestiger zwar ähnlich, jedoch liegt das Schwergewicht auf lich, jedoch liegt das Schwergewicht auf

4.3.12 Einfluß von Wasser und pH-Wert

Wasser läßt das Haar anquellen, was zum Wickeln und Wellen genutzt wird. Der Durchmesser des einzelnen Haares nimmt dabei um etwa 14% zu. Auch der Haarschaft quillt mit steigendem pH-Wert. Die sonst fest anliegenden Schuppen der Cuticula werden abgespreizt, was ein Eindringen von Substanzen (z. B. Farbstoffen) bis zur Cortex erleichtert.

Als Vorgriff sei gesagt, daß Blondierungsmittel, Dauerwellpräparate und Haarfarben bei einem pH von 8 bis 11 liegen, so daß die Haare gründlich nachgespült und mit sauer eingestellten Produkten neutralisiert werden müssen. Dabei wird die Cuticula wieder geschlossen.

4.3.13 Haarstyling

Als moderner Begriff für die Gestaltung und Erhaltung von Frisuren hat sich der Begriff „Haarstyling" durchgesetzt. Eine ganze Palette an Styling-Produkten hilft, Frisuren in Topform zu bringen und zu halten.

Haarpflege

4

4.4 Die permanente Verformung des Haares (Dauerwelle)

Die Haarverformung hat modische Gründe mit dem Ziel, das Haar zu wellen.

Die Kaltwelle ist heute die übliche Methode. Ihre Bildung beinhaltet folgende Prinzipien und Arbeitsweisen:
● Die durch Waschen gesäuberten und entfetteten Haare werden in Strähnen auf Wickel gerollt.
● Ein wäßrig-alkalisches Reduktionsmittel **(Entwickler)** wird auf das gewickelte Haar aufgebracht und erweicht/lockert dessen Struktur, wobei die Disulfidbrücken des Keratins aufgespalten werden.
● Durch den Vorgang wird die gewünschte Wellung festgelegt.
● Das überschüssige Reduktionsmittel wird nach einer gewissen Einwirkungszeit durch gründliches Ausspülen mit Wasser entfernt.
● Die Verformung wird oxidativ festgehalten **(Fixierung)** und neutralisiert. Die Disulfidbrücken werden weitgehend wieder hergestellt.

Der gewünschte Erfolg hängt von einigen Faktoren ab:
● Struktur und Porosität des Haares.
● Wickeltechnik, Geschicklichkeit der ausführenden Person.
● Größe und Art der Wickler.
● Konzentration und Einwirkungszeit des Entwicklers.
● pH-Wert und Alkalikonzentration.
● Ausspülen des Haares und Neutralisation.

Der Entwickler

Wirkstoff aller keratinverformender Präparate ist die **Thioglykolsäure** (Mercaptoessigsäure), die in neutraler und alkalischer Lösung ein starkes Reduktionsmittel darstellt. Die 5–10%igen Thioglykolatlösungen werden mit Ammoniak neutralisiert und der pH-Wert eingestellt (maximal 9,5).

Kaltwell-Lösungen mit einem pH-Wert unter 9 zeigen eine geringere Wirksamkeit. Über pH 10 besteht jedoch die Gefahr der Keratolyse mit völliger Auflösung der Keratinfaser und Depilation. Die Lösungen sollten nicht mit Schwermetallen in Berührung kommen. Sie sind gut vor Sauerstoff zu schützen. Zur Verhinderung einer vorzeitigen Oxidation können Antioxidantien zugesetzt werden. Der Thioglykolsäure-Gehalt für „Kabinettware" (Profis) beträgt bis zu 11%, der für frei verkäufliche Präparate bis 8% (pH ≤ 9,5) laut Kosmetik-Verordnung.

„Mildwellen" basieren auf Ammoniumthioglykolat mit Ammoniumbikarbonat. Bei einer verlängerten Einwirkungszeit ist die Gefahr der Überwellung verringert.

„Saure Dauerwellen" arbeiten mit Thioglykolatsäureestern. Trotz längerer Einwirkungszeit ist die Haltbarkeit nicht so groß.

Die Fixierung

Durch das Oxidationsmittel soll das Cystein zum Cystin zurückgebildet und damit die S-S-Brücken wieder hergestellt werden. Zur Oxidation in Fixiermitteln dient meistens **Wasserstoffperoxid** mit Stabilisatoren wie Phenacetin oder Acetanilid. Seltener wird Alkali-Bromat oder Natriumperborat verwendet.

Als „Schaumfixierung" bezeichnet man Oxidationsmittel, die eine schaumgebende waschaktive Substanz enthalten. Die Netzmittel ermöglichen das schnellere Eindringen und Verteilen.

Bei der Parfümierung von Kaltwell-Präparaten ist darauf zu achten, daß die

Parfümöle bis pH 10 stabil und außerdem widerstandsfähig gegen starke Reduktionsmittel sein müssen.

Das dauergewellte Haar wird anschließend noch einer temporären Verformung (Wasserwelle, Fönwelle) unterworfen, um die gewünschte Frisur zu erzielen.

4.5 Haarglättungsmittel

Entsprechend der Wellung von glattem Haar durch Thioglykatlösungen ist nach dem gleichen Prinzip, gewissermaßen umgekehrt, auch eine Entwellung von naturkrausem Haar möglich.

Im Gegensatz zur weißen Bevölkerung wünschen sich viele dunkelhäutige Menschen glattes Haar. Das krause, stark gelockte Haar der Neger ist jedoch sehr widerstandsfähig gegen Glättung. Die Technik der Haarglättungsmittel ist oft noch unvollkommen. Aus diesem Grund sind z.B. in Afrika immer noch Pomaden und Brillantinen sehr beliebt.

4.6 Haarfärbung

Zur Erhaltung oder Veränderung der natürlichen Haarfarbe werden **Haarfärbemittel** verwendet. Während in früheren Zeiten nur Farben aus der Natur (z.B. Henna) angewandt werden konnten, steht heute eine große Palette zur Verfügung. Nach der Beständigkeit gegenüber Shampoo-Behandlungen werden unterschieden

● Permanente Haarfarben:
Sie überdauern praktisch beliebig viele Wäschen, bis sie mit der Zeit aus dem Haar herauswachsen.
● Semipermanente Haarfarben:
Nach einigen Wäschen verblassen sie.
● Temporäre Farben:
Durch einmaliges Waschen verschwindet meist der Farbton.

4.6.1 Permanente Haarfarben (Oxidations-Haarfarben)

Oxidationshaarfarben sind Gemische aus farblosen (reduzierten) Farbstoffen, die mit Hilfe von Oxidationsmitteln (Sauerstoff des Perhydrols, der Persalze und gegebenenfalls der Luft) zu Farbstoffen reagieren. Im ammoniakalischen Milieu quillt die Cuticula, so daß die relativ kleinen Moleküle der Vorprodukte in die Cortex eindringen können. Dort werden sie (meist mit Wasserstoffperoxid) zu Verbindungen oxidiert, die ihrerseits mit noch nicht oxidiertem Farbbildner oder mit anderen

Komponenten des Gemisches (sog. „Kupplern") zu großen Farbstoffmolekülen reagieren, die nicht mehr nach außen diffundieren und auch nicht ausgewaschen werden können. Durch Kombination verschiedener Farbvorstufen können alle Farbtöne von hellblond bis schwarz erzielt werden.

Wegen der Gefahr der **Paragruppen-Allergie** (zu den p-Verbindungen gehören viele Substanzen) unterliegen die Phenylendiamine, die Toluylendiamine und die Aminophenole gewissen Anwendungsbeschränkungen und Warnhinweisen, die in der KVO Anlage 2 geregelt sind.

Alle Farbstoffvorstufen müssen gegen eine vorzeitige Oxidation durch Luftsauerstoff mittels Antioxidantien geschützt werden (Natriumsulfit oder Ascorbinsäure) und dürfen erst unmittelbar vor dem Gebrauch mit Wasserstoffperoxid gemischt werden.

Der Effekt der oxidativen Färbung hängt von einer Anzahl von Faktoren ab, wie z. B. der Beschaffenheit des Haares, Dauer der Einwirkung des Mittels und dessen Trägersubstanz, vom pH-Wert usw. Gebleichtes Haar läßt sich im allgemeinen besser färben als Naturhaar.

Die Vorteile der oxidativen Haarfärbung liegen neben der besseren Farbechtheit in der Möglichkeit, jeden Ergrauungsgrad gleichmäßig zu färben. Ein weiterer Vorteil liegt in der Chance der Hellerfärbung.

4.6.2 Semipermanente Haarfarben

Sie basieren auf **„direktziehenden"**, relativ niedermolekularen Verbindungen, die in das Haar hineindiffundieren können, aber beim Waschen allmählich wieder herausgelöst werden. Chemisch gehören sie weitgehend in die Gruppe der Anthrachinon- und der Nitrofarbstoffe. Da sie ohne Oxidationsmittel und ohne Alkali färben, sind sie recht haarschonend. Zum Teil benötigen sie Luftsauerstoff zur Entwicklung ihres Farbtons. Die Färbungen in den Tönen blond bis Kastanie ergeben gute „highlights". Eine Aufhellung der gegebenen Haarfarbe ist jedoch nicht möglich.

Unter den Naphthochinonen haben die **Henna**-Extrakte durch ihre rötliche Färbewirkung (Inhaltsstoff **Lawson**) eine gewisse Bedeutung erlangt. Auch eine schwache Lichtschutzwirkung für das Haar ist vorhanden.

Die semipermanente Haarfärbung ist etwa der Textilfärbung vergleichbar. Aus der Summe von vorhandener Haarfarbe und von aufgezogenem Farbstoff resultiert der erreichte Farbton. Zur Behandlung weißer Haare sind diese Methoden nicht geeignet, da die Haare oft „scheckig" wirken.

Unter **Waschtönungen** versteht man Haarwäsche und Haartönung in einem Arbeitsgang. Die Naturfarbe wird vertieft oder aufgefrischt, Ergrauungen werden abgedeckt und das Haar erhält ein modernes Make-up. Sie werden oftmals für die Heimbehandlung verwendet und enthalten meist die gleichen Farbstoffe wie die semipermanenten Färbemittel.

4.6.3 Temporäre Haarfarben

Sie vermögen das Haar in einfacher und schneller Weise farblich zu verändern. Die Färbung wird durch höhermolekulare Säurefarbstoffe erzielt. Diese können nicht in das Haar eindringen, sondern werden an der Oberfläche absorbiert. Eine Farbänderung können sie nicht bewirken, sondern nur eine Auffrischung oder Vertiefung des natürlichen Farbtons. Die Übergänge zwischen temporärer und semipermanenter Färbung sind manchmal fließend.

Kationaktive Anthrachinonfarbstoffe zeigen eine ausgesprochene Affinität zum Haarkeratin. Stoffe wie Methylviolett und Methylenblau eignen sich z.B. zur Behandlung weißer Haare, wobei die Vergilbung des weißen Haares durch den Blauton ausgeglichen wird.

Typische temporäre Färbemittel sind saure Farbstoffe (z.B. Tartrazin) in anionaktiven Tensiden, die bei niedrigem pH-Wert aus Haarspülungen aufziehen.

Zubereitungen zur temporären Haarfärbung werden meist als **Tönungen** bezeichnet.

4.6.4 Haarentfärbungsmittel

Die Mittel sollen (unerwünschte) Haarfärbungen durch Ablösen oder durch reduktive/oxidative Zerstörung des Farbstoffs beseitigen.

Substantive Farbstoffe lassen sich manchmal durch intensives Shampoonieren oder durch strähnenweise Behandlung mit Alkohol ablösen.

Bei permanenten Haarfärbungen ist eine oxidative Beseitigung der Farbstoffe durch Haarbleichmittel (Wasserstoffperoxid, evtl. mit Zusatz von Peroxodisulfaten) bei dunkleren Farben wirksam. Der Haarschaft kann jedoch bei diesem Vorgang leicht geschädigt werden. Die Behandlung mit Reduktionsmitteln zur Bildung der farblosen Zwischenstufen ist meist nur vorübergehender Natur, da durch den Luftsauerstoff Reoxidationen stattfinden, so daß das Haar wieder nachdunkelt.

4.6.5 Bleichen der Haare

Die mehr oder weniger vollständige Entfärbung der Haare durch oxidative Vernichtung des Haarpigments bezeichnet man als **Bleichen, Blondieren** oder **Aufhellen.**

Beim Bleichvorgang werden die quervernetzenden Cystin-Disulfidbrücken oxidiert (z.B. zu Disulfoxid). Sie sind aber noch reduktiv spaltbar, denn auch gebleichtes Haar ist durch eine Kaltwelle noch permanent verformbar. Gleichzeitig quillt das Haar, die Melaninkörnchen schrumpfen und können so herausgespült werden.

Das Oxidationsmittel besteht fast immer aus Wasserstoffperoxid in alkalischem Milieu, wobei die Wirkung noch durch Persulfate bis zur völligen Zerstörung des Melanins verstärkt werden kann (**„Weißblondierung"**). Als Hydrogenperoxid-Spender wird das feste Harnstoff-Hydrogenperoxid in Tablettenform benutzt, das in Wasser gelöst wird.

Als Nachbehandlung müssen die auch nach gründlicher Wasserspülung verbleibenden Reste von Wasserstoffperoxid mit Antioxidantien entfernt sowie der Überschuß an Alkali mit organischen Säuren neutralisiert werden. Das Keratin der Haare wird durch das oxidative Bleichen angegriffen, wodurch sich das Haar rauh und strohig anfühlt. Hiergegen ist eine Konditionierung mit Quats empfehlenswert.

Das Bleichen ist nur für helle (blonde) Haartöne geeignet, da die Bleichung dunkler Haare oft zu irreversiblen Schäden am Keratin führt und der gewünschte Farbton verfehlt wird.

„Abziehmittel" dienen zur reduktiven Zerstörung künstlich aufgebrachter Haarfarben.

4.7 Depilation und Epilation

Ein Übermaß an Behaarung, noch dazu an unerwünschten Stellen, kann lästig und störend sein, ja sogar unästhetisch wirken und ist somit ein ernst zu nehmendes Schönheitsproblem. Dies trifft insbesondere für die Sommermonate zu, wenn die Textilien knapper werden und viel Haut gezeigt wird. Dem Schönheitsideal und der Ästhetik entsprechend gilt es, überflüssige Haare zu beseitigen.

4.7.1 Depilation

Unter Depilation versteht man alle Maßnahmen mit vorübergehendem Erfolg (kurzfristige Enthaarung), d.h. das Haar wächst mehr oder weniger schnell wieder nach. Diese stete Wiederholung der Depilation muß zumutbar, also schmerzarm

sein und keine Nebenwirkungen zeigen (Tab. 4.3).

Diese Wiederholungen sind notwendig, weil die Depilation nur am Keratinfaden, dem Haarschaft, angreift (und nicht wie bei der Epilation an der Haarwurzel).

Die mechanische Depilation
● **Das Zupfen**
Das Auszupfen einzelner Haare mittels Pinzette ist die Methode der Wahl bei einzelnen Borstenhaaren und bei der Korrektur der Augenbrauen. Hierbei wird das Haar im Follikel an der weichsten Stelle abgerissen. Der Schmerz kann verringert werden durch schnelles Herausziehen der Haare in Wuchsrichtung.
● **Das Schneiden**
In erster Linie ist der Haarschnitt durch den Coiffeur zu nennen, wobei durch das Abschneiden der Spitzen eine Aufspaltung

Tab. 4.3 Methoden der Depilation

	Vorteile	Nachteile
Mechanisch		
Zupfen	Kein Materialaufwand Wirkung lang anhaltend Weicher Haarnachwuchs	Schmerzhaft für Empfindliche Folliculitis möglich Nur Einzelhaare und Augenbrauen-Korrektur Evtl. Zeitaufwand
Schneiden	Kein Materialaufwand Keine Schmerzen Keine Nebenwirkungen	Schneller Nachwuchs Das nachwachsende Haar wirkt scheinbar dicker
Rasieren	Schnell sichtbarer Erfolg Zeitsparend	Schneller Nachwuchs Einzelhaar wirkt stärker Gilt z.T. als „unweiblich" Nicht für Gesichts-Depilation

Tab. 4.3 Methoden der Depilation (Fortsetzung)

	Vorteile	Nachteile
Chemisch		
Depilatorien (Enthaarungsmittel)	Zeitsparend Kaum schmerzhaft Ersatz bei mechanischer Empfindlichkeit	Haar wächst scheinbar stärker nach Möglichkeit von Hautreizungen und Folliculitis
Wachse	Ergebnis langandauernd Gesamte Haarlänge wird entfernt Schnelle Entfernung auch größerer Haarflächen	Manchmal ziemlich schmerzhaft Vor der nächsten Behandlung schwarze Schatten Aussparung von Muttermalen und Krampfadern
Blending-Verfahren	Macht Härchen hell und weniger sichtbar	Keine echte Depilation, sondern nur Kaschierung

der Haare verhindert wird. Auch Borstenhaare an Ohr und Nase können ebenso entfernt werden. Achsel- und Schamhaare werden ebenfalls zurückgeschnitten. Bei allen Vorgängen werden immer die dünneren Haarenden beseitigt, wodurch das Resthaar dichter erscheint.

● **Das Rasieren**

Die Rasur ist die einfachste und unproblematischste Form der Depilation und auch weitgehend hautfreundlich. Im Gegensatz zum Schneiden dringt sie bis zum Hautniveau vor. Zu unterscheiden ist zwischen Naß- und Trockenrasur. Von Frauen wird die Naßrasur jedoch als „unweiblich" empfunden. Fälschlicherweise wird ferner angenommen, daß Rasieren das Wachstum der Haare fördert und zu ihrer Verstärkung führt.

Der Nachwuchs wird schnell wieder sichtbar, weshalb die Prozedur alle zwei bis drei Tage wiederholt werden muß. Eine starke Behaarung im Gesicht sollte bei Frauen in jedem Fall nicht rasiert werden.

Die chemische Depilation

● **Enthaarungsmittel (Depilatorien)**

Die Depilierung beruht auf der keratolytischen Wirkung des Strontium- oder Calciumsalzes der Thioglykolsäure, z. T. auch der Thiomilchsäure. Nach Spaltung der Disulfidbrücken des Keratins wird das Haar in wenigen Minuten in eine weiche plastische Masse verwandelt. Der optimale pH-Wert von 12 wird zumeist durch Calciumhydroxid eingestellt. Die aufgelösten Haarschäfte werden einfach abgespült oder abgewischt. Der Nachteil besteht in einer minimalen Reizung der Haut und gelegentlichem Auftreten von Follikelentzündungen, während Allergien praktisch ausgeschlossen werden können.

● **Wachse**

Die Wachs-Harz-Kompositionen ermöglichen die Entfernung der Haare auf größeren Körperflächen, wobei die Haare eine Mindestlänge von etwa einem halben Zentimeter haben sollten. Manchmal wird die Behandlung auch zu den Epilier-Methoden gerechnet, daher die Bezeichnung **„Epilierwachse"**. Man unterscheidet Kalt- und Warmwachse.

Haarpflege

4

● **Die Kaltwachse** sind bei Zimmertemperatur dickflüssig und direkt verwendungsfähig. Sie sind der Körperenthaarung vorbehalten. Kaltwachse werden mit einem (Leinen)band gegen die Wuchsrichtung ruckartig wie ein Pflaster abgerissen. Die Wirkungsdauer beträgt je nach Wachs mehrere Wochen. Der Nachwuchs zeigt einen zarteren Flaum.

● **Die Warmwachse** sind in kaltem Zustand fest, aber nicht klebend und besitzen einen niedrigeren Schmelzpunkt. Nach dem Erwärmen auf 50 °C sind sie zähflüssig und intensiv haftend, so daß auch kürzere und borstige Haare „gegriffen" werden. Das erwärmte Wachs öffnet die Poren und entfernt das Haar somit gründlicher.

● **Das Blending-Verfahren.** Wer seine lästigen Haare, aus welchen Gründen auch immer, nicht ganz entfernen will, dem bietet sich die moderne Blending-Methode durch Bleichen und Blondieren an. Auf Basis von Wasserstoffperoxid wird ein Brei deckend aufgetragen und nach kurzer Einwirkungszeit abgewaschen. Auch dunkles Haar erscheint danach aufgehellt und wird damit weniger auffallend („Kaschierung"). Das Vorgehen hat sich auch bei sehr empfindlicher Haut bewährt.

4.7.2 Epilation

Unter Epilierung sind alle Maßnahmen mit dauerndem Erfolg, d. h. der bleibenden Enthaarung („Verödung") durch Elektro-Koagulation (Tab. 4.4) zu verstehen. Die Epilation greift demnach an der Haarwurzel an. Ein Erfolg ist jedoch nur dann möglich, wenn die Keimzone erreicht und zerstört wird. Die Methode ist zwar wirksam, aber auch zeit- und kostenaufwendig. Sie wird bevorzugt bei Hypertrichose im Gesicht (**„Damenbart"**). Vorbedingungen sind Geduld, Geschicklichkeit und hohe Verantwortung der ausführenden Kosmetikerin.

Gearbeitet wird mit einem Hochfrequenzstrom, der die Eigenschaft hat, sich gut leiten zu lassen. Mit Hilfe eines Gleitmittels (meist eines Gels) wird entlang des Haares der Strom genau in Richtung Bulbus gelenkt, wobei dieser durch seinen Wassergehalt ebenfalls ein guter Leiter ist.

● **Die Nadelepilation**
Eine feine isolierte Nadel wird entlang des Haarschaftes bis zur Wurzel geführt und der hochfrequente Strom eingeleitet. Das Haar läßt sich danach locker herausziehen.

Tab. 4.4 Methoden der Epilation

	Vorteile	Nachteile
Nadelepilation	Zuverlässigste Methode der Dauer-Entfernung	Zeit- und kostenaufwendig Schmerzhaft Narbige Abheilung möglich Erfolgsquote bis maximal 60% Ausführung nur durch erfahrene Kosmetikerin
Pinzettenepilation	Schmerzlos Gefahrlos Keine Vernarbung	Zeit- und kostenaufwendig Erfolgsquote maximal 50%

Da die Nadel mit Ausnahme der Spitze isoliert ist, sind Verbrennungen auszuschließen.

Als Nachteil sind der entstehende Schmerz beim Kunden und die innere Scheu der Kosmetikerin zu nennen. Die „Trefferquote" liegt selbst bei routinierten Fachkräften nur bei etwa 60%.

● **Die Pinzettepilation**

Die Methode arbeitet ohne Berührung der Haut, ohne Schmerz zu verursachen und ohne jedes Risiko der Narbenbildung. Das gekürzte Haar wird mit einem Gel bestrichen und mit der Epilationspinzette ge-

faßt. Ein Hochfrequenzstrom wird über die Pinzette zur Haarwurzel geleitet, wobei das Haar den Strom selbst führt. Die Haarwurzel wird erhitzt, es kommt zu einer lokalisierten und konzentrierten Wärmeeinwirkung. Als Folge gleitet das Haar ohne Zugkraft heraus. Es wächst farblos nach und wird bei jeder Behandlung feiner: Der unerwünschte Haarwuchs degeneriert zum Flaum.

Von Fall zu Fall wird unter Abwägung des Nutzen-/Risiko-Faktors zu entscheiden sein, welcher Methode man den Vorzug gibt.

Haarpflege

4

5 Mund- und Zahnpflege

Das LMBG schließt in § 4 Abs. 1 die Reinigung und Pflege der Mundhöhle als kosmetische Maßnahme ausdrücklich ein, wobei Abs. 2 auch die Pflege und Reinigung des Zahnersatzes mit einbezieht.

Die im Mittelpunkt stehenden Zähne nehmen eine Sonderstellung anatomischer Art ein. Auch histologisch gibt es kein Gewebe, das sich mit dem Schmelz und dem Wurzelzement vergleichen ließe. Lange Zeit wurden die Zähne deshalb „als nicht zum Körper gehörend" betrachtet, weshalb die Ärzteschaft sich distanzierte und dieses Feld den Badern und Quacksalbern überließ. Dieser Zustand änderte sich erst gegen Ende des 19. Jahrhunderts. Es entwickelte sich die Zahnheilkunde und die zahnmedizinische Wissenschaft.

5.1 Mundhygiene

Auch heute noch, trotz intensiver Aufklärung, läßt die Mundhygiene zu wünschen übrig. Mit der Zahnpflege sollte sobald wie möglich begonnen werden. Denn schon in frühester Jugend (beim Kleinkind) werden die Weichen für die spätere Gesundheit der Zähne gestellt, zumal erbliche Faktoren praktisch keine Rolle spielen.

Fast die gesamte Bevölkerung der Bundesrepublik Deutschland muß zahnärztlich versorgt werden. Ein völlig gesundes Gebiß haben nur etwa 2% der erwachsenen Bevölkerung. Man rechnet, daß im Jahr nahezu 100 Millionen Füllungen erfolgen, 30 Millionen Zähne gezogen und 2,5 Millionen Prothesen eingesetzt werden. Etwa 60% geben die Krankenkassen für künstliche Zähne aus und nur 40% für die Erhaltung der natürlichen Zähne.

Eine optimale Mundpflege bedeutet Zähneputzen nach jedem Essen. Diese Forderung schließt nicht nur die Hauptmahlzeiten ein, sondern auch die Zwischenmahlzeiten. Der Reinigungsprozeß sollte mindestens 3 Minuten betragen, wünschenswert wären 5–6 Minuten. In der Praxis werden jedoch im Schnitt nur 30 Sekunden erreicht.

Das Gebiß leistet täglich Schwerarbeit, aber an der entsprechenden Pflege mangelt es zumeist: Denn etwa 9 Millionen Bundesbürger putzen sich nie die Zähne! Dem entspricht auch, daß pro Kopf im Jahre 1987 nur 4,5 Tuben Zahnpasta verbraucht wurden. Die Mundhygiene stellt aber eine wesentliche Maßnahme zur Prophylaxe von Karies und Parodontopathien dar.

5.2 Die Mundhöhle

Die Mundhöhle **(Cavum oris)** ist der erste Abschnitt des Verdauungstraktes. Nach oben wird sie vom **Gaumen,** nach unten von der **Zunge** und dem **Mundboden,** zur Seite von den Zähnen und der Mundschleimhaut und nach hinten vom Rachen begrenzt. Zahlreiche, über die ganze Schleimhaut verteilte **Speicheldrüsen** halten die Schleimhäute feucht. Auch die Ohrspeicheldrüse entsendet ihr Sekret. Im Gegensatz zu anderen Schleimhäuten ist das Zahnfleisch nicht beweglich.

Der sezernierte Speichel, eine gesättigte Calciumphosphatlösung, hat unterschiedliche Zusammensetzungen und differenzierte Aufgaben. Von ihm werden auch dünne Filme **(Pellicle,** auch **Pellikel)** auf den Zahnoberflächen gebildet, die einen Schutzfaktor darstellen. Andererseits sind die Schleime gleichzeitig die Grundlage für die Bildung der Zahnbeläge.

Speichel und Karies sind einander umgekehrt proportional: Je kleiner die gebildete Speichelmenge, desto größer ist die Anfälligkeit gegen Karies.

Durch Kauen wird die Bildung des Speichels angeregt. Auch mit dem Tagesrhythmus schwankt die Speichelmenge: Selbst im Ruhezustand ist der Speichelfluß am Tage etwa 10–15 mal höher als in den Nachtstunden.

Unzählige **Bakterienarten** finden in der Mundhöhle mit ihrem feuchtwarmen Milieu und ihrem Nahrungsangebot hervorragende Lebensbedingungen, zumal die Zähne keinem ständigen epithelialen Erneuerungsprozeß (wie Haut- und Schleimhaut) unterliegen. Die Mischflora kann auch in die Zahnfleischfurchen eindringen und entsprechende Entzündungen auslösen. Es gilt als erwiesen, daß der mikrobielle Zahnbelag für die Entstehung von Karies

und Zahnbetterkrankungen zumindest mitverantwortlich ist.

Das Gebiß

Das menschliche Gebiß ist im Laufe der Evolution zurückgebildet worden. Im Gegensatz zu anderen Säugern bekommt der Mensch in seinem Leben nur zweimal Zähne (der Elefant 5–7 mal). Dem Haifisch wachsen die Zähne ständig nach.

Am Tage der Geburt sind die Kiefer noch zahnlos, damit der Säugling beim Trinken seine Mutter nicht verletzt. Die erste Zahnung beginnt im 6. Lebensmonat. Nach einer Aufbauzeit von etwa 2 Jahren besitzt das Kleinkind 20 **Milchzähne**

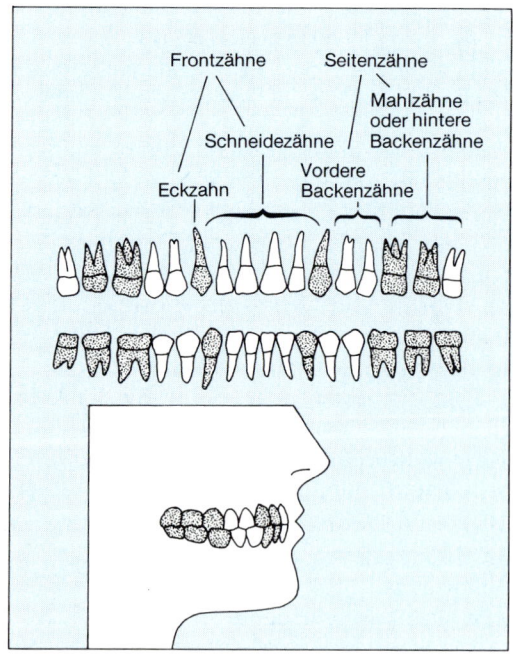

Abb. 5.1: Das menschliche Gebiß (Fey/Otte, S. 292)

(10 pro Kiefer). Bemerkenswert ist, daß die Zähne des Oberkiefers nachhinken.

Der zweite Zahndurchbruch beginnt zwischen dem 5. und 6. Lebensjahr bei noch komplettem Milchgebiß. Die zweite Zahnung erstreckt sich über etwa 8 Jahre (abgesehen von den **„Weisheitszähnen"**, deren Durchbruch nicht vor dem 16. Lebensjahr stattfindet). Nach einer unterschiedlichen Aufbauzeit besitzt der Erwachsene in der Norm 32 Zähne, d. h. 16 pro Kiefer (Abb. 5.1):

- 2 mittlere Schneidezähne
- 2 seitliche Schneidezähne
- 2 Eckzähne
- 4 Vormahlzähne
- 6 Mahlzähne = Backenzähne

Durch die unterschiedliche Aufgabe der Zähne ist auch ihre Form bedingt.

Die „normale" Bißart der weißen Rasse ist der **Überbiß** (die oberen Schneidezähne greifen über die unteren), wobei jeder 2 **Antagonisten** hat, auf die er seinen Kaudruck verteilt. Bei negroiden Völkern herrscht der **Kopfbiß** vor: Die Schneidezähne stehen mit den Schneidekanten aufeinander.

5.3 Die Zähne

In Vertiefungen der Kieferknochen **(Alveolen, Zahnfächer)** sind die Zähne eingelassen, die nicht Bestandteil des Knochengerüstes, sondern der Haut sind.

Der Aufbau des Zahnes (Abb. 5.2):
- Zahnkrone (Corona), frei in die Mundhöhle ragend.
- Zahnhals (Collum), Grenzbereich.
- Zahnwurzel (Radix), im Kieferknochen verankert.

Die Zähne sind wie folgt aufgebaut: Zahnhartsubstanzen:
- Zahnschmelz (Enamelum)
- Zahnbein (Dentin)
- Zahnzement (Cementum), gehört zum Zahnbett

- Zahnhöhle (Cavum)
- Zahnmark (Pulpa)
- Wurzelkanal (Canalis radicis)
- Zahnhalteapparat (Parodontium, Zahnbett)
  - Zahnfleisch (Gingiva)
  - Wurzelhaut (Periodontium)
  - Zahnfach (Alveole)
  - Zahnzement (Cementum)

Die Zahnkronen liegen frei in der Mundhöhle und sind deren zahlreichen Einflüssen ausgesetzt. Gemäß ihrer Funktionen sind die Kronen unterschiedlich ausgebildet: Die Kronen der Schneidezähne dienen als schaufelförmige Meißel, während die der

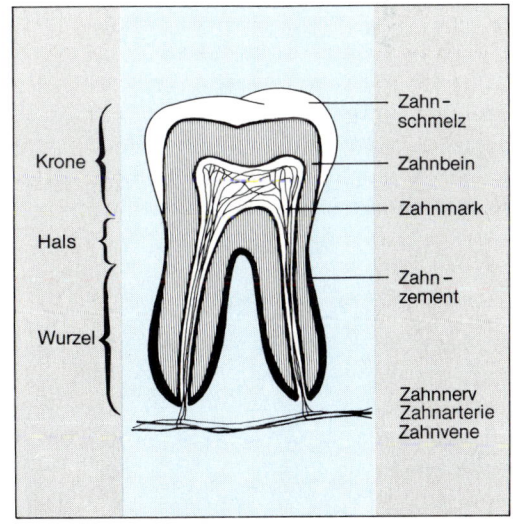

Abb. 5.2: Aufbau des Zahns (Fey/Otte, S. 291)

Zahn-schmelz

Zahnbein

Zahnmark

Zahn-zement

Zahnnerv
Zahnarterie
Zahnvene

Krone

Hals

Wurzel

Mund- und Zahnpflege

5

Backenzähne mühlsteinartige Kauflächen mit Höckern und Fissuren darstellen.

Der Zahnhals als Übergangsbereich von der Krone zur Wurzel (als Grenze von Zahnschmelz zu Zement) hat eminente Bedeutung für die Gesundheit von Zahn und Zahnfleisch.

Die Zahnwurzeln liegen geschützt im Kieferknochen. Je nach Stellung sind die Zähne ein-, zwei- oder dreiwurzelig. Keine der Wurzeln ist völlig gerade, sie weisen vielmehr eine Abbiegung nach „hinten" (distal) auf. Besonders auffällig ist die distale Abkrümmung bei den kleineren Wurzeln der Mahlzähne.

Der Zahnschmelz (Enamelum) ist die härteste und zugleich sprödeste Substanz des menschlichen Körpers. Er überdeckt (gewissermaßen als Schutzlack) die Zahnkrone in einer Stärke von 2–3 mm. Im Härtegrad entspricht er dem Quarz.

Der Schmelz ist transparent – die Farbe des Zahns wird durch das darunterliegende Zahnbein bestimmt. Auf den Kauflächen der Backenzähne finden sich spaltenartige Einschnürungen, die sog. **Fissuren.**

Das Enamelum ist stark mineralisiert und besteht aus fast reinem Calciumhydroxylapatit. Es befindet sich in ständigem Ionen-Gleichgewicht mit der Mundhöhle. Durch fehlende Nerven und Gefäße ist es frei von Schmerzempfindungen und auch weniger anfällig. In Verlust geratener Schmelz kann nicht ersetzt werden.

Der Schmelz besitzt die Fähigkeit der **Remineralisierung,** wobei im allgemeinen der Speichel genügende Mengen an Calcium und Phosphat enthält, um demineralisierte Stellen wieder in gesunden Schmelz zu überführen. Erfolgen jedoch zu viele Säureangriffe, dann reicht das natürliche Speichel-Potential nicht mehr aus. Fluor beschleunigt die Remineralisierung erheblich.

Überzogen wird der Schmelz von einer Schutzhaut **(Pellicle),** die aus dem Speichel gebildet wird. In Abhängigkeit von den Eßgewohnheiten, dem Alter und auch erblicher Veranlagung wird der Zahnschmelz allmählich abgebaut.

Das Zahnbein (Dentin) ist knochenähnlich, nicht so hart wie der Schmelz und stellt die Hauptmasse des Zahns dar. Geschützt wird es im Wurzelbereich durch den Zement, im Bereich der Krone vom Schmelz.

Das Dentin(um) wird von feinen Kanälchen von der Pulpa bis zum Schmelz durchzogen. Es enthält Nervenfasern und ist daher gegen chemische und physikalische Reize (wenn es freiliegt) empfindlich, so z. B. am Zahnhals.

Das Zahnmark (Pulpa) liegt in einer Höhle **(Zahnhöhle)** der Zahnkrone und stellt das Ernährungsorgan des Zahns dar. Solange das Zahnmark arbeitet, wird der Zahn als lebend bezeichnet. Die Pulpa besteht aus Bindegewebe, in das Arterien, Venen und Lymphgefäße eingebettet sind. Die höchst sensiblen Nervenfasern können gegebenenfalls den gefürchteten Zahnschmerz verursachen.

5.4 Der Zahnhalteapparat (Zahnbett, Parodontium)

Das Zahnbett stellt ein einheitliches System von Stützgewebe dar, das die auf den Zahn einwirkenden Kräfte elastisch auffängt und an den Kieferknochen weiterleitet.

● **Die Alveolen** (Zahnfächer) befinden sich in den Kiefer- oder Alveolarfortsätzen der Kiefer. Die Alveolen sind knöcherne Röhren, die zur Aufnahme der Zahnwurzeln dienen. Nach Zahnverlust werden sie allmählich völlig abgebaut.

● **Das Zahnfleisch (Gingiva)** unterscheidet sich von der Mundschleimhaut durch seine Nicht-Verschiebbarkeit und durch seine blasse Farbe. Der Zahnfleischsaum bedeckt als Schleimhaut die Alveolarfortsätze. Eine Lockerung führt zur **Zahnfleischtasche.**

● **Die Wurzelhaut (Periodontium, Desmodont)** besteht aus elastischen Bindegewebsfasern und ist ein typischer „Aufhängeapparat" (zwischen Zement und Innenwand der Alveolen) mit Pufferwirkung. Dies verhindert die direkte Druckübertragung auf den Kieferknochen und damit auf den Schädel mit dem empfindlichen Gehirn. Sie dient gleichzeitig der Befestigung des Zahns und der Ernährung des Zements, besitzt also Blut- und Lymphgefäße sowie Nerven. Die Wurzelhaut gehört (neben dem Zahnfleischsaum) zu den Weichgeweben des Zahnbetts.

● **Der Wurzelzement (Cementum, Zahnzement.** Auch: Das Zement) wird von der Wurzelhaut gebildet und erhalten. Chemisch entspricht er der Zusammensetzung der Knochen. Er überzieht die Zahnwurzel bis zur Wurzelspitze. Der Zement übt keine eigentliche Schutzfunktion aus, sondern dient der Befestigung. Er hält den Zahn durch Gewebsfasern **(Sharpey-Fasern)** in seiner Alveole. Wird der Zement durch Schwund freigelegt, verliert er seine Vitalität und wird schadhaft.

5.5 Zahnkrankheiten

Die wichtigsten Zahnkrankheiten sind gleichzeitig die häufigsten Erkrankungen des Menschen überhaupt:
● Karies (Zahnfäule)
● Parodontopathien (Sammelbegriff für alle Erkrankungen des Zahnbetts). Hierher gehören
  – Gingivitis (Zahnfleischentzündung).
  – Parodontose (chronischer Zahnbettschwund),
  – Parodontitis (akute Zahnbetterkrankung),
  Diese Krankheiten (über 90% der Bevölkerung) sind vom Patienten weitgehend selbst verschuldet durch
● falsche, zuckerhaltige Ernährung
● fehlenden Zahnarztbesuch
● mangelnde Mundhygiene.
  Hier gilt besonders der Satz: „Prophylaxe ist besser als Therapie."

5.5.1 Karies

Die Ausbildung der Karies **(Zahnfäule)** erfolgt durch Bakterien bei Anwesenheit von Kohlenhydraten, insbesondere Zucker (Abb. 5.3).

Zucker und andere niedermolekulare Kohlenhydrate begünstigen die Karies, Bakterien machen sie jedoch erst möglich. Bei nicht regelmäßig durchgeführter Reinigung bilden sie aus den Zuckern Säuren (vor allem Milchsäure), die den Zahnschmelz angreifen und mit der Zeit auflösen. Der Zahn wird entkalkt, es entsteht ein Loch. Besonders anfällig ist der Zahnhals, sind die Zahnzwischenräume und die Fissuren.

Als wichtigster Karies-Verursacher gilt der **Streptococcus mutans** neben anderen säurebildenden Mikroorganismen. Einerseits erfolgt durch sie eine Metabolisierung von Zuckern zu Dextran-ähnlichen, klebenden Zahnbelägen, die wiederum große Mengen an Bakterien enthalten. Andererseits werden organische Säuren freigesetzt, die die Demineralisierung und Zerstörung der Zahnhartsubstanz bei einem kritischen pH-Wert < 5,5 einleiten. Im Endstadium kommt es zu einer Vernichtung des Zahnmarks, wobei die Infektion auf dem Blut- und Lymphwege sich auf den ganzen Organismus ausbreiten kann **(Herdinfektion, Fokaltoxicose).**

5.5.2 Parodontopathien

Die Parodontopathien **(Zahnbetterkrankungen)** sind ein Sammelbegriff für alle Erkrankungen des Zahnbetts, die in der Umgangssprache als „**Parodontose**" bezeichnet werden. Primär liegt jedoch immer eine Bildung von **Plaque** auf Grund mangelnder Mundhygiene vor. Die Ablagerungen schieben sich allmählich zwischen Zahn und Zahnfleisch, lockern den Zusammenhalt und dringen bis zur Zahnwurzel vor. Das Zahnfleisch zieht sich allmählich zurück, bis schließlich die Wurzelhälse frei liegen. Der Halteapparat im Kiefer wird zerstört, wobei es zur Degeneration des Kieferknochens und zum Verlust des Zahns kommt (Abb. 5.4).

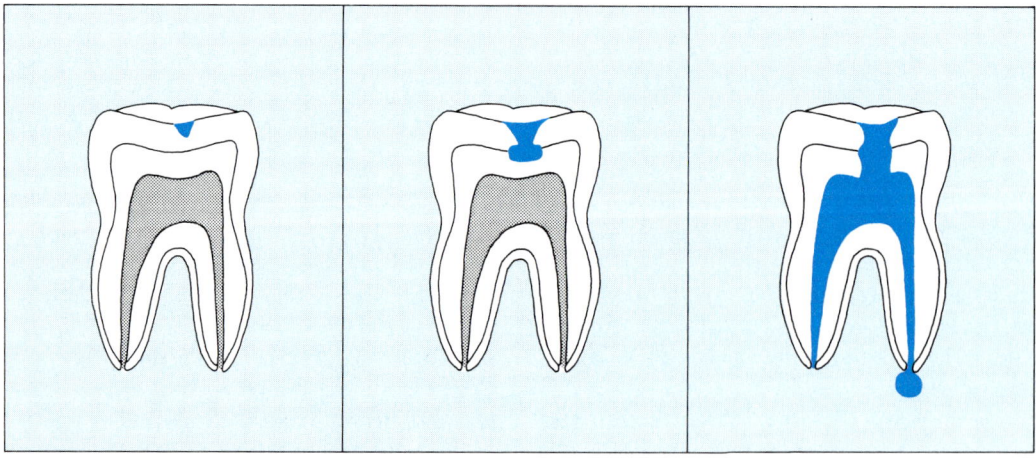

Abb. 5.3: Entstehung der Karies (Schema) (Fey/Otte S. 293)

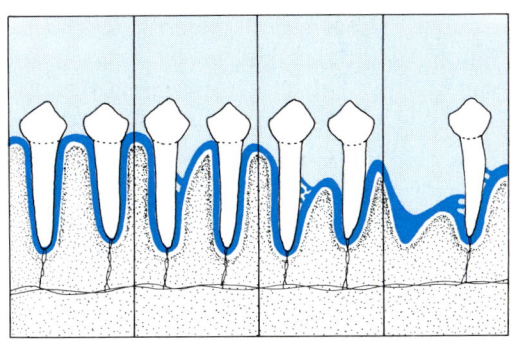

Abb. 5.4: Entwicklung der Parodontose (Fey/ Otte S. 196)

Am Anfang verlaufen diese Veränderungen im allgemeinen (leider) ohne Symptome vom Patienten unbemerkt. Wenn das Zahnfleisch blutet und die Zähne wackeln, ist der Gang zum Zahnarzt oft zu spät. Von der Parodontose können ganze Zahngruppen betroffen werden. Durch Mundpflegemittel ist sie allein nicht zu beseitigen.

Die Parodontitis ist eine akute Entzündung des Zahnbetts mit Zahnsteinbildung, vereiterten Zahnfleischtaschen und Zahnlockerung (im Gegensatz zur Parodontose, die einen nicht entzündlichen Rückgang des Zahnfleisches darstellt).

Die Plaque (Zahnbelag) ist der Ausgangspunkt und die Ursache allen Übels. Sie klebt auf der Zahnoberfläche und baut sich aus Speiseresten, aus den Mucoproteinen des Speichels und sekundär aus Bakterien auf.

Die Einlagerung von Mineralien (Calcium und Phosphor) in die Plaque bedeutet weiterhin die Entstehung von **supragingivalem Zahnstein,** der wiederum neuem Zahnbelag guten Halt bietet. Aus der Plaque abgeschiedene Enzyme, Toxine, Säuren und Antigene führen zur **Gingivitis** mit den schwerwiegenden Folgen des **Zahnfleischblutens,** der Taschenbildung und des Zahnfleischschwundes mit schließlichem Zahnverlust (Abb. 5.5).

Durch die intensive Haftung der Plaque ist sie nicht abspülbar, sondern muß mecha-nisch mit Zahnbürste und -paste entfernt werden.

Der Zahnstein entsteht aus der Einlagerung von Mineralien (vor allem Calciumphosphat) in die Plaque, besonders am Zahnhals. Er muß wegen seiner Härte vom Zahnarzt entfernt werden, zumal die aufgerauhten Zahnhartsubstanzen poliert werden sollten. Denn durch die rauhe Oberfläche würde ansonsten die Anlagerung weiterer Plaque gefördert.

Den sichtbaren Zahnstein oberhalb des Zahnfleischrandes bezeichnet man als **supragingivalen,** den nicht sichtbaren (in Taschen) als **subgingivalen Zahnstein.**

Zahnfleischentzündung (Gingivitis) wird durch Endotoxine verursacht, die die Bakterien in den Zahnbelägen (neben organischen Säuren) produzieren.

Mundschleimhautentzündung (Stomatitis) entsteht entweder durch mechanische Reizung (künstliches Gebiß, Zahnstein)

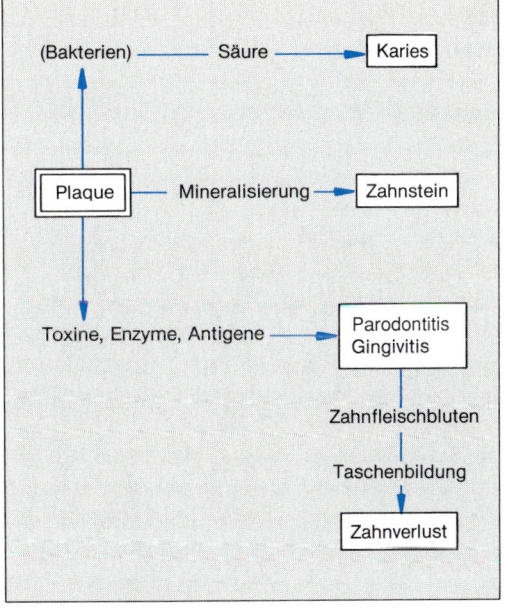

Abb. 5.5: Plaque als Ursache von Karies und Parodontopathien

oder durch fieberhafte Erkrankung. Oft geht sie auch von einer Gingivitis aus.

Empfindliche Zahnhälse resultieren durch das Zurückweichen des Zahnfleisches. Die offenen Dentin-Kanälchen reagieren dann auf Säuren, Temperaturen und mechanische Reize. Eine Remineralisierung bringt Abhilfe oder Erleichterung (Fluoridgaben, spezielle Wirkstoffe).

Mundgeruch kann verschiedene Ursachen haben, von denen die häufigste die Parodontose ist. Die chronischen Entzündungen des Zahnfleisches produzieren ständig eitrigen Sekret und faulig riechende Gase. Der unangenehme Mundgeruch kann durch Mundsprays oder Pfefferminzbonbons nur bedingt überdeckt werden. Eine gründliche Zahnpflege ist unbedingt notwendig, wenn auch endgültig nur der Zahnarzt helfen kann.

Die Rolle der Ernährung

Für die Bildung der Plaque ist es nicht nur maßgebend, was man ißt, sondern auch, wie oft man ißt. Ein größeres Quantum an Zuckerwaren auf einmal gegessen, kann

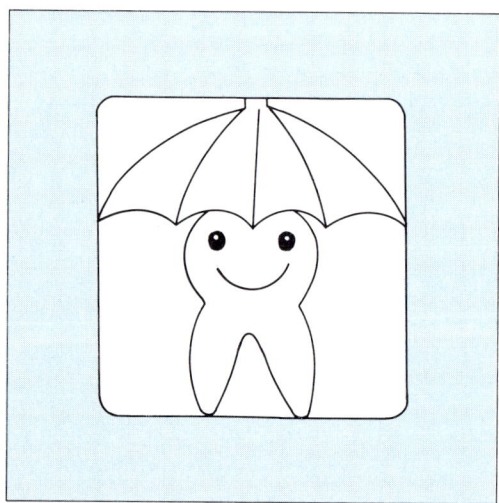

Abb. 5.6: „Zahnmännchen mit Schirm" (Erkennungszeichen für nachweislich zahnfreundliche Süßwaren)

weniger Schaden anrichten, als die gleiche Menge in kleinen Portionen (inklusive süßer Getränke) über den ganzen Tag verteilt. Denn bei jeder Einnahme wird durch die Bakterientätigkeit der pH-Wert am Zahn in den stark sauren Bereich verschoben. Durch den Speichelfluß erfolgt im allgemeinen nach der Mahlzeit eine Neutralisation. Häufige „Säurestöße" erhöhen jedoch die Gefahr bleibender Schäden. Günstig wirken sich daher die Verwendung bestimmter Zuckeraustauschstoffe (Sorbit, Xylit) oder Süßstoffe (Cyclamat, Saccharin, Aspartam) aus (Abb. 5.6).

5.6 Pflege der Mundhöhle

Die wichtigste Aufgabe zur Erhaltung intakter Zähne und eines gesunden Zahnfleisches ist die Verhinderung der Bildung von Plaque. Hierzu ist eine gründliche Säuberung der Zähne nach jeder Mahlzeit erforderlich. Die Entfernung der Beläge ist jedoch nur durch Bürsten unter Verwendung von Zahnpasten möglich. Der Reinigung und der dabei verwendeten Technik kommt eine große Bedeutung zu. Insbesondere ist wichtig:

● Zeit nehmen! Optimal wären 4–5 Minuten, gefordert werden 3 Minuten, real wird unter 1 Minute aufgewendet.

● Ausreichende Häufigkeit der Prozedur, mindestens zweimal am Tag (beim Aufstehen, bzw. nach dem Frühstück und vor dem Schlafen). Besser wäre eine Reinigung nach jedem Essen, vor allem nach süßen Zwischenmahlzeiten.

● Die besten Zahnpasten und -bürsten helfen wenig, sie sind nur „Hilfsmittel", wenn nicht sorgfältig gereinigt wird.

Allgemein ist weit verbreitet, völlig unsystematisch mit der Bürste waagerecht „hin- und her zu schrubben". Diese Methode ist jedoch wenig sinnvoll, zumal Plaque und Speisereste in die Zahnzwischenräume gepreßt werden können, außerdem sind Schädigungen des Zahnfleisches und der Zahnhartsubstanzen möglich ("Putzfurchen"). Eine Anzahl sinnvoller Techniken des Putzens sind beschrieben worden, von denen hier nur zwei stellvertretend genannt seien:

● **Die Rot-Weiß-Methode:**

Die Zahnbürste wird mit senkrecht zu den Zahnreihen stehenden Filamentbündeln vertikal bewegt: Vom rohen Zahnfleisch zur weißen Zahnkrone. Ablagerungen zwischen den Zähnen werden gut entfernt. Das Zahnfleisch wird massiert, aber nicht verletzt. Es wird vermieden, daß Schmutz in die Zahntaschen gedrückt wird.

● **Die Rotationsmethode:**

Alle Zahnflächen werden mit kreisenden Bewegungen gereinigt. Die Technik ist besonders für ein gesundes Gebiß zweckmäßig.

Der Druck auf die Zahnbürste darf nur so stark sein, daß sich die Borsten nicht spreizen. Nach dem Putzen sollte der Mund zur Entfernung der abgelösten Speise- und Zahnpastareste gut ausgespült werden (Tab. 5.1).

Folgende Präparate und Hilfsmittel unterstützen diese Pflege:

● Zahnpasten
● Zahnpulver/-granulate

Tab. 5.1 Faktoren, die die Putzwirkung auf die Zähne beeinflussen

● Individuelle Putztechnik
● Dauer des Putzens
● Druck auf die Bürste beim Putzen
● Art der Zahnbürste mit Anzahl und Anordnung der Borsten
● Menge der verwendeten Zahnpasta
● Verdünnung der Paste durch Wasser und Speichel
● Härte der Zahnbürste
● Gutes Nachspülen

● Mundwasser
● Mundsprays
● Prothesen-Reinigungsmittel
● Zahnbürsten
● Mundduschen
● Zahnseide
● Zahnstocher.

5.6.1 Zahnpasten

Eine gründliche mechanische Reinigung der Zähne mittels Zahnbürste und Zahnpaste sind die Voraussetzung für eine gesunde Zahnpflege, denn "ein sauberer Zahn fault nicht".

Der Zahncreme fallen im wesentlichen drei Aufgaben zu:

● Sie soll die Wirkung der Zahnbürste bei der Entfernung der Plaque unterstützen.
● Sie muß zahnschützende Substanzen, vor allem Fluoride, auf die Zähne aufbringen.
● Durch ihren guten Geschmack soll sie die Motivation zum Putzen erhöhen.

Die Zusammensetzung der Zahnpasten:

Die Zahnpasten besitzen in etwa folgenden Aufbau:

● Putzkörper   20–60%
● Feuchthaltemittel   10–40%
● Binde- und Verdickungsmittel   1–2%
● Tenside (Schaumbildner)   bis 1,8%
● Geschmacksstoffe   bis 1%
● Süßungsmittel   0,05–1,5%
● Konservierungsmittel   bis 0,2%
● Farbstoffe
● Wirkstoffe

Eine ideale Zahnpasta für die effektive Zahnpflege könnte so charakterisiert werden:

● viel Fluoride
● wenig Tenside
● sanft zum Zahnfleisch

5.6.1.1 Die Putzkörper (Abrasiva, Poliermittel)

Als Putz- und Poliermittel werden wasserunlösliche anorganische Substanzen verwendet, z. B.:

- Calciumcarbonat, gefällt
- Dicalciumphosphat-dihydrat
- Dicalciumphosphat-anhydrid
- Calciumhydrogenphosphat
- Aluminiumhydroxid
- Kieselsäure u. a.

Die Putzpigmente dürfen keinesfalls einen höheren Härtegrad als der Zahnschmelz haben und sollen möglichst weicher als Dentin sein. Die reinigende Wirkung hängt ebenfalls von Form und Größe der Partikel ab. Eine mittlere Teilchengröße (unter 20 Mikrometer) ist vorteilhaft, wobei deren Gleichmäßigkeit ebenfalls von Bedeutung ist. Eine gültige Grenze für den Grad der Abrasivität läßt sich jedoch schwerlich festlegen, da das Ergebnis durch eine Anzahl weiterer Faktoren beeinflußt wird, z. B. zeitliche Länge des Putzens, Putztechnik, Art der benutzten Zahnbürste, Menge der Zahncreme usw. Die Abschleifwirkung wird also von Verbraucher zu Verbraucher unterschiedlich sein.

Die Saugfähigkeit der Putzpigmente ist stets zu prüfen, da von ihr die gleichbleibende Konsistenz der Pasta abhängt.

Die Aufgabe der Poliermittel ist die maximale Entfernung der Plaque bei minimaler Abrasion. Sie beeinflussen die Reinigungskraft vorteilhaft und unterstützen die mechanische Wirkung der Zahnbürste.

Calciumcarbonat
Früher war Kreide fast ausschließlich als Putzkörper üblich, bis sie durch die Phosphate abgelöst wurde. Heute wird sie nur noch selten benutzt. Calciumcarbonat hinterläßt den bekannten kreidigen Rückstand. Die geputzten Zähne zeigen eine matte Oberfläche.

Calciumcarbonat verträgt sich nicht mit Magnesiumcarbonat (Zementbildung), vor allem, wenn wenig Glycerol mitverarbeitet wurde.

Vom Schüttgewicht (und damit von der Teilchengröße) hängt die Saugfähigkeit der Kreide für Wasser ab.

Im Gegensatz zum Calciumcarbonat sind die Rohstoffkosten für die Phosphatzahncremes höher. Letztere sind jedoch cremiger und bewirken einen guten Glanz der Zähne.

Dicalciumphosphat-Dihydrat
Die kosmetischen Qualitäten müssen stabilisiert sein, da sonst bei Anwesenheit von Wasser die Zahncremes verhärten. Oftmals wird es in Kombination mit anderen Phosphaten oder Kreide verwendet.

Dicalciumphosphat-Anhydrid (DCP)
Oft erfolgen Mischungen mit dem Dihydrat, um mehr „Masse" im Mund zu erhalten und die Reinigungskraft zu erhöhen.

Calciumpyrophosphat
Es ist eine der wenigen Calciumverbindungen, die mit Fluoriden verträglich ist.

Natriummetaphosphat
Die unlösliche Verbindung eignet sich durch das Fehlen von Calcium besonders als Grundlage für Fluorverbindungen. Oftmals findet eine Kombination mit anderen Phosphaten statt.

Aluminiumhydroxide
Eine Anzahl von Aluminiumsalzen wird für Zahnpasten verwendet, so Aluminiumtrihydrat, Aluminiummonohydrat und gefälltes amorphes Aluminiumsilikat. Die Aluminiumverbindungen sind mit Fluorionen verträglich.

Titandioxid
Eine kleine Menge Titandioxid macht den Zahnpastenstrang optisch weißer.

Auch weitere Verbindungen werden als Poliermittel eingesetzt, so Kieselsäuren und Polymethylmethacrylate.

5.6.1.2 Die Feuchthaltemittel

Glycerol, Sorbit, Propylen- oder Butylenglykol sowie Polyethylenglykole dienen als Feuchthaltemittel. Sie sichern die bequeme Entnahme aus der Tube (konsistenzgebend), schützen die Paste vor dem Eintrocknen und erhöhen ihre Kältestabilität.

5.6.1.3 Die Binde- und Verdickungsmittel

Als **Bindemittel** verwendet man 2,5%ige Gele von makromolekularen quellfähigen Stoffen natürlichen oder synthetischen Ursprungs, so z. B.
● **Tragant:** Die Pasten erhalten ihre endgültige Konsistenz sofort bei der Herstellung und ändern sie auch bei der Lagerung kaum.
● **Carrageenate:** Die Stabilität der Pasten verbindet sich mit der Unempfindlichkeit gegen Temperaturschwankungen.
● **Methyl- und Carboxymethylcellulosen** sind gegen Mikroorganismen weniger anfällig.
Auch **Alginate** können eingesetzt werden. Ihre Schleime unterliegen aber leicht dem Bakterienbefall. Bentonite und kolloidale Kieselsäuren sind grundsätzlich geeignet.
Die Bindemittel bestimmen das rheologische Verhalten der Zahnpasta und ihre Struktur. Sie verteilen optimal feste und flüssige Bestandteile. Außerdem ermöglichen sie die
● Entnahme aus der Tube
● Haftung auf der Zahnbürste
● gute Verteilbarkeit
● galenische Haltbarkeit

Als **Verdickungsmittel** kommen Silikagele (Siliciumdioxid und Silikate) sowie Bentonit in Betracht.

5.6.1.4 Die Schaummittel (Tenside)

Der Einsatz der Tenside ist z. T. umstritten, denn sie täuschen durch den entstehenden Schaum dem Verbraucher eine Reinigungswirkung vor. Außerdem sind alle stark oberflächenaktiven Stoffe für die Gingiva als ungünstig zu beurteilen. Andererseits fördern sie das Ausspülen gelockerter Zahnbeläge und Speisereste.
Schließlich fördern die Schaummittel auch die gleichmäßige Verteilung der Zahnpasta beim Putzen. Der Tensidgehalt sollte jedoch möglichst kleiner als 1,8% sein.
Das heute am meisten verwendete Mittel ist das **Natriumlaurylsulfat.** Andere Tenside sind Natriumlaurylsarcosinat, Betaine, Fettsäuretauride usw.

5.6.1.5 Die Aroma- und Geschmacksstoffe

Sie erzielen den erfrischenden Geschmack, der zur Verwendung der Zahncremes anregt. Ein gutes Aroma allein kann schon zur Verlängerung der Putz- und damit Kontaktzeit führen. Das Frischegefühl darf jedoch nicht mit Sauberkeit gleichgesetzt werden.
Die eingesetzten Putzkörper „schlucken" einen hohen Anteil des Aromas und verfälschen (ebenso wie die Tenside) gegebenenfalls den Geschmack.
Die Einstellung der Verbraucher zum Geschmack ist recht konservativ. Von den klassischen Geschmacksstoffen (amerikanisches und brasilianisches Pfefferminzöl, Menthol, Krauseminzöl, Anisöl, Winter-

grünöl, Eukalyptusöl, Nelkenöl, Fruchtaromen u. a.) haben die Pfefferminzaromen weltweit einen Anteil von etwa einem Drittel. Das Krauseminzöl wird auch als **Spearmintöl** bezeichnet.

5.6.1.6 Die Süßungsmittel

Süßstoffe (Saccharin, Cyclamat, Acesulfam[R], Aspartam[R]) werden zugesetzt, um zu korrigieren
● den mehlig-staubigen Geschmack der Putzkörper (Kreide!)
● den bitter-kratzenden Geschmack der Schaumstoffe.

5.6.1.7 Die Konservierungsmittel

Die zugesetzten Konservierungsmittel (Natriumbenzoat, PHB-Ester, Chlorhexidin, Sorbinsäure, Dehydracetsäure u. a.) verhindern nach Anbruch der Packung das Eindringen von Mikroorganismen und schützen somit vor dem Verderb.

5.6.1.8 Die Farbstoffe

Zum Einsatz kommen sowohl wasserlösliche Farbstoffe als auch wasserunlösliche Pigmente. Letztere benutzt man zum Einfärben der **Streifen** in den Zahncremes, um ein Abwandern der Färbung aus ihnen in die wasserhaltige Grundmasse zu verhindern.

5.6.1.9 Die Wirkstoffe

Obwohl selbstverständlich auch anderen Inhaltsstoffen, wie z. B. den Putzkörpern

oder den Tensiden, eine Wirkung zukommt, so sind hier nur biologisch aktive Substanzen gemeint. Und das sind insbesondere die
● Fluoride
● Enzyme
● Antiseptika

Die Fluoride
Die einzigen bisher wissenschaftlich untersuchten Substanzen, deren kariesvorbeugende und -hemmende Wirkung bewiesen ist, sind bisher die Fluoride. Der Reduktionseffekt im Karieszuwachs liegt dabei zwischen 15 und 35%, andere Studien nennen sogar über 50%. Bei der Fluoridierung werden unterschieden
● die orale (Trinkwasser, Salzzugabe, Tabletten) Fluoridierung
● die lokale (Zahnpasten, Mundwässer, Kaugummis) Fluoridierung.
Obwohl die Trinkwasserfluoridierung eine Reduktion der Karies von zum Teil über 50% erbrachte und von der WHO empfohlen wurde, ist sie in der Bundesrepublik Deutschland nicht eingeführt worden. So bleibt nur die Möglichkeit, die modernen Forschungsergebnisse über die lokale Fluor-Applikation zu nutzen.
Vor allem über die gesamte Entwicklungsphase des Zahns (also etwa bis zum 15. Lebensjahr) sollten Fluorionen in ausreichender Quantität angeboten und möglichst ein Leben lang beibehalten werden.
Der den Zahn umgebende Zahnschmelz besteht aus einer schwerlöslichen, kristallinen Form von Calciumphosphat, dem **Apatit.** Die Hydroxylionen im Apatit können weitgehend quantitativ durch Fluorionen ersetzt werden, wodurch die Härte des Schmelzes zu- und seine Löslichkeit noch weiter abnimmt. Allerdings ist es notwendig, die lokale Fluorapplikation über Jahre hinweg durchzuführen, um die Fluor-Konzentration konstant zu halten.
Die Wirkung der verschiedenen Fluor-Verbindungen ist unterschiedlich. Die ge-

Pflege der Mundhöhle **183**

ringste Fluor-Aufnahme erfolgt beim Natriumfluorid. Die Aminfluoride zeigen den bisher besten Effekt.

Unbestritten ist, daß die Gabe von Fluoriden (etwa 1 mg/die) den Zahnschmelz härtet und die Anfälligkeit gegen Karies etwa um die Hälfte reduziert.

Fluorid schützt in gewissem Umfang zwar vor Karies, nicht jedoch vor Parodontose. Ein Ersatz für die regelmäßige Reinigung und Beseitigung der Zahnbeläge ist die zusätzliche Gabe von Fluoriden nicht.

Die Kosmetik-Verordnung schränkt die Verwendung in der Anlage 2 auf einen Gehalt von 0,15% (bezogen auf Fluor) ein. Obligatorisch ist die Angabe: „Enthält... fluorid".

Die Wirkung der Fluoride kann wie folgt zusammengefaßt werden:
● Schmelzhärtung und damit Erhöhung der Säureresistenz.
● Hemmung des Bakterien-Stoffwechsels
● Unterstützung und Beschleunigung der Remineralisierung. (Unter Remineralisation versteht man eine Rückbildung von Mineralverlusten der Zahnoberfläche, die sich in Form der „white spots" als Vorläufer der Karies bemerkbar machen.)

Bei dem Einsatz von Fluor-Verbindungen in Zahnpasten muß darauf geachtet werden, daß sie mit anderen Inhaltsstoffen der Paste verträglich sind und nicht schon in der Tube reagieren. Auch darf kein stark abrasiver Putzkörper eingesetzt werden, um nicht mehr Fluorid zu entfernen, als eingelagert werden soll.

Zur Fluoridierung von Zahnpasten dienen die Salz der **Fluorphosphorsäure,** des **Fluorwasserstoffs** (hier auch Al- und Sn-Salze) sowie **Silicofluoride.**

Natriummonofluorphosphat (Na-MFP) ist wohl das bedeutendste aller Fluoride. Gegenüber Natriumfluorid liegt der Vorteil in der Hydrolyse, wodurch der Zahnschmelz gleichzeitig mit Fluor- und Phosphationen versorgt wird. Bei nicht allzu hohem pH-Wert ist es mit allen Putzkör-

pern kompatibel und wirksam. Als schwerlösliches Fluorid kann es durch seine kovalente Bindung nicht ausgefällt werden.

Die **Aminfluoride** verbinden die guten Affinitätseigenschaften mit den Antikarieseigenschaften des Fluorids.

Auch Fluoride in Form von Tabletten sind sinnvoll und unbedenklich.

Remineralisierende Stoffe (Phosphate) werden meist in Kombination mit Fluoriden eingesetzt, so Calciumglycerophosphat, Calciumhydrogenphosphat, Alkaliorthophosphate u. a.

Die Enzyme

Gewisse Enzyme wirken direkt antibakteriell (Proteinasen, Ribonucleasen, Lysozym). Sie können aber auch in den Stoffwechsel der Bakterien eingreifen, indem sie z.B. die Verstoffwechselung von Zukker zu Säure hemmen oder die Bildung der klebrigen Dextrane als Ausgangspunkt für die Plaque unterdrücken.

Die Antiseptika

Die wirksamste Substanz ist das **Chlorhexidin** mit einem ausgezeichneten Wirkungsspektrum. Ein Nachteil ist bei Langzeiteinwirkung die Gelbfärbung der Beläge und Zähne. Ferner hat es einen unangenehmen, schwer zu überdeckenden Geschmack.

Die PHB-Ester, das Hexachlorophen und das Bromchlorophen werden weniger eingesetzt. Auch oxidierende Mittel (Wasserstoffperoxid) besitzen eine bakterizide Wirkung, jedoch ist ihr praktischer Einsatz (abgesehen von Gebißreinigungsmitteln) schwierig.

Bei der Verwendung von antimikrobiellen Stoffen muß bedacht werden, daß die Mundhöhle von einer Standflora besiedelt ist, die nicht angegriffen werden sollte, da sie als Schutz gegen artfremde Keime dient. Auch gelangt die Zahncreme bestimmungsgemäß in die Mundhöhle, wo sie geschluckt oder über die Mundschleimhaut aufgenommen werden kann, wodurch sie systemisch wirken würde.

Wirkstoffe speziell gegen Zahnstein können kaum eingesetzt werden, da sie auf Grund ihres gleichen Mineralgehaltes auch den Zahnschmelz schädigen würde. Anwendbar sind die Komplexbildner (Chelatbildner).

Als Substanzen mit **gingivitroper Wirkung** verwendet man Pflanzenextrakte wie die aus Kamille (oder deren Inhaltsstoffe), aus Myrrhe, Echinacea u. a.

„Zahnweißmacher" sind Zahnpasten mit stark abrasivem Effekt, die nur in Ausnahmefällen benutzt werden sollten (Raucherzähne). Man erkennt sie oft am „sandigen" Gefühl im Mund.

Im **Karlsbader- oder Emser Salz,** die manchmal verwendet werden, gilt die Kohlensäure des Bikarbonats als zahnsteinauflockernder Wirkstoff.

Der Zahnpasta-Markt
Der Markt ist hart umkämpft und verspricht wenig Zuwachs. Er bewegt sich im allgemeinen zu zwei Drittel im Lebensmittelhandel und zu einem Drittel im Fachhandel. Bei den Spezial-Zahncremes liegt der Schwerpunkt jedoch im Fachhandel. Der Verbraucher erwartet von diesen Produkten (mit speziellen Wirkstoffen und Wirkungsweisen) einen zahnmedizinischen Nutzen und auch eine fachkundige Beratung.

Im Jahre 1987 benutzten 92% der Gesamtbevölkerung Zahncremes, während 8% den Gebrauch völlig ablehnen. Es putzten
- täglich zweimal 57%
- täglich einmal 32%
- mehrmals wöchentlich 2%
- wöchentlich einmal 1%

Das bedeutet immerhin, daß 40% der Bevölkerung der Bundesrepublik die Zähne nicht so häufig putzt wie empfohlen. Es werden im Schnitt nur 3,5 Tuben Zahnpaste pro Person und Jahr verbraucht, aber 15 sollten es sein.

In der Bundesrepublik Deutschland werden etwa 80 verschiedene Zahnpasten angeboten, die sich nach Geschmack, Inhaltsstoffen und Entnahmetechnik unterscheiden. Marktverschiebungen haben sich in letzter Zeit durch die Einführung von Gelen und **„Dosier-Spendern"** ergeben.

5.6.2 Zahnpulver

Die Inhaltsstoffe der Zahnpulver entsprechen denjenigen der Zahncremes, enthalten jedoch keine Feuchthaltemittel. Dafür beträgt ihr Putzkörperanteil bis 90%. Zur Neutralisation der karies-erzeugenden Milchsäuren wird z. T. Harnstoff eingesetzt.

Die Zahnpulver gelten als überaltert. Die modernere Form sind die **Zahnpulvergranulate.**

5.6.3 Mundwässer

Die Mundwässer stellen eine ideale Ergänzung der Mundpflege dar, da sie auch in für Bürste und Paste schwer erreichbare Winkel einzudringen vermögen. Sie spülen Speisereste fort und können kurzfristig auch unangenehmen Mundgeruch überdecken (Frische-Gefühl). Eine längere Einwirkungszeit sollte gegeben sein. Die Beeinflussung der Plaque ist nicht vorhanden, Mundwässer ersetzen also nicht das Bürsten. Das (verdünnte) Mundwasser sollte bei geschlossenem Mund durch die Interdentalräume gepreßt werden.

Es sind wäßrig-alkoholische Lösungen mit einem Gehalt von etwa 20–40% Alkohol, die zumeist Pfefferminzöl, Menthol, etherische Öle, Drogenextrakte, antibakterielle und antiphlogistische Wirkstoffe sowie Quats enthalten können. Bei hohem Alkoholgehalt können bis zu 20% etherische Öle eingesetzt sein. Letztere wirken auch geruchsmaskierend.

5.6.4 Mundsprays

Die alkoholischen Lösungen dienen in Form von Aerosol-Präparaten im wesentlichen zur Beseitigung bzw. Maskierung von Mundgeruch. Neben Geschmacksstoffen (Pfefferminzöle, Menthol, Süßstoffe) enthalten sie teilweise quarternäre Ammoniumverbindungen.

5.6.5 Zahnbürsten

Wichtigstes Hilfsmittel zur Erzielung optimaler Zahn- und Mundpflege ist die Zahnbürste. Sie besteht aus Griff und **Bürstenkopf** mit **Besteckungsträger.** In letzterem ist das Besteckungsmaterial (Filamente oder Monofile) in Form von Bündeln oder Büscheln befestigt.

Viele Zahnbürsten sind durch Form und Größe allerdings ungeeignet. Am empfehlenswertesten ist die „multi-tufted Kurzkopfzahnbürste" mit relativ kleinem Borstenfeld, mit dem alle Bereiche der Zahnreihen und des Zahnfleischsaumes gut erreicht werden können. Der Kopf sollte möglichst viele, parallel stehende und gleich lange Borstenbündel aufweisen, die an der Oberfläche plan geschnitten sind. Wichtig ist, daß die Borstenenden abgerundet sind.

Der Kunststoffborste ist heute der absolute Vorzug zu geben. Sie kann in der Herstellung genormt werden und fasert beim Gebrauch nicht aus. Die Ansiedlung von Bakterien ist dadurch beschränkt, zumal

Tab. 5.2 Tips für die Verwendung und Auswahl von Zahnbürsten

Empfehlenswert
● „Multi-tuft"-Zahnbürsten (Vielborsten-Kreuzkopf-Zahnbürsten, 7–8 Büschel lang, 3–4 Büschel breit).
● Kunststoff-Borsten, oben abgerundet.
● Zahnbürsten von mittlerer Härte.
● Griff-Form gerade, gut in der Hand liegend.
● Alle 4 Wochen die Bürste austauschen. Eventuell 2 Bürsten im Wechsel verwenden.
● Nach dem Putzen die Bürste gut reinigen (auswaschen, nicht auskochen!) und trocknen lassen.
● Auch den Zahnersatz (Prothese) entsprechend reinigen.
● Schon Kleinkinder an das Putzen mit der Bürste gewöhnen (spezielle Kinderzahnbürsten).
● Elektrische Zahnbürsten.

Abzulehnen
● Naturborsten, weil sie – splittern (Verletzung des Zahnfleischs) – unhygienisch sind (Bakterienbefall, auch im Markkanal der Borste).
● Spitze, d. h. nicht abgerundete Borsten.
● Zu weiche Borsten (nur bei besonders empfindlichem Zahnfleisch und bei Kindern).
● Zu große Bürstenköpfe.
● Aufbewahrung in feuchtem Zustand in abgeschlossenen Hüllen.
● Familienzahnbürsten.

ihnen der Markkanal der Naturborste (Schweineborste) fehlt.

Da bei weichen Bürsten die Reinigungs- und Massagewirkung unzureichend ist, sollten für die tägliche Reinigung mittelharte verwendet werden (Tab. 5.2). Die Härte

Mund- und Zahnpflege

5

einer Zahnbürste (hart, mittel, weich) wird durch die DIN 13 917, Teil 2, geregelt.

Nach dem Putzen sollte die Bürste gründlich ausgespült und frei so gestellt, gelegt oder gehängt werden, daß sie austrocknen kann.

Auch gute Zahnbürsten haben eine beschränkte Lebensdauer (6–8 Wochen). Abgesehen von der mangelnden Putzwirkung sind alte, abgenutzte Zahnbürsten mit Keimen behaftet, die oral übertragbare Infektionen auslösen können.

Die elektrischen Zahnbürsten ermöglichen durch die Vertikalbewegung des Bürstenkopfes eine gründliche Reinigung auch der Zahnzwischenräume und eine Massage des Zahnfleisches. Die Reinigungstechnik und -dauer sollten dem Bürsten „per Hand" entsprechen. Ein weiterer Vorteil liegt in der möglichen Motivation zum Putzvorgang.

Entsprechend gibt es auch **Mundpflege-Center** für das Badezimmer (z. B. Kombination von elektrischer Zahnbürste mit Munddusche) und praktische Reise-Sets mit Akku-Betrieb.

5.6.6 Mundduschen

Auch die Mundduschen können nur Speisereste entfernen, nicht jedoch die Plaque. Sie sind gute Hilfsmittel (Wasserstrahlgeräte), um parodontalen Erkrankungen in den approximalen Räumen vorzubeugen (speziell bei festsitzendem Zahnersatz). Auch üben die elektrischen Geräte eine gewisse Massagewirkung auf das Zahnfleisch aus. Dem Spülwasser können Mundwässer und andere Lösungen beigegeben werden.

5.6.7 Zahnseide

Das Problem, in den Zahnzwischenräumen die Plaque zu erreichen, wurde teilweise durch den Einsatz von Zahnseide gelöst. Allerdings ist hierzu einige Übung notwendig, um nicht in das Zahnfleisch einzuschneiden. Der Faden sollte auf-und-ab und nicht hin-und-her bewegt werden. Außerdem ist die Prozedur etwas zeitraubend: 5–10 Minuten für alle Zähne. Zweckmäßig ist die Anwendung abends nach dem Zähneputzen. Die Zahn„seide" sollte aus Kunststoff bestehen und ist gewachst oder ungewachst, rund oder abgeflacht, im Handel.

5.6.8 Zahnstocher

Die zur Entfernung von frisch in den Zahnzwischenräumen eingeklemmten Speiseresten dienenden Zahnstocher sind in den Restaurants etwas seltener geworden. Die Stocher sollen aus einem weichen Holz bestehen (Basalholz) und einen dreieckigen Querschnitt sowie eine Spitze besitzen. Vor dem Gebrauch sind sie anzufeuchten.

5.6.9 Plaque-Anfärbemittel

Zur Sichtbarmachung der Zahnbeläge verwendet man Farbstoffe, die an der organischen Substanz der Plaque, nicht aber am sauberen Zahnschmelz haften. Der Verbraucher erkennt, wo er besser putzen muß. Die Tabletten enthalten Erythrosin, Malachit- oder Tartracingrün oder Patentblau. Weniger störend wirkt Fluorescein, das jedoch nur unter UV-Licht aufleuchtet.

5.6.10 Kaugummi, Kaudragees (fluorhaltig)

Diese Produkte stellen eine gute Ergänzung dar, wenn tagsüber keine Möglichkeit zur mechanischen Zahnreinigung besteht.

Durch den Kauvorgang wird die Speichelbildung angeregt, gleichzeitig das Zahnfleisch massiert und die Fluoride freigesetzt.

5.6.11 Gebißreinigungsmittel

Bereits jeder dritte Bundesbürger trägt eine Teil- oder Ganzprothese. Sie ermöglicht nicht nur die Wiederherstellung der Kaufähigkeit, sondern hat auch kosmetische und psychologische Wirkung.

Das Zähneputzen entfällt auch bei künstlichem Gebiß nicht, da die Prothese dem gleichen Milieu der Mundhöhle wie die eigenen Zähne unterliegt. Hinzu kommt, daß beim Tragen einer Vollprothese die Mundschleimhaut bedeckt wird, was die Selbstreinigung durch den Speichel zumindest stark behindert. Hier liegen gute Voraussetzungen für das Wachstum anaerober Mikroorganismen vor.

Auch die „dritten Zähne" müssen nach jeder Mahlzeit gesäubert werden, ebenso ist das Zahnfleisch mit Bürste und Zahnpaste zu reinigen. Zur Prothesenreinigung haben sich die allerdings teuren Ultraschall-Reinigungsgeräte bewährt.

Die **Gebißreinigungsmittel** in Form von Brausetabletten und Pulvern enthalten Tenside, sauerstoff-abspaltende Salze (Natriumperborat oder Kaliumpersulfat), ein Desinfektionsmittel und Polyphosphate zur Wasserenthärtung. Der Sprudeleffekt unterstützt das Ablösen von Partikeln.

5.6.12 Prothesenhaftmittel

Auch die **Prothesenhaftmittel** müssen als kosmetische Präparate betrachtet werden. Durch rein physikalische Wirkung verbessern sie die Haftung am Gaumen, soweit dies notwendig ist (besonders bei neu angepaßten Prothesen). Außer Alginaten werden bevorzugt synthetische Quellstoffe (Methylcellulose) in den Haftpulvern und -pasten eingesetzt.

Mund- und Zahnpflege

5

Standardbücher der Kosmetik

Eckstein, R. A.: Biokosmetik. Linde Eckstein KG Oberausbach, 1986.

Fey, H./Otte, I.: Wörterbuch der Kosmetik. Wissenschaftliche Verlagsgesellschaft Stuttgart, 1985

Greiter, F.: Moderne Kosmetik. Hüthig-Verlag, Heidelberg, 1985

Greiter, F.: Aktuelle Technologie in der Kosmetik. Hüthig-Verlag, Heidelberg, 1987

Hermann, F./Ippen, H./Schäfer, H./Stüttgen, G.: Biochemie der Haut. G. Thieme Verlag, Stuttgart

Janistyn, H.: Taschenbuch der modernen Parfumerie und Kosmetik. Wissenschaftliche Verlagsgesellschaft, 1974

Kindl, G./Raab, W.: Licht und Haut. 2. Aufl. Govi-Verlag, Frankfurt/M.

Nowak, G. A.: Die kosmetischen Präparate (in 2 Bänden), 3. Auflage, Verlag f. chem. Industrie H. Ziolkowsky, Augsburg

Raab, W.: Hautfibel (medizinische Kosmetik). Gustav-Fischer-Verlag, Stuttgart, 1985

Schrader, K. H.: Grundlagen und Rezepturen der Kosmetika. Hüthig-Verlag, Heidelberg, 1979

Thoma, K.: Apothekenrezeptur und -defektur. Mit Sonderkapitel „Kosmetische Zubereitungen". Deutscher Apotheker Verlag, Stuttgart, 1989

Umbach, W. (Herausgeber): Kosmetik. G. Thieme Verlag, Stuttgart, 1988

Ziolkowsky, B. (Herausgeber): Kosmetik-Jahrbücher (erscheinen jährlich). Verlag für chem. Industrie H. Ziolkowsky, Augsburg

Im Bereich der Kosmetik gebräuchliche Abkürzungen

(Gesetze, Verbände, Organisationen)

AMG	**A**rznei**mi**ttel-**G**esetz
BGA	**B**undes-**G**esundheits-**A**mt
BDK	**B**undesverband **D**eutscher **K**osmetikerinnen e.V
BDI	**B**undesverband der **D**eutschen **I**ndustrie e.V.
ChemG	**Chem**ikalien-**G**esetz
COLIPA	**Co**mité de **Li**aison des Associations Européennes de l'Industrie de la **Pa**rfumerie, des Produits Cosmetiques et de Toilette (Europäischer Kosmetik-Verband)
CTFA	**C**osmetic, **T**oiletry and **F**ragance **A**ssociation
DGF	**D**eutsche **G**esellschaft für **F**ettwissenschaft e.V.
DGK	**D**eutsche **G**esellschaft für wissenschaftliche und angewandte **Ko**smetik e.V.
DIN	**D**eutsches **I**nstitut für **N**ormung e.V.
EAN-Code	**E**uropäische **A**rtikel-**N**ummer
FDA	**F**ood- and **D**rug-**A**dministration
IGA	**I**ndustrie**g**emeinschaft **A**erosole e.V.
IKW	**I**ndustrieverband **K**örperpflege- und **W**aschmittel e.V.
KoKo	**Ko**smetik-**Ko**mmission
KVO	**K**osmetik-**V**er**o**rdnung
LMBG	**L**ebens**m**ittel- und **B**edarfsgegenstände**g**esetz
SEPAWA	Vereinigung der **Se**ifen-, **Pa**rfum- und **Wa**schmittelfachleute e.V.
VCI	**V**erband der **c**hemischen **I**ndustrie e.V.
WHO	**W**orld **H**ealth **O**rganization

Stichwortverzeichnis

Das bewährte Nachschlagewerk

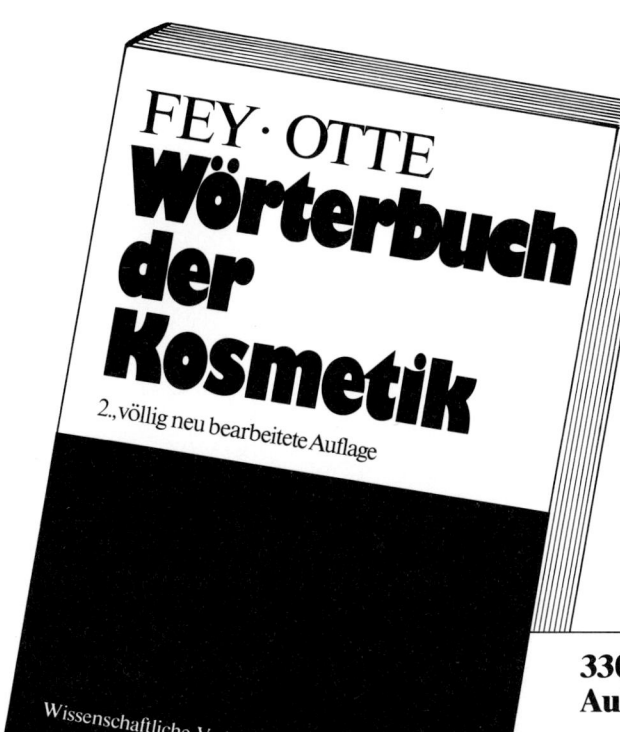

2., völlig neu bearbeitete Auflage 1985. 301 Seiten. 49 Abbildungen und zahlreiche chemische Formeln. Gebunden.

Begründet von Horst Fey

2., völlig neu bearbeitete Auflage
von Dr. Ilse Otte, Hamburg

3300 Stichwörter geben Aufschluß über

- Aufbau und Funktion der Haut
- Fachbegriffe
- Stoffkunde
- Hormone
- Ganzheitskosmetik
- Behandlungsvorschläge
- Technik und Problematik der Korper- und Gesundheitspflege
- Rand- und Grenzgebiete zwischen Dermatologie, Pharmazie und Biologie
- Chemie und Verfahrensanwendungstechnik

WOVA Wissenschaftliche Verlagsgesellschaft mbH Stuttgart Birkenwaldstr. 44
7000 Stuttgart 1